細胞検査士
細胞像試験
問題集

第2版

編集 公益社団法人 日本臨床細胞学会

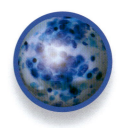
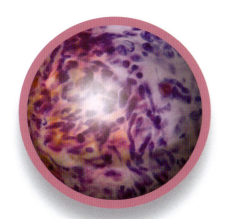
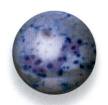
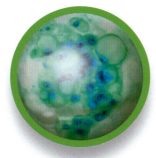

医歯薬出版株式会社

第2版の序文

　日本臨床細胞学会が細胞検査士の資格認定を開始したのは 1969 年であります．第 1 回目には 8 名の細胞検査士が誕生しました．それから 50 年が過ぎ，現在では細胞検査士数は 7,400 名をこえ，日本中で大活躍されています．細胞診検体数は全国で年間 2,000 万件をこえるともいわれ，そのほとんどすべてに細胞検査士が関わっているといっても過言ではありません．その範囲は子宮頸部にとどまらず，喀痰，乳腺，各種穿刺細胞診など多くの臓器の，特に悪性腫瘍の検出や診断に大きな役割を担っています．

　1 次試験と 2 次試験とで構成される細胞検査士資格認定試験もことのほか厳格に行われ，毎年受験者数は 800 名をこえ，1 次と 2 次試験の合格者は 250 名程度で，合格率は 30％を下回る厳しいものであります．本書がこの厳しい資格認定試験にチャレンジする臨床検査技師の皆さんに大きな一助となることを期待しているとともに，試験問題集とはいえ，細胞診に関わる多職種の方々すべてにとってその立場立場で役に立つ存在であってほしいと願っています．

　本書の第 2 版刊行にあたり，ワーキンググループ委員長の広岡保明先生のご尽力に深謝申し上げます．

2019 年 2 月吉日

公益社団法人日本臨床細胞学会

理事長　**青木大輔**

第1版の序文

　日本臨床細胞学会は公益社団法人として平成24年4月1日に内閣府より認証をいただきました．公益社団法人化に伴い整備すべきことを，学会の理事・評議員が主に委員となり種々の委員会を設け，順次進めて参りました．その一環として，この度「細胞検査士細胞像試験問題集」が刊行されることになりました．

　公益社団法人日本臨床細胞学会，一般社団法人日本臨床検査医学会両学会の公認の問題集であります．今後，細胞検査士を目指す臨床検査技師の皆様の大きな一助となるものと考えております．

　また，本問題集刊行により細胞検査士を目指す方が増えますことを，強く願う次第です．

　なお，本書発刊にあたりご尽力いただいたワーキンググループ委員長の広岡保明先生はじめ，委員の皆様，関係されたすべての皆様に，理事長として心より御礼申し上げます．

平成26年3月吉日

公益社団法人日本臨床細胞学会

理事長　**佐々木　寛**

第2版の刊行のことば

　このたび，『細胞検査士細胞像試験問題集』第2版が発刊される運びとなった．本書は，公益社団法人日本臨床細胞学会が1969年（昭和44年）より行ってきた細胞検査士資格認定試験のなかのスライド試験（現在は細胞像試験）で出題した過去問のなかから，厳選した問題を解説付きで2014年に初版を発刊したものである．本書第1版は，細胞検査士資格認定試験の受験予定者のみならず細胞診専門医資格認定試験の受験予定者，さらには現役の細胞検査士や細胞診専門医にも非常に好評であった．しかしながら，初版の発刊後数年の間に「各種癌取扱い規約」が改訂され，なかには疾患名（診断名）の変更も見受けられるようになってきた．

　今回の改訂に際し，細胞像の写真は第1版より変更せず，疾患名（診断名）を現在使用されているものに統一し，その解説内容も最新のものになるよう注意深く修正し，細胞検査士資格認定試験の受験を考えている方々の不利にならないように配慮した．また，この第2版に改訂するにあたって，初版で解説を担当していただいた細胞診専門医や細胞検査士の多くは現在も現役で細胞診業務に従事されていることより，同じ先生方に解説を担当していただいた．

　改訂された本書が，細胞検査士資格認定試験や細胞診専門医資格認定試験を受験される方々の参考になれば幸いである．

　最後に，『細胞検査士細胞像試験問題集』第2版の発刊にあたって，疾患名や解説を修正していただいた各分野の細胞診専門医，細胞検査士の方々のご協力に篤く御礼を申し上げるとともに，改訂作業にご尽力いただいた医歯薬出版（株）の関係各位に深謝する次第である．

公益社団法人日本臨床細胞学会 細胞検査士スライド試験問題集作成ワーキンググループ

委員長　広岡保明

第1版の刊行のことば

　このたび『細胞検査士細胞像試験問題集』が刊行されることとなった．公益社団法人日本臨床細胞学会（以下，本学会）は，一般社団法人日本臨床検査医学会と共同して1969年（昭和44年）より細胞検査士資格認定試験を実施し，多くの優秀な細胞検査士を認定してきた．その試験の1つとして，細胞像をカラースライドで投影供覧して5つの選択肢から解答を選ばせるスライド試験が行われてきたが，2003年（平成15年）からは，細胞像のカラープリントを供覧する細胞像試験に変更され，現在に引き継がれている．本学会では，細胞検査士資格認定試験のうち筆記試験問題をすでに日本臨床細胞学会雑誌に公開しているが，細胞像試験で供覧する細胞画像については未公開となっていた．近年，この細胞像試験の画像（細胞像）の公開希望が多く寄せられたため，本学会細胞検査士資格認定試験委員会で検討した結果，過去のスライド試験問題の画像を公開することとなった．しかしながら，細胞診を学ぶ方々にとっては単なる細胞画像の公開より，より実際の試験問題に近い状態で，かつ詳細な解説があった方がわかりやすいと判断し，本問題集を作成することとなった．また，顕微鏡のそばにおいて常にみることができるようにするため，CDなどではなく，書籍として発行することとした．

　そのため本書は，細胞診を学び始めた臨床検査技師や医師，ならびに細胞検査士や細胞診専門医の資格認定試験を受験される方々の参考にしていただくことを想定しているが，資格を取得された後の細胞診実務で，少し判断に迷った時にすぐ手にとって細胞像を確認いただくことも期待している．

　以上の経緯より，本学会内に細胞検査士スライド試験問題集作成ワーキンググループを組織し，2012年（平成24年）12月より本書作成に向けて活動を開始した．使用した細胞画像は，第15回細胞検査士資格認定試験（1982年）〜第35回細胞検査士資格認定試験（2002年）のスライド試験で使用された細胞画像より各分野（婦人科，呼吸器，消化器，一般）で合計294問を厳選した．出題時の疾患名・診断名のなかには現在と異なっている症例があるため，できるかぎり現在の疾患名・診断名に整合するように修正した．解説は細胞診業務に精通しておられるベテランの細胞診専門医，細胞検査士の方々に，それぞれの専門的立場からお願いした．各分野の主任の先生方には問題の選定，内容の吟味，解説の妥当性などを，編集委員の先生方には編集・校正作業を責任をもって行っていただいた．本書の作成に関わっていただいた多くの方々の献身的なご協力とご厚意に篤く御礼申し上げる．また，発刊までご協力をいただいた医歯薬出版（株）の関係各位に感謝の意を申し上げる．

　最後に，本書がさらに充実したものとなるよう，ご批判，ご意見をお願い申し上げる次第である．また，2003年以降の細胞像試験の細胞画像についても，今後，追加掲載などを学会として推し進めていただくことを期待している．

公益社団法人日本臨床細胞学会 細胞検査士スライド試験問題集作成ワーキンググループ

委員長　広岡保明

■凡　例

1. 問題の選定

　　本問題集は，日本臨床細胞学会（現，公益社団法人日本臨床細胞学会）が日本臨床検査医学会（現，一般社団法人日本臨床検査医学会）と共同して1982年〜2002年に実施した細胞検査士資格認定試験のスライド試験問題（現，細胞像試験）より294問を厳選し，細胞検査士資格認定試験や細胞診専門医試験を受験される方や，細胞診を学び始めた方々の参考にしていただくことを目的として作成した．

2. 最初に，「細胞診を学んでいる方へ」と題して，（1）標本作製，（2）染色法，について，知っておくべき内容を掲載した．

3. 各領域（婦人科，呼吸器，消化器，一般）の問題の前に，「各領域の細胞診を学んでいる方へ」と題して，各分野で重要な点やトピックスなどを掲載した．

4. 問題文
   1) 過去の問題文は，現在と形式が異なる部分が多くみられたため，基本的には現在の問題形式に統一した．
   2) 婦人科の過去問では月経の情報が記載されていたが，現在の問題にはその情報が記載されていない．そこで，今後，月経の情報も細胞像試験に記載していただきたい，という期待も含めて，本問題集には月経について掲載できるものについては掲載した．
   3) 染色法については，Papanicolaou染色はPap. 染色と表示し，May-Grünwald Giemsa染色はGiemsa染色と表示した．
   4) 倍率は対物の倍率を掲載した．
   5) 設問のなかには，現在と異なる病名や組織名があったため，平成31年1月時点での各種癌取扱い規約に準じて変更した．また，婦人科問題の設問には，ベセスダシステムによる分類名を併記した．
   6) 最近の細胞像試験では出題されているが，過去には出題されていないような疾患あるいは重要な病態は，問題番号を付さず，参考画像として掲載した．
   7) 画像は現在の細胞像試験と同じ大きさにして掲載した．

5. 解説
   1) 解説には画像（問題と同じ画像，参考になる画像），病態，左図，（中図），右図，鑑別診断を掲載した．
   2) 病態としては，問題文より推察できる病態を記載し，細胞診判定を行う際に考えておくべき病態や疾患名を理解しやすくした．
   3) 図の解説および鑑別診断についても解りやすい解説を心がけた．

6. 索引

　　索引には問題の選択肢に出てくる組織名，疾患名を網羅した．

■公益社団法人日本臨床細胞学会 細胞検査士スライド試験問題集作成ワーキンググループ

委員長　：広岡保明

副委員長：佐藤之俊，越川　卓，畠山重春

婦人科　：植田政嗣（主任），九島巳樹（主任），石井保吉，大塚重則

呼吸器　：野本靖史（主任），中山富雄（主任），上野喜三郎，三宅真司

消化器　：羽場礼次（主任），片山博徳，竹中明美

一　般　：白石泰三（主任），方山揚誠，廣川満良，伊藤　仁，古田則行，
　　　　　小松京子

■細胞検査士細胞像試験問題集編集委員

広岡保明，佐藤之俊，越川　卓，畠山重春

■細胞検査士細胞像試験問題集執筆者（領域別五十音順）

婦人科：有田茂実，石井保吉，植田政嗣，大塚重則，大和田倫孝，岡　俊郎，
　　　　小笠原利忠，九島巳樹，齊藤淳子，笹島ゆう子，鈴木雅子，津田祥子，
　　　　豊田進司，布引　治，棟方　哲

呼吸器：安保淳一，上野喜三郎，中山富雄，西山尚子，布引　治，野本靖史，
　　　　原田仁稔，三宅真司

消化器：荻野哲朗，片山博徳，加藤　拓，熊谷久治郎，竹中明美，羽場礼次，
　　　　広岡保明，古旗　淳

一　般：伊藤　仁，今井律子，方山揚誠，小松京子，白石泰三，廣川満良，
　　　　古田則行，吉岡治彦，鷲谷清忠

細胞検査士 細胞像試験問題集
CONTENTS

第2版の序文 ……………………………………………………… 青木　大輔 ● iii
第1版の序文 ……………………………………………………… 佐々木　寛 ● iv
第2版の刊行のことば …………………………………………… 広岡　保明 ● v
第1版の刊行のことば …………………………………………… 広岡　保明 ● vi
凡例 ………………………………………………………………………………… vii
細胞診を学んでいる方へ
　　1. より良い標本作製のために ………………………… 畠山　重春 ● x
　　2. 染色について ………………………………………… 越川　卓 ● xi

婦人科

婦人科細胞診を学んでいる方へ ……………………………… 植田　政嗣 ● 2
問題・解答・解説 ………………………………………………………… 5

呼吸器

呼吸器細胞診を学んでいる方へ ……………………………… 野本　靖史 ● 106
問題・解答・解説 ……………………………………………………… 109

消化器

消化器細胞診を学んでいる方へ ……………………………… 羽場　礼次 ● 174
問題・解答・解説 ……………………………………………………… 175

一般

細胞診を学んでいる方へ ……………………………………… 白石　泰三 ● 244
問題・解答・解説 ……………………………………………………… 245

索　引 ……………………………………………………………………… 313

細胞診を学んでいる方へ
1. より良い標本作製のために

　本問題集を手にとっておられるのは，将来，細胞検査士や細胞診専門医を目指している臨床検査技師あるいは臨床医や病理医の方々が多いと思われる．細胞診を学んでいる皆様には近い将来，ともに癌撲滅の第一線に立っていただくことを心待ちにしている．本書は，細胞検査士資格認定試験の一分野である細胞像試験問題に特化し，実際の過去問題から抜粋された内容となっている．保存状態の良好な写真が主に選択されているので，染色性に関しても注意してみていただけると，よりいっそう実務に活かされてくると信じている．

検体処理の良し悪しが細胞形態に大きく影響する点を認識する

　標本作製過程には，細胞採取に始まって，塗抹処理，固定，染色・封入の一連の作業が含まれる．これら一連の過程全般が適切になされてはじめて診断に適した染色標本を得ることができる．したがって，標本を観察した時に違和感を感知する鋭敏さと，その原因を把握し適切に処理する能力が求められる．一般的にいわれるのは，塗抹処理が不適切であった場合は細胞の挫滅など細胞破壊の原因になるし，固定液に浸漬するまでの時間経過が長すぎる場合は細胞の乾燥をきたし，クロマチンパターンなど細胞診断にとって不可欠な核所見の詳細な認識が困難になる．染色に際しては，染色籠の雑な上下動操作によって細胞剥離が生じるし，さらに分別不良など手技の問題に加え，染色試薬・染色方法の適切な管理がなされていない場合は染色性への悪影響を避けることはできない．

検体の種類，採取法，塗抹処理法により細胞形態は異なる

　一例として，気管支からのブラシ，穿刺などの直接採取細胞と喀痰中の細胞とでは，同一患者からの検体であっても細胞所見が異なる．前者では核クロマチンが細顆粒状，細網状になるのに対し，喀痰中では粗な顆粒状，粗網状になるなど変性所見をふまえての認識となる．また，乳腺穿刺吸引材料の処理では，吹付直接塗抹法，針の背塗抹法，2枚のスライドガラスによる合わせ処理法，そして喀痰のように処理するすり合わせ法があるが，その細胞像は異なる．すり合わせ法では細胞集塊の本来の形をみる構造異型の認識が困難になり，細胞伸展によって肥大する傾向，また乾燥しやすいという欠点もある．一方，粘液の多い材料には適するなどの長所もみられる．大切なのは検体性状に，より相応しい適切な処理法を選択できるよう，いずれの方法も実際に自分で試みておくことが重要となる．

きれいな染色標本作製のための固定液，染色液，染色方法の管理

　固定液の選択とともに，固定液に浸漬するまでの時間が染色性の良し悪しに多大な影響を及ぼす点は皆さん周知のことであるが，それにもかかわらず実際の現場では，しばしば不良標本に遭遇するという現実が存在する．パパニコロウ染色（Pap. 染色）など湿潤固定する染色法では，固定液に浸すまでの時間が塗抹後"1秒以内"と客観的，具体的表現を心がける必要がある．なぜ1秒にこだわるかの理由は，細胞1個でも乾燥していない状態が本来の湿潤固定の目的で理想であることによる．穿刺吸引検体のように細胞採取量が少ない場合，さらに穿刺を受ける患者のいる室温，空調状態など，検体採取環境にも多大な影響を受ける点をも考慮する必要がある．なお，1秒以内という具体的表現により，立場で解釈の異なる迅速固定，速やか

に固定という抽象的表現を避けるため，遅くても2～3秒以内には固定を完了することになる．

● 固定液効果の減衰した固定液にも注意‼

　この点はあまり教科書に記載されていないので，あえて注意を喚起したい事項である．Pap. 染色では，95％エタノール液による湿潤固定が広く普及しているが，95％エタノール・エーテル等量混合液など，他の固定液にも共通した注意点となる．細胞診では特にコンタミネーションを避けるため，固定液を濾過して再使用する施設も多く見受けられる．濾過によって細胞などの有形成分は除去できるが，脂質，蛋白などの無形成分は除去されないことを認識しておく必要がある．濾過を繰り返すことでアルコール濃度が下がり，固定効果が劣るとともに，脂質などによってアルコールの細胞への浸透障害をきたすと考えられる．背景，核・細胞質を含むすべてが灰色がかり，ライト緑色，オレンジ色，エオジン色の鮮明さに欠け，所見把握に困難をきたす現象に直面した場合は，固定液そのものの減衰を考慮することも見過ごされがちな注意点といえよう．湿潤固定を厳守し，通常通り染色しているにもかかわらず，限られた（施設，日時）標本だけにみられる場合は解決策の一つの選択肢に加えるべきである．

　最後に，Pap. 染色系列では，95％エタノールは分別の役割を担っている点を忘れるべきではない．いまだ多くの施設でEA50染色液直後の95％エタノールを，単に階段式に純アルコールで代用している場合もみられる．OG6液染色直後にOG色素を分別するために95％エタノールを通すのと同様，EA50染色後はライト緑などの余分な色素の分別という重要な役割を担って95％エタノールが必要とされ，系列に組み込まれている点を再認識すべきである．95％エタノール使用で，よりきれいな標本になる体験をしてほしいと願っている．染色液メーカーによってはこの点を強調しないばかりか容認さえしているように見受けられる．染色液の長所を活かし切れないことをどのように考えているのか疑問を感じざるをえない．

　目的に沿った的確な診断をするための標本作製努力は，ほとんどが細胞検査士に委ねられており，全責任をもっていることを，あえて強調しておきたい．

（畠山重春）

2. 染色について

　細胞診といえばパパニコロウ染色というように，細胞検査士細胞像試験においてもほとんどがパパニコロウ染色である．このように，パパニコロウ染色は非常によく知られた染色法であるが，細胞診の標準的染色法としてはメイ・ギムザ（メイ・グリュンワルド・ギムザ）染色も重要である．パパニコロウ染色ではアルコール湿固定の標本を用いるのに対し，メイ・ギムザ染色では乾燥固定標本を用いる．固定法から染色液に至るまで，両者はまったく異なる染色法であり，それぞれ異なる長所・短所を有する．2つの染色法の長所を活かして短所を補うことによって，より正確な細胞診断を実践することができる．しかしながら，現実にはパパニコロウ染色だけで日常の診断を行っている施設も少なくない．元来メイ・ギムザ染色は血液細胞の観察に用いられる染色であるため，細胞診では馴染みが薄いということがその一番の理由であるが，より正確な細胞診断の実践を目指すためには，パパニコロウ染色だけでなくメイ・ギムザ染色についても十分に学習して必要な知識を身に着けることが重要である．そこで，細胞診を勉強している方のために，パパニコロウ染色とメイ・ギムザ染色の特徴とその違いについて簡単に紹介する．

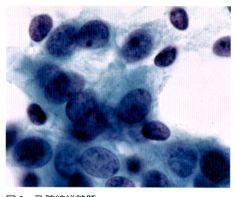 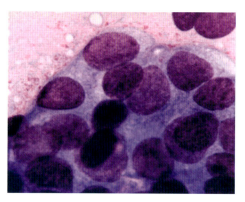

図1　乳腺線維腺腫
左：パパニコロウ染色，右：メイ・ギムザ染色，対物100倍．

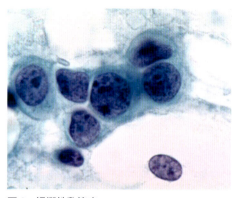 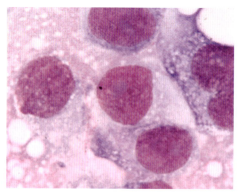

図2　浸潤性乳管癌
左：パパニコロウ染色，右：メイ・ギムザ染色，対物100倍．

　第一の違いとして，パパニコロウ染色とメイ・ギムザ染色では固定法が異なるため，細胞の大きさが違ってみえる．細胞を卵に例えると，メイ・ギムザ染色の細胞は目玉焼き卵のように薄く広がっているため，パパニコロウ染色や組織標本に比べて大きくみえる．次に染色液の違いによる色調の違いである．パパニコロウ染色はヘマトキシリン液，OG液（オレンジG），EA液（ライトグリーン，エオジン，ビスマルクブラウンを含む）を用いるため，核はヘマトキシリンで，細胞質はオレンジG，ライトグリーン，エオジン，ビスマルクブラウンの4色で染色される．一方，メイ・ギムザ染色はメイ・グリュンワルド液（メチレンブルーとエオジンを含む）とギムザ液（アズールⅡとアズールⅡエオジンを含む）を用いる．アズールⅡはメチレンアズール（アズールⅠ）とメチレンブルーの等量混合液，アズールⅡエオジンはメチレンアズール（アズールⅠ）とエオジン酸メチレンブルーの等量混合液である．メイ・ギムザ染色では，メチレンブルーとエオジンの2色による正染性（オルトクロマジア：orthochromasia）の他に，メチレンブルーの酸化によって生じるメチレンアズール（アズールA，アズールB，アズールCの3種類を含む）による異染性（メタクロマジア：metachromasia）を示す点がパパニコロウ染色と大きく異なる．この結果，メイ・ギムザ染色では淡いピンクから赤，赤紫，紫，青紫，青などの多彩な色調を呈する．乳腺の線維腺腫および浸潤性乳管癌の細胞像について，パパニコロウ染色とメイ・ギムザ染色の比較を図1，2に示した．
　パパニコロウ染色とメイ・ギムザ染色を比較すると，乾燥しやすい検体はメイ・ギムザ染色

表1　パパニコロウ染色とメイ・ギムザ染色の対比

	パパニコロウ染色	メイ・ギムザ染色
固定方法	湿固定（アルコール）	乾燥固定
乾燥しやすい検体	不適	適
液状検体	適	不適
細胞の剥離	起きやすい	起きにくい
細胞の大きさ	組織標本と類似	Pap. 染色より大（面積比で約2倍）
細胞質	扁平上皮の観察が容易	顆粒や結晶の観察が容易
核	HE 染色と類似	Pap. 染色や HE 染色と異なる
核膜	明瞭	不明瞭
核小体	明瞭	ときに不明瞭
細胞集塊	個々の細胞の観察が容易	個々の細胞の観察が困難
間質の基質	不明瞭	明瞭（異染性による）

表2　観察が容易な所見の対比（パパニコロウ染色とメイ・ギムザ染色）

	パパニコロウ染色で観察容易な所見	メイ・ギムザ染色で観察容易な所見
核	核膜および核形 核溝，核内封入体（甲状腺乳頭癌） 核小体	
細胞質	扁平上皮細胞の分化および角化	分泌顆粒（粘液，胃底腺，前立腺など） 神経内分泌顆粒（甲状腺髄様癌など） リポフスチン顆粒（精嚢，甲状腺など） 辺縁空胞（バセドウ病など） 胆汁色素（肝細胞，肝癌など） 針状結晶（胞巣状軟部肉腫）
間質など		粘液（粘液癌など） コロイド（甲状腺） アミロイド（甲状腺髄様癌など） 基底膜成分（毛細血管，腺様嚢胞癌など） 粘液様基質（多形腺腫，線維腺腫など） 軟骨基質（軟骨，軟骨腫など） 類骨（骨，骨肉腫など） コレステリン結晶（嚢胞など）

が適しており，液状検体はパパニコロウ染色が適している．両者の比較を表1および表2に示した．核の観察は組織標本に近い所見を呈するため，パパニコロウ染色の方が容易である．また，扁平上皮細胞の観察についてもパパニコロウ染色が適している．一方，細胞質の顆粒や細胞外の基質の観察にはメイ・ギムザ染色が適している．それぞれ長所・短所が交錯するため，両者を併用してそれぞれの長所を活かすことによってより多くの情報を把握することができる．

　これから細胞診を勉強する方には，ぜひとも日頃からメイ・ギムザ染色に親しみ，その長所をよく理解して細胞診断に役立てていただくことを希望する．

（越川　卓）

婦人科

婦人科細胞診を学んでいる方へ

このたび、日本臨床細胞学会から「細胞検査士細胞像試験問題集第2版」が発刊されることになった。これは、1982年（第15回細胞検査士資格認定試験）〜2002年（第35回細胞検査士資格認定試験）に行われたスライド試験問題から厳選された解説付きの過去問題集であり、細胞診に関する知識と判断能力の自己評価（セルフアセスメント）のために、また細胞検査士資格認定試験に向けた学習の仕上げに最適で、細胞検査士はもとより細胞診専門医の生涯学習にも役立つ問題集となっている。

このなかで、婦人科領域は子宮頸部、体部、卵巣を中心に、良悪性腫瘍、感染症、反応性変化など100問が提示され、日常遭遇するほとんどの症例が網羅されている。ただ、出題時から10年以上が経過しているため、ベセスダ分類や液状細胞診など、新しい診断基準や標本作製法には必ずしも対応していない。また、婦人科腫瘍の病理組織学的分類や取扱い規約なども時代の変遷とともに順次改訂されつつある。ベセスダ分類に準拠した問題や液状細胞診標本の鏡検上の注意点など、婦人科特有の出題には今後とも十分留意し、しっかり学習していただきたい。特に疑義を生じやすい異型扁平上皮細胞（atypical squamous cells：ASC）や異型腺細胞（atypical glandular cells：AGC）の位置付けや細胞学的特徴に注意が必要である。

● 意義不明な異型扁平上皮細胞　（atypical squamous cells of undetermined significance：ASC-US）

扁平上皮内病変（squamous intraepithelial lesion：SIL）を示唆するが、その定義を完全に満たさない細胞変化をいう。細胞所見としては、扁平上皮への分化、N/C比の増大、わずかな核濃染、クロマチンの凝集、形状不整、スマッジ核、多核などがみられる。

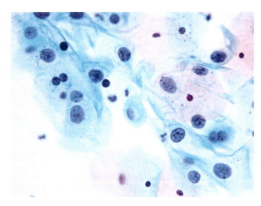

細胞診所見，Pap. 染色，×400．
表層〜中層型の軽度核異常細胞がシート状にみられる．核クロマチンは細顆粒状で増量はなく，核縁肥厚もみられない．

● HSILを除外できない異型扁平上皮細胞
（atypical squamous cells cannot exclude HSIL：ASC-H）

高度扁平上皮内病変（high grade SIL：HSIL）を除外できない異型扁平上皮細胞であり，未熟化生細胞や異型を示す修復細胞など，良性反応性変化との鑑別が必要である．

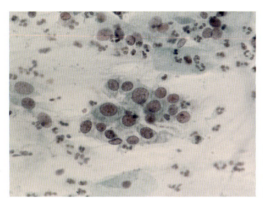

細胞診所見，Pap. 染色，×400.
中層〜傍基底型のやや N/C 比の大きい核異常細胞が集合性にみられる．高度扁平上皮内病変（中等度〜高度異形成）を疑うほどの核異型はみられない．未熟化生細胞との鑑別が難しい．

● 異型腺細胞（atypical glandular cells：AGC）

腫瘍性変化を示唆する異型腺細胞がみられるが，腺癌の判定に至らない細胞変化をいう．細胞所見としては，細胞配列の乱れ，核間距離の不均等性，軽度の核腫大，N/C 比の増大，クロマチンの増加，ときに小型核小体などがみられる．これらは，反応性変化や修復変化をこえた異常であるが，上皮内腺癌や明らかな浸潤腺癌の特徴がないものである．

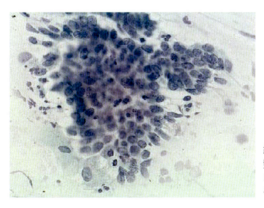

細胞診所見，Pap. 染色，×400.
頸管腺由来と思われる軽度の重積性を示す異型腺集群がみられる．核クロマチンは細顆粒状で軽度増量しているが，核縁の肥厚や核小体は目立たない．

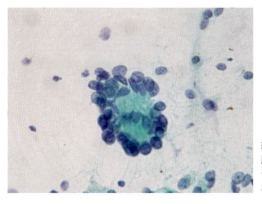

細胞診所見，Pap. 染色，×400.
腺房状配列を示す異型腺細胞がみられるが，核クロマチンの増量や核縁の肥厚はなく，上皮内腺癌と診断するほどの核異型はみられない．

（植田政嗣）

問1

年齢 40 歳，女性
主訴または臨床症状──検診　　　　　　　採取部位──子宮頸部
採取方法，染色法──サイトピック，Pap. 染色　　倍率──左 20 倍，右 40 倍

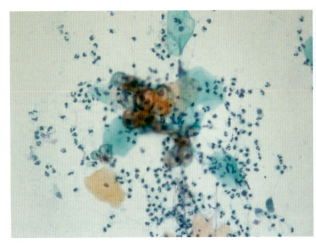 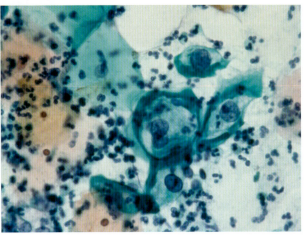

①カンジダ感染：NILM　②クラミジア感染：NILM　③コイロサイトーシス：LSIL
④正常細胞の放射線変化：NILM　⑤悪性細胞の放射線変化：SCC

問2

年齢 34 歳，女性
主訴または臨床症状──検診　　　　　　　採取部位──子宮頸部
採取方法，染色法──サイトピック，Pap. 染色　　倍率──左 40 倍，右 40 倍

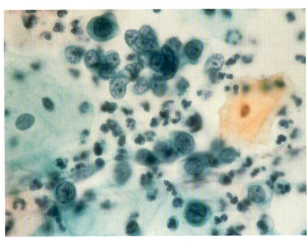 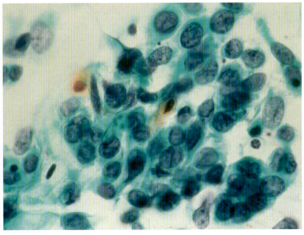

①正常頸管腺細胞：NILM　②上皮内癌：HSIL　③微小浸潤扁平上皮癌：SCC　④扁平上皮癌：SCC
⑤粘液性癌：Adenocarcinoma

問1　解答③　コイロサイトーシス：LSIL

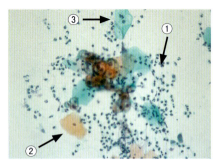
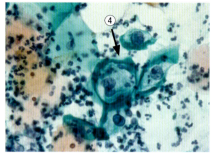

病　　態：とくに症状のない検診目的で採取されたものである．

左　　図：好中球の大きさは 11 ～ 12μm である（①）．好中球の核は一定の割合でヘマトキシリンに染まるため，他の細胞との核の染色性の濃淡の比較は，好中球がバロメーターに用いられる．好中球を背景に，正常の表層細胞（ST）（②），中層細胞（IMT）（③）が観察される．正常表層細胞の定義は，細胞質の大きさが 50 ～ 60μm で濃縮核を呈し，核の大きさは 5 ～ 6μm である．中層細胞の大きさは表層細胞と同様である．中層細胞の核の大きさは好中球より大きく，13 ～ 14μm である．クロマチン所見は細顆粒状と表現する．

右　　図：好中球を背景に，エオジン好性の表層細胞，ライトグリーン好性の中層細胞の中に，正常中層細胞の核長径 3 倍程度の核の大きさを認める，単核あるいは 2 核の細胞が観察される．核周囲の細胞質は，外側へと物理的に押し出された感じである．弱拡大のエオジン好性の異型細胞も同様の所見である．このような異型細胞を koilocytotic atypia と表現し，細胞判定は HPV 感染細胞，コイロサイトーシス（LSIL）と判定する（④）．

鑑別診断：カンジダの芽胞，菌糸はみられない．クラミジアの特徴像である細胞質内に星雲状封入体はみられない．また，リンパ球も認められない．放射線治療後の細胞像は，良・悪性像ともに核・細胞質ともに腫大する．したがって N/C 比は変わらない．多核化することはあるが，細胞質に単個あるいは数個の変性空胞がみられる．また，二染性も認められない．悪性所見を示唆する核所見はみられない．

問2　解答③　微小浸潤扁平上皮癌：SCC

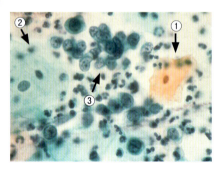
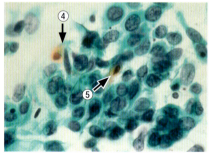

病　　態：不正性器出血あり．子宮頸癌検診の受診者である．

左　　図：好中球を背景に，正常表層細胞（①）と中層細胞（②）に挟まれるように未熟な扁平上皮化生細胞由来の細胞が認められる（③）．N/C 比は 80％以上あるいは裸核状である．核縁は，例えば 4B の鉛筆で縁取りしたように肥厚しており，核に緊満感がある．クロマチンは増量し粗大顆粒状である．

右　　図：細胞像は左図と同様であるが，核に重積がみられることから病変部の核密度が高いことが推定される．核溝が観察される異型細胞に混在して，紡錘形の核（④）およびオレンジ G に好染した異型細胞（⑤）も認められる．これらの変化は，異型細胞に分化傾向が現れはじめた証であると推定する．したがって，微小浸潤扁平上皮癌が推定される．

鑑別診断：正常頸管腺細胞は細胞像をトップビューで観察すると，核が同一フォーカス上に一平面的に認められる．また，サイドビューで観察すると細胞質の一端には小皮縁が，反対側の細胞質は基底膜側から引きちぎられたような跡が観察される．核は，柵状配列を示し規則正しく並んでいる．上皮内癌であれば，紡錘形の核がみられたり，オレンジ G 好性の細胞質を伴った異型細胞は認めがたい．また，核溝の観察頻度もまれである．角化型扁平上皮癌であれば，細胞質がライトグリーンに染まる幼若型の腫瘍細胞が集塊状に，あるいはオレンジ G 好性の多彩な像を伴った腫瘍細胞が壊死物質を背景に認められることが通常である．粘液性癌であれば必ず，粘液産生のみられる腫瘍細胞が認められる．

問3

年齢61歳，女性
主訴または臨床症状──下腹部腫瘤感　　　採取部位──子宮体部
採取方法，染色法──エンドサイト，Pap. 染色　　倍率──左20倍，右40倍

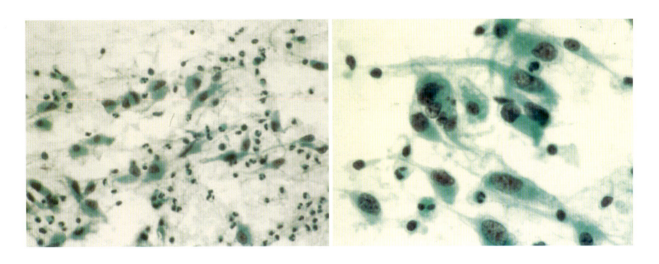

①内膜ポリープ　②修復細胞　③類内膜癌（G3）　④平滑筋肉腫　⑤悪性細胞の放射線変化

問4

年齢61歳，女性
主訴または臨床症状──褐色帯下　　　採取部位──子宮頸部
採取方法，染色法──サイトピック，Pap. 染色　　倍率──左20倍，右40倍

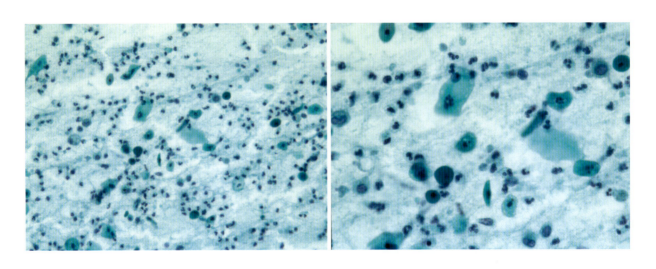

①萎縮性腟炎：NILM　②カンジダ感染：NILM　③正常細胞の放射線変化：NILM　④高度異形成：HSIL
⑤上皮内癌：HSIL

問3 解答④ 平滑筋肉腫

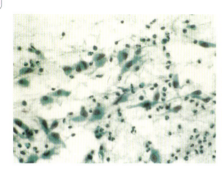
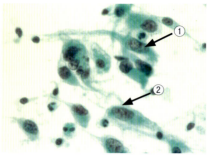

病　　歴：下腹部腫瘤感があり，子宮腔内から採取されているので，子宮体部に腫瘤を形成する病態も考えられる．
左　　図：好中球を背景に異型細胞が散在性に観察される．
右　　図：好中球の3倍から5倍くらいの核を有する異型細胞が散在性に出現している．核の短径の両端は細胞質の両サイドにまで達しているような像も認められる（①）．この時点で，悪性腫瘍由来の細胞像であることが推定される．しかし，核縁の肥厚はみられない．核小体が単個から複数個観察される（②）．ほとんどの細胞質の所見は，細胞質辺縁不明瞭（古くなった雑巾を引きちぎったような所見）である．したがって，上皮由来ではなく間葉系由来の腫瘍であると推測し，平滑筋肉腫が推定される．
鑑別診断：内膜ポリープと判定する細胞像は，間質成分が乳頭状上皮細胞に取り囲まれたような状態で出現する．外側の腺上皮細胞は，規則正しく並んでいる．修復細胞は，核小体が肥大して核の大小不同がみられるが，細胞質が多稜形で厚くシート状に結合して得られてくる．類内膜癌（G3）は，悪性細胞の分化が悪くても上皮性腫瘍であることから，必ず極性が認められる．悪性細胞の放射線変化については二染性や変性空胞が認められない，核，細胞質の腫大もみられない，などにより否定される．

問4 解答① 萎縮性腟炎：NILM

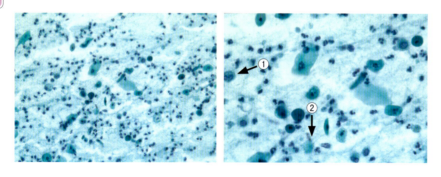

病　　歴：褐色帯下．
左　　図：好中球を背景に，小型で傍基底由来の細胞が散在性に出現している．
右　　図：ライトグリーン好性の細胞で占められている．N/C比の増大している細胞はみられない．唯一，N/C比の大きな細胞（①）がみられるが，核が馬蹄形のため組織球であると判定できる．組織球の核の25％は馬蹄形の形状を呈する．一見，トリコモナス原虫様の像（②）もみられるが，このような萎縮上皮のなかでは増殖できない．したがって，萎縮性腟炎と判定する．
鑑別診断：カンジダは萎縮像のなかでは発育することは困難である．芽胞，菌糸もみられない．正常細胞の放射線変化は，通常，正常の表層，中層細胞あるいは扁平上皮癌細胞の細胞質に染色性の変化が認められる．また，単個あるいは複数個の空胞変性が出現する．この写真にはN/C比の大きな像はみられない．高度異形成（HSIL）にみられるようなN/C比が60％を占める異型細胞はみられない．上皮内癌（HSIL）に認められるN/C比80％，あるいは裸核状で核縁を4Bの鉛筆で縁取ったような緊満感のある異型細胞はみられない．

問5

年齢 28 歳，女性
主訴または臨床症状――検診
採取方法，染色法――サイトピック，Pap. 染色
採取部位――子宮頸部
倍　率――左 20 倍，右 40 倍

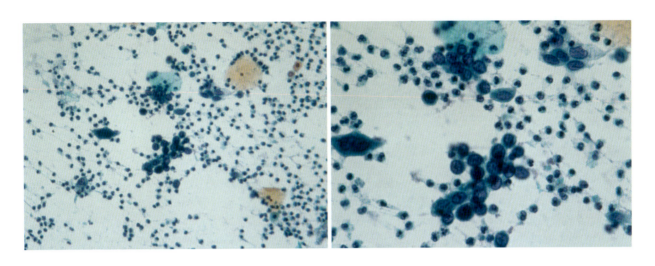

①予備細胞増生：NILM　②高度異形成：HSIL　③上皮内癌：HSIL　④微小浸潤扁平上皮癌：SCC
⑤小細胞癌：Other malig.

問6

年齢 52 歳，女性
主訴または臨床症状――不正出血
採取方法，染色法――エンドサーチ，Pap. 染色
採取部位――子宮体部
倍　率――左 40 倍，右 40 倍

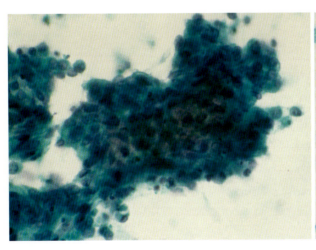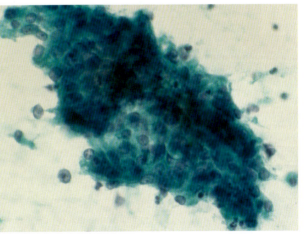

①増殖期子宮内膜細胞　②内膜ポリープ　③類内膜癌（G1）　④類内膜癌（G3）　⑤子宮肉腫

問5 解答③ 上皮内癌：HSIL

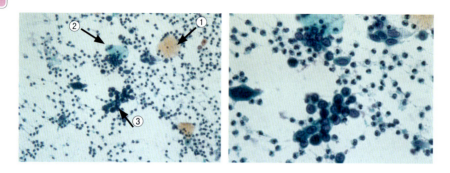

- **病　　態**：子宮癌検診希望．
- **左　　図**：好中球を背景に表層細胞（①），中層細胞（②），未熟な扁平上皮化生細胞由来の核肥大細胞が敷石状に認められる（③）．
- **右　　図**：N/C 比は 80％以上あるいは裸核状で，核縁は 4B の鉛筆で描いたように肥厚し，クロマチンは粗大顆粒状で，不均等分布をしている．核には緊満感がある．したがって，上皮内癌（HSIL）と判定する．
- **鑑別診断**：予備細胞の増生のときには，隣接あるいは直接付着する頸管円柱上皮細胞がみられるはずである．高度異形成の細胞は N/C 比が 60％程度であり，核縁の肥厚はなく核異型が認められる．微小浸潤扁平上皮癌は核密度が高いことから，上皮内癌様の細胞が 2 層程度重積したように観察される．クロマチンは粗大顆粒状で，核溝もみられるが，高度異形成の核に比較し濃染している．また，小型で棍棒状の濃縮核も認められる．小細胞癌は，上皮内癌，微小浸潤扁平上皮癌の核所見に比較し，核縁が薄く，裸核状の腫瘍細胞がさらに増したような集塊状で出現する．

問6 解答③ 類内膜癌（G1）

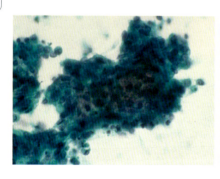 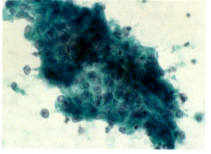

- **病　　態**：年齢的に閉経後あるいは閉経に近いことが想定される．また，不正出血の主訴は子宮体内膜増殖病変が考えられる病態でもある．子宮体癌検診においても 50 歳以上かつ出血があることが受診の指標になることがある．
- **左，右図**：左，右図ともに強拡大の像である．きれいな背景に，内膜腺細胞が不規則重積を示す不整形の集塊で出現している．さらに，集塊から細胞のほつれがみられるなどの所見は構造異型と判断でき，内膜腺上皮の増生が示唆される所見である．小型で微細のクロマチンを有する立体的な核であり，小型の核小体がみられる．この核所見は正常の萎縮内膜や増殖期内膜の核とは異なる．以上の構造異型（不規則重積，ほつれ）と若干の核異型を総合して考慮すると，本例は高分化型の類内膜癌が考えられる細胞像である．
- **鑑別診断**：増殖期子宮内膜細胞や内膜ポリープなどの正常および良性域の腺上皮細胞は整然とした配列，重積の少ない集塊であり，さらに内膜間質細胞を伴うことが多い．類内膜癌（G3）は背景に壊死がみられる頻度が高く，癌細胞は核クロマチンの濃染や核小体が目立つなど，核異型はより強くなる．子宮肉腫の場合は，同所性肉腫なら内膜間質肉腫や平滑筋肉腫などがあるが，非上皮性の悪性細胞であり，腺癌と比べ細胞相互の結合は弱くなり，散在性に出現する細胞が多くなる．さらに明らかな上皮性結合を思わせる集塊はみられない．以上により，本例の細胞像は類内膜癌（G1）が選択される．

問7

年齢 58歳，女性
主訴または臨床症状──外陰部不快感　　　採取部位──外陰部
採取方法，染色法──サイトピック，Pap. 染色　　倍率──左40倍，右40倍

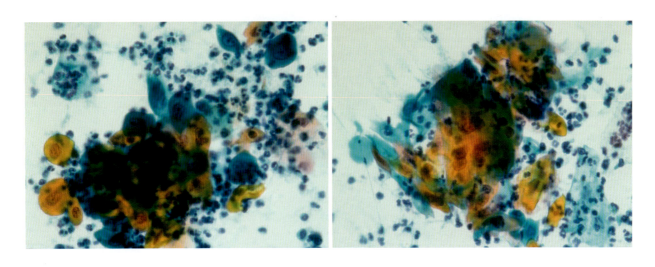

①ヘルペスウイルス感染　②尋常性天疱瘡　③扁平上皮癌　④腺癌　⑤悪性黒色腫

問8

年齢 54歳，女性　　月経：51歳閉経
主訴または臨床症状──不正出血　　　採取部位──子宮体部
採取方法，染色法──エンドサーチ，Pap. 染色　　倍率──左20倍，右40倍

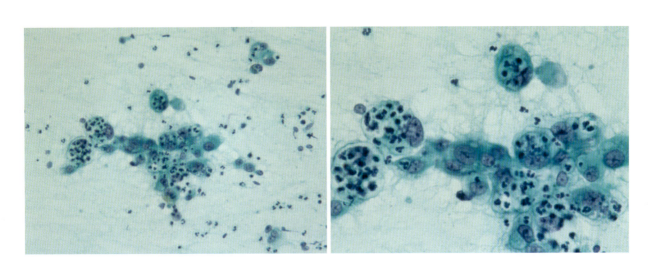

①増殖期子宮内膜細胞　②子宮内膜異型増殖症　③類内膜癌　④明細胞癌　⑤平滑筋肉腫

問7　解答③　扁平上皮癌

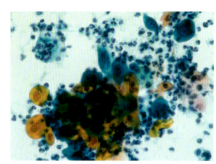 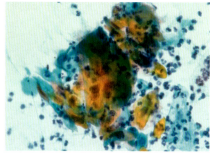

病　　態：外陰部の不快感を主訴とする患者である．炎症や腫瘍などが考慮される病態である．炎症ならば細菌，真菌，ウイルスなどに起因する疾患が考えられる．また，腫瘍ならば病変部位が外陰部なので皮膚母組織由来の腫瘍などが考慮される．

左　　図：背景には多くの好中球がみられるなど，炎症性背景のなかに上皮細胞が集合している．オレンジG好性やライトグリーン好性の重厚な細胞質を有する角化が示唆される細胞質の所見である．個々の細胞のN/C比は小さいが，核の腫大や濃縮状核がみられる．また，角化細胞は光輝性が強いなど，異常角化が示唆される．したがって扁平上皮系の異常細胞が考えられる．

右　　図：左図とほぼ同様の細胞集団であるが，線維状や形状異常を示す細胞が多く混在している．さらに，無核の異常角化細胞や，形状不整を伴う濃縮核も混在するなど多彩性が伺える．以上，左右の細胞像を総合すると扁平上皮癌が考えられる．外陰部の上皮は皮膚と同様の扁平上皮で覆われている．皮膚原発の高分化扁平上皮癌は，子宮頸部の扁平上皮癌に比べ角化が強いが核異型は弱い場合が多い．

鑑別診断：ヘルペスウイルス感染細胞の核は大型であるが，すりガラス状クロマチンが特徴である．尋常性天疱瘡に出現する細胞の特徴はTzanck cellと表現され，この細胞は細胞質がレース状，核の腫大，核小体が目立つなど修復細胞に類似する細胞である．腺癌の場合は細胞質が泡沫状で，核の偏在や柵状・腺腔構造など腺組織が示唆される集塊で出現することが多い．悪性黒色腫は細胞質のメラニンや核内の空胞（アピッツ小体）などが特徴となる．以上により，外陰部の扁平上皮癌が選択される．

問8　解答③　類内膜癌

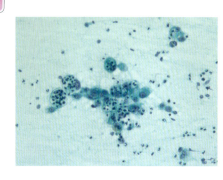 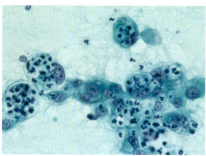

病　　態：閉経後3年，不正出血を主訴とする患者である．臨床所見を考慮すると，炎症や内膜の機能性出血，子宮体内膜増殖病変などが考えられる．

左　　図：炎症性背景に，白血球を細胞質に含む細胞が，疎な結合を示す集塊あるいは孤立性にも出現している．閉経後に出現する正常萎縮内膜腺細胞とは異なる腺系異常細胞集塊である．

右　　図：個々の細胞は，核が偏在し，細胞質に好中球を含む腺系細胞と判断できる．また，一部にはライトグリーン好性の重厚な細胞質がみられるなど，化生性変化が伺える．核は大小不同を認め，一部では核形不整を示し，核クロマチンは微細だが核縁の肥厚がみられ，核に立体感がある．また，核小体の目立つ核も存在する．以上の所見により類内膜癌が考えられる．

鑑別診断：正常子宮内膜細胞である増殖期子宮内膜腺細胞は，きれいな背景に平面的・整然とした配列の集塊で出現し，核の異型はみられない．子宮内膜異型増殖症は類内膜癌（G1）に類似するが，本例の細胞より異型は弱い．さらに細胞質への白血球取り込み像は子宮内膜異型増殖症よりも類内膜癌に出現する頻度が高いなど，類内膜癌の診断に重要な副所見でもある．明細胞癌は大型細胞の場合が多く，淡い豊富な細胞質を有し，大型の核と核小体が目立つ．また，硝子化間質を含む集塊や，集塊から細胞が突出するhobnail状構造などが特徴である．平滑筋肉腫の細胞は紡錘状の形態を示し，明らかな上皮性結合はみられない．以上により，本例は類内膜癌と考える．

問9

年齢 30 歳，女性
主訴または臨床症状――検診
採取方法，染色法――綿棒，Pap. 染色
採取部位――子宮頸部
倍　率――左 10 倍，右 20 倍

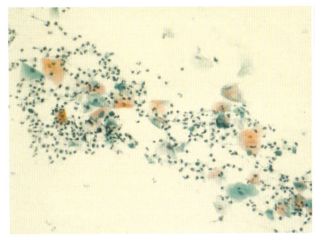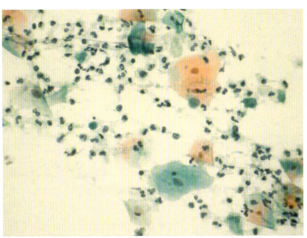

①トリコモナス感染：NILM　②カンジダ感染：NILM　③サイトメガロウイルス感染：NILM
④ヒトパピローマウイルス（HPV）感染：LSIL　⑤軽度異形成：LSIL

問10

年齢 60 歳，女性
主訴または臨床症状――不正出血
採取方法，染色法――サイトピック，Pap. 染色
採取部位――子宮頸部
倍　率――左 20 倍，右 40 倍

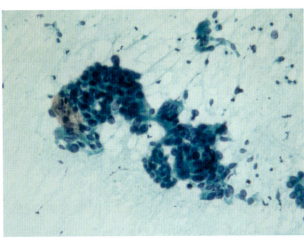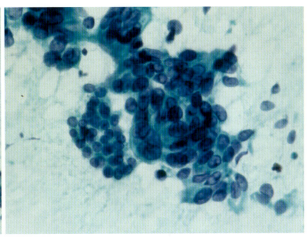

①正常頸管腺細胞：NILM　②高度異形成：HSIL　③上皮内癌：HSIL　④非角化型扁平上皮癌：SCC
⑤通常型内頸部腺癌：Adenocarcinoma

| 問9 | 解答①　トリコモナス感染：NILM |

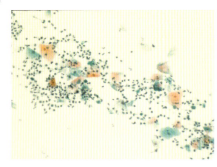
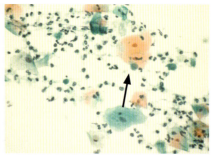

病　　態：子宮頸癌検診の受診者である．
左　　図：表層・中層扁平上皮細胞を取り巻くように白血球が多くみられ，炎症があることが示唆される．なお，弱拡大では扁平上皮細胞の異常は不明瞭である．
右　　図：背景には好中球が多く，タンパク滲出液などの壊死様の変性物質がみられる．そのなかに類円形，楕円形のライトグリーンに好染する好中球と同程度あるいは大型（15〜30μm程度）の物質がみられる．一部に紡錘状の淡い核も認められる（矢印）．共に出現する扁平上皮細胞の細胞質辺縁の不明瞭化や核の軽度腫大，わずかな核周囲明暈などの所見は炎症による変性像と考えられる．以上により，ライトグリーン好染物質はトリコモナス原虫と考える．
鑑別診断：カンジダは真菌であり，赤染傾向を示す仮性菌糸や分生胞子（酵母）の出現が特徴である．ヒトパピローマウイルス（HPV）感染細胞は，扁平上皮細胞の核周囲における辺縁明瞭な広い空胞を有する細胞質をコイロサイトーシスと表現され，HPV感染が示唆される所見であるなど，細胞質の変化が特徴である．サイトメガロウイルス感染細胞はすりガラス状の核クロマチンと大型の核内封入体（フクロウの目）が存在するなど，核に特徴が認められる．軽度異形成（LSIL）の細胞は表層，中層扁平上皮細胞に核の異常が認められ，核の大きさは正常中層扁平上皮細胞の約3倍以上といわれており，核が濃染する．本例に出現する扁平上皮細胞は若干の核腫大・核周囲明暈がみられるが，異形成と判断するには核の異型が弱い点が鑑別点となる．

| 問10 | 解答⑤　通常型内頸部腺癌：Adenocarcinoma |

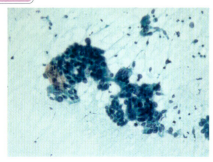
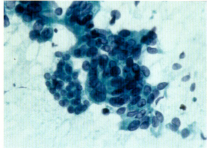
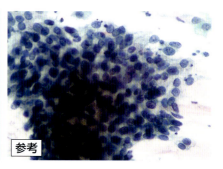

病　　態：主訴は不正出血．年齢をふまえると頸部，体内膜いずれの病変も考慮すべきであろう．
左　　図：出血性の背景に，核密度が高く，柵状構造を含む不整形の上皮細胞集塊がみられる．また，集塊からの細胞のほつれもみられる．採取部位が子宮頸部であることも考慮すると内頸部由来の腺系異常細胞集塊が考えられる．
中　　図：集塊は柵状構造を示す部分が多くみられ，円柱状の細胞が主体である．核密度（重積）も高く，内頸部腺細胞の増生が示唆される．核は小型であるが大小不同を認め，柵状構造を示す部分の核では楕円形〜紡錘状を呈し，核縁の切れ込み，核形不整がみられる．核小体は目立たないが，核クロマチンは微細で核が濃染し，かつ核縁の肥厚がみられるなど立体的な核である．以上により，通常型内頸部腺癌を考える．
鑑別診断：正常頸管腺細胞は核密度が低く，柵状構造を示す部分などでは，核の重なりが少ない．核所見は微細なクロマチンが均等分布し，核縁の肥厚や核の立体感に乏しいなど，構造，細胞ともに異型が少ない．高度異形成や上皮内癌（HSIL：参考），非角化型扁平上皮癌の細胞は深層型（傍基底扁平上皮由来）の異型細胞が主体である．集塊状で出現することもあるが合胞状のことが多く，明らかな柵状構造はみられない．さらに，核は円形〜楕円形で，核クロマチンは顆粒状を示すなどの所見は，通常型内頸部腺癌の細胞像と異なる点である．

問11　年齢34歳，女性
主訴または臨床症状——帯下感　　　採取部位——子宮頸部
採取方法，染色法———サイトピック，Pap. 染色　　倍　率———左40倍，右40倍

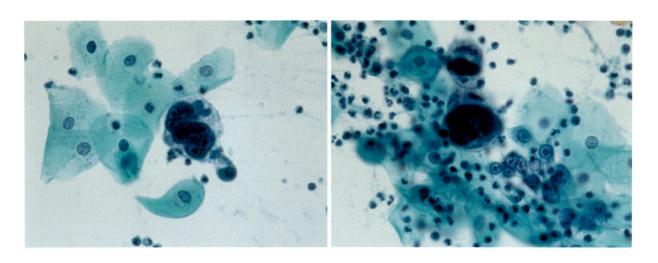

①扁平上皮化生細胞：NILM　②ヘルペスウイルス感染：NILM　③高度異形成：HSIL
④通常型内頸部腺癌：Adenocarcinoma　⑤子宮肉腫：Other malig.

問12　年齢40歳，女性
主訴または臨床症状——血性帯下　　　採取部位——子宮頸部
採取方法，染色法———サイトピック，Pap. 染色　　倍　率———左20倍，右40倍

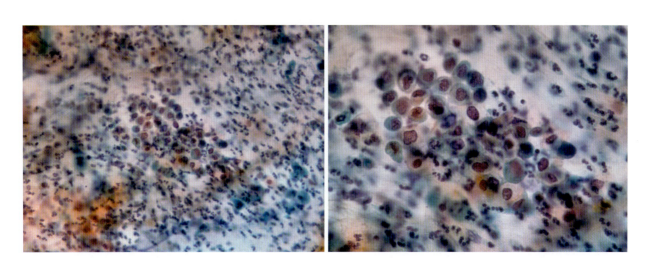

①軽度異形成：LSIL　②高度異形成：HSIL　③上皮内癌：HSIL　④微小浸潤扁平上皮癌：SCC
⑤扁平上皮癌：SCC

問11　解答②　ヘルペスウイルス感染：NILM

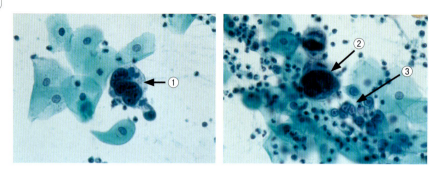

病　　態：子宮頸部より採取された標本では，頸部病変（炎症，腫瘍）と他臓器からの波及病変を考える必要がある．頸部病変で腫瘍性病変としては，上皮内腫瘍，扁平上皮癌，腺癌などがある．炎症性疾患としては，トリコモナス，カンジダ，ヘルペスウイルス，ヒトパピローマウイルスなどが代表的である．

左　　図：大型の細胞（①）が観察され，多核で核の圧排像や核内封入体がみられる．

右　　図：好中球を主体とする炎症性背景のなかに大型の多核細胞が出現し，核内構造は不明瞭ですりガラス状を呈する（②）．小型の裸核状細胞が集簇し核内封入体がみられる（③）．

鑑別診断：核の圧排像，すりガラス状核，核内封入体の存在よりヘルペスウイルス感染細胞の特徴を有するが，大型多核細胞，N/C比の増大より絨毛細胞・肉腫細胞との鑑別が必要である．クロマチンの形態，核内構造に着目すれば鑑別は容易である．

問12　解答②　高度異形成（CIN3）：HSIL

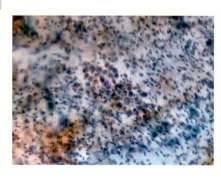 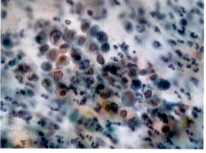

病　　態：年齢，主訴より子宮頸部悪性疾患や前癌状態（扁平上皮内病変 SIL＝上皮内腫瘍 CIN）を念頭におく必要がある．扁平上皮内病変（LSIL, HSIL）＝上皮内腫瘍（CIN1，CIN2，CIN3），浸潤癌の形態および細胞学的特徴を熟知することが肝要である．

左　　図：好中球を主体とする強い炎症性背景のなかに，小型の N/C 比の大きい深層型細胞が平面状配列をもって出現している．

右　　図：出現細胞は円形～類円形で，核は中心性に位置し裸核細胞も出現している．軽度の核の大小不同を伴い，核クロマチンは細顆粒状に増量し不均一分布．核縁不整や核縁肥厚を伴う．核小体は認められない．

鑑別診断：子宮頸部細胞診で，小型深層型の異型細胞が出現した場合，高度扁平上皮内病変（HSIL）の高度異形成（CIN3）・上皮内癌（CIN3）や微小浸潤扁平上皮癌をまず考えるべきである．上皮内癌の場合は核に緊満感があり N/C 比はきわめて大きく（80％以上），裸核様にみえることもあり，核クロマチンも増量し，いわゆる濃染核を呈する．微小浸潤扁平上皮癌では上皮内癌類似の細胞が多数出現し，細胞，核の多形性も増加する場合が多い．以上より，これらの細胞は高度異形成由来のものであると推定される．

問13

年齢 76 歳, 女性
主訴または臨床症状――不正出血　　　　　　採取部位――子宮頸部
採取方法, 染色法――サイトピック, Pap. 染色　　倍　率――左 20 倍, 右 40 倍

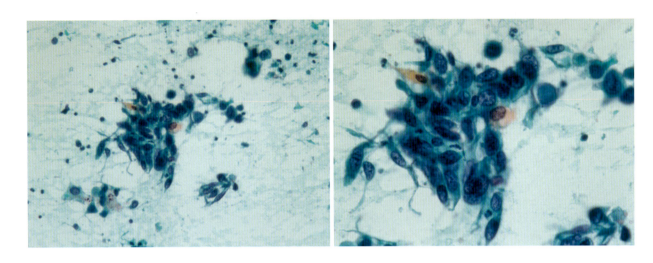

①上皮内癌：HSIL　②扁平上皮癌：SCC　③通常型内頸部腺癌：Adenocarcinoma
④小細胞癌：Other malig.　⑤子宮肉腫：Other malig.

問14

年齢 38 歳, 女性
主訴または臨床症状――接触出血　　　　　　採取部位――子宮頸部
採取方法, 染色法――サイトピック, Pap. 染色　　倍　率――左 20 倍, 右 40 倍

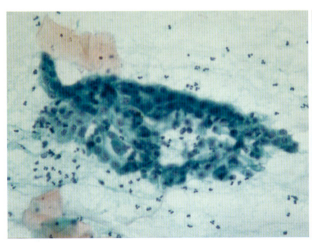 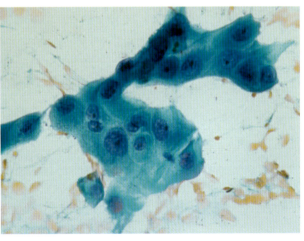

①修復細胞：NILM　②扁平上皮化生細胞：NILM　③ウイルス感染：NILM　④高度異形成：HSIL
⑤粘液性癌：Adenocarcinoma

| 問13 | 解答②　扁平上皮癌：SCC |

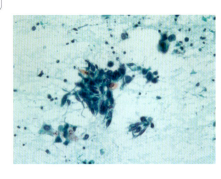
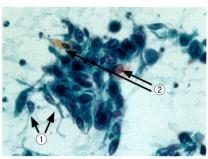

病　　態：年齢，主訴より，萎縮性変化や悪性疾患を念頭におくべきである．高齢者の不正出血の場合，日常診療では萎縮性腟炎によるものが多い．悪性の場合は，出現細胞が扁平上皮系細胞か腺系細胞かを識別することも必要である．

左　　図：軽度の腫瘍性背景を伴い，出現細胞は比較的小型で，平面状に配列した集塊を形成している．結合性は強く，核間距離は不均一である．

右　　図：細胞形態は多稜形で多形性に富み，円形～短紡錘形でところどころにオタマジャクシ型細胞（①），小型の異常角化細胞（②）もみられる．個々の細胞は大小不同でN/C比が大きく，核の大小不同も著しい．核クロマチンは細～粗顆粒状に増量，不均一分布を示し，核縁肥厚も存在する．核小体は不明瞭である．細胞質は乏しく厚い．

鑑別診断：平面状配列，多稜形の細胞形態，異常角化より扁平上皮系細胞と推定される．細胞・核異型が著しく，悪性細胞と判定しうる．高度扁平上皮内病変（HSIL）の上皮内癌（CIN3）では，N/C比は大きいものの深層型小型の均一な細胞形態を有し，腫瘍性背景は認められない．小細胞癌では小型でN/C比の大きい細胞が孤立散在性，ときに集塊を形成し出現する．集塊のなかでは核の圧排，鋳型様配列を形成し，上皮性結合を有する．紡錘形細胞の出現により子宮肉腫（平滑筋肉腫）も疑わせるが，結合性が強いこと，厚みのある細胞質より否定的である．

| 問14 | 解答①　修復細胞：NILM |

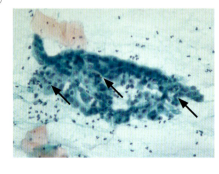
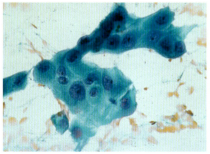

病　　態：年齢，主訴より，扁平上皮内病変（上皮内腫瘍），悪性腫瘍，炎症性疾患を考える必要がある．接触出血がある場合，主に子宮頸部（腟部）に何らかの病変があることが多い．良性病変では，広範囲なびらんとそれに伴う化生や修復過程，または頸管ポリープなどである．もちろん，扁平上皮内病変（上皮内腫瘍），癌の存在を忘れてはいけない．

左　　図：好中球を主体とした軽度の炎症性背景に，中層から深層型のN/C比の大きい細胞が平面状配列を伴い出現している．結合性は強く比較的大型の集塊である．細胞集塊のなかにも好中球が存在する（矢印）．

右　　図：N/C比は増大するが，豊富なレース状のライトグリーン好性を呈する細胞質を有する．細胞境界は一部明瞭，一部不明瞭である．核は大小不同を伴うが，核クロマチンは微細顆粒状で均一分布，比較的明瞭な核小体が存在する．

鑑別診断：まず扁平上皮化生細胞があげられる．化生細胞は多稜形でライトグリーン好性な厚い細胞質を有し，細胞境界が明瞭である．ときに細胞質周辺に突起を形成する（クモ状細胞）．N/C比は増大するものも認められるが，核の大小不同や多形性，クロマチンの増量は認められない．扁平上皮内病変（上皮内腫瘍）との鑑別は核所見によるところが大きい．核クロマチンの増量，不均一分布，核の多形性を認める場合は扁平上皮内病変（上皮内腫瘍）の可能性が高い．明瞭な核小体，集団内の好中球の存在に注目すれば，修復細胞の診断は比較的容易である．

問 15

年齢 34 歳，女性
主訴または臨床症状――検診　　　　　　　　　採取部位――子宮頸部
採取方法，染色法――サイトピック，Pap. 染色　　倍　率――左 20 倍，右 40 倍

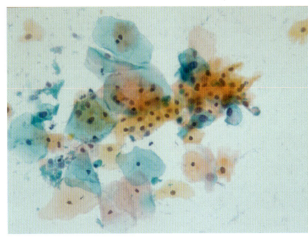 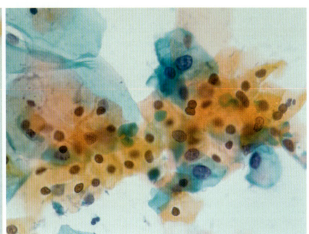

①萎縮性腟炎：NILM　②扁平上皮化生細胞：NILM　③トリコモナス感染：NILM　④軽度異形成：LSIL
⑤高度異形成：HSIL

問 16

年齢 74 歳，女性
主訴または臨床症状――不正出血　　　　　　　採取部位――子宮頸部
採取方法，染色法――サイトピック，Pap. 染色　　倍　率――左 40 倍，右 40 倍

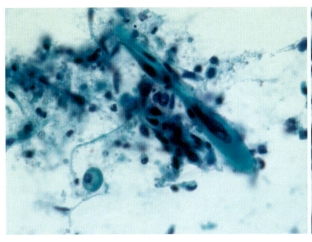 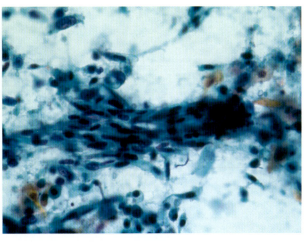

①修復細胞：NILM　②高度異形成：HSIL　③非角化型扁平上皮癌：SCC　④角化型扁平上皮癌：SCC
⑤子宮肉腫：Other malig.

問15　解答④　軽度異形成：LSIL

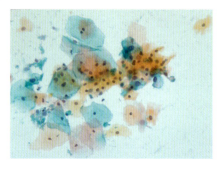
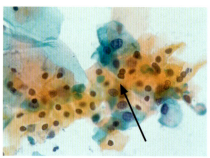

病　　態：年齢より，感染症，炎症，扁平上皮内病変（上皮内腫瘍），癌のすべてが考えられる．
左　　図：きれいな背景のなか，表層型扁平上皮に混じり，比較的小型の角化細胞，軽度に核が腫大する中層型細胞が平面状に出現．
右　　図：小型の角化細胞のN/C比は軽度増大するが，核は中心性に位置し均一，核クロマチンは微細顆粒状で均一分布．2核細胞（矢印）も認められる．一方，中層型細胞は核腫大とともに核の大小不同や核クロマチンの不均一分布，核縁肥厚を伴う．
鑑別診断：小型の異常角化細胞をみた場合，意義不明な異型扁平上皮細胞（ASC-US）と診断される場合がある．LSILの疑いがもたれる異常細胞の数がきわめて少ないか，または核異型を伴わない場合はASC-USとせざるをえないが，核異型を認めた場合は軽度扁平上皮内病変（LSIL）と判定すべきである．また，異常角化細胞の出現は高度扁平上皮内病変（HSIL：高度異形成）の存在も否定できない所見である．高度異形成の場合，小型の角化細胞にも大小不同多形性を伴い，核クロマチンも不均一増量を示すことが多い．
選択肢の萎縮性腟炎は表層扁平上皮の存在より，トリコモナス腟炎など炎症性疾患は背景より考えにくい．また，化生細胞は細胞形態，細胞質の染色態度より否定的である．

問16　解答④　角化型扁平上皮癌：SCC

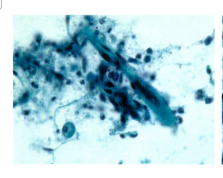
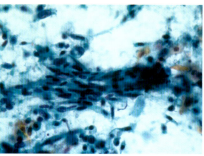

病　　態：子宮頸部扁平上皮癌は，「子宮頸癌取扱い規約，第4版，金原出版，東京，2017，54-55」によると角化傾向を指標にして角化型と非角化型に分類されている．その他の特殊型は，WHO分類（2014年版）に基づいて併記する．扁平上皮癌では細胞質内に粘液染色陽性所見を呈する癌細胞が散見されることがあるが，そうした場合でも腺扁平上皮癌あるいは粘表皮癌といった名称は用いない．
左　　図：核肥大，N/C比大，核縁不整，クロマチンは著明に増量しその分布は不均一，細胞の大小不同が目立ち，配列は平面的で，背景も壊死性であり，扁平上皮癌の診断は容易である．また，中央部に奇怪な大型異型細胞を認めるが，同様な細胞との結合性を認め，非上皮系細胞は否定的である．
右　　図：極端に大きな奇形細胞は左図よりは少ないものの，細胞の出現様式は左図とほぼ同様で，悪性と診断することは容易である．配列は敷石状で強く扁平上皮系の配列を示し，図の右側に細胞質がエオジンG好性の細胞を認め，角化型扁平上皮癌と診断できる．
鑑別診断：修復細胞では核小体が目立つなど，ときに悪性を思わせることがあるが，比較的平面的な配列を示し，細胞の大小不同もないことより鑑別可能．肉腫では結合性の緩い奇怪な細胞が目立つことが多いが，左図における奇怪な細胞は集合性であり，肉腫細胞とするには細胞同士の結合性が強いと考える．

問17	年齢56歳，女性　　月経：51歳閉経　3妊2産
	主訴または臨床症状——不正出血　　　　　採取部位——子宮腟部
	採取方法，染色法——サイトピック，Pap. 染色　　倍　率———左20倍，右40倍

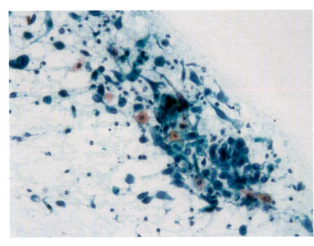 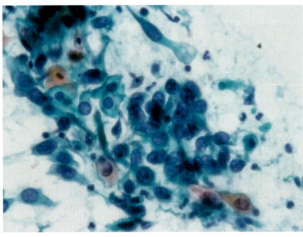

①高度異形成：HSIL　②上皮内癌：HSIL　③扁平上皮癌：SCC
④通常型内頸部腺癌：Adenocarcinoma　⑤悪性リンパ腫：Other malig.

問18	年齢58歳，女性　　月経：52歳閉経　3妊1産
	主訴または臨床症状——褐色帯下，外陰掻痒感　　採取部位——子宮腟部
	採取方法，染色法——サイトピック，Pap. 染色　　倍　率———左20倍，右40倍

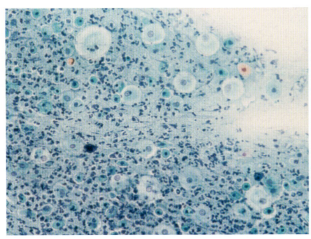 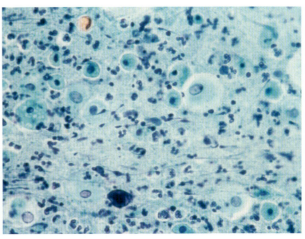

①組織球：NILM　②萎縮性腟炎：NILM　③リンパ球性（濾胞性）頸管炎：NILM　④カンジダ感染：NILM
⑤悪性リンパ腫：Other malig.

問17 解答③　扁平上皮癌：SCC

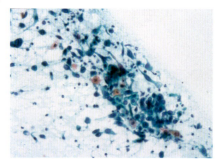 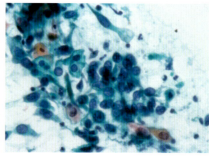

病　　態：子宮頸部扁平上皮癌において，裸核の異型細胞が出現する場合は腺癌との鑑別を要する．配列が平面的か立体的に重積しているのか，細胞質が厚いかどうかなどを中心に鑑別することが肝要である．
左　　図：核肥大，N/C 比大，核縁不整，クロマチンは著明に増量し粗顆粒状，一部に大型の奇怪な細胞を認めるものの，全体として細胞の大小不同は比較的目立たない．細胞質は厚く，配列は平面的で背景も壊死性であり，細胞質がエオジン G 好性の細胞が散在している．扁平上皮癌の診断は容易である．また，中央部に奇怪な細胞が散在しているが核自体の異型は弱い．
右　　図：左図とほぼ同様の所見である．一部裸核異型細胞を認めるが，重積性の乏しい平面的な配列であり，腺癌とするには所見に乏しい．
鑑別診断：高度異形成や上皮内癌とするには核異型，細胞異型が強すぎ，背景も壊死性なので区別は容易である．粘液が不詳なことと，細胞の配列，細胞質の厚さなどより，通常型内頸部腺癌は否定的である．悪性リンパ腫では核の偏在化，弱い結合性などが特徴であることを考慮すると鑑別は容易である．

問18 解答②　萎縮性腟炎：NILM

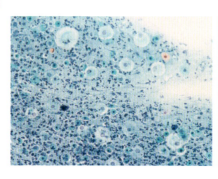 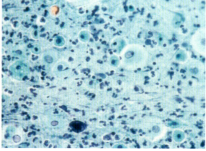

病　　態：代謝障害が軽いと変性や萎縮を，重いと壊死を起こすとされる．閉経後年数を経るとエストロゲンの分泌減少により，細胞が傍基底細胞中心となり，慢性の炎症を伴うことが多い．異形成や悪性との鑑別が困難な場合にはホルモン治療を施行し，炎症の消退を確認するとよい．
左　　図：傍基底細胞と中層型細胞が多数出現している．細胞質は豊富で，主としてライトグリーン好性であるが，一部にオレンジ G 好染の細胞を認める．
右　　図：細胞は N/C 比が小さく，核クロマチンの増量がなく，分布も均一である．背景に多数の好中球を認め，炎症性良性疾患を考える．
鑑別診断：分葉核をもつ好中球が多数を占め，鑑別は容易である．リンパ球性（濾胞性）頸管炎では球形のリンパ球が多数出現することから区別可能．また，悪性リンパ腫では核の異型が強いこと，核が偏在性であることや，細胞の結合性が弱いことから区別できる．特徴的な分枝状の芽胞の出現を認めないことから，カンジダとするのは否定的である．組織球は別に大食細胞（マクロファージ）ともよばれ，形や大きさは一定しないが空胞状の細胞質が特徴的である．

問19

年齢41歳，女性　　月経：整　4妊3産
主訴または臨床症状——検診　　　　　　　採取部位——子宮腟部
採取方法，染色法——サイトピック，Pap. 染色　　倍　率——左40倍，右40倍

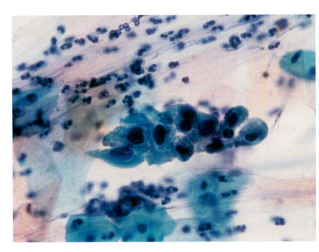
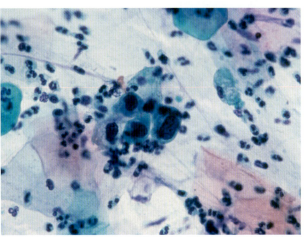

①軽度異形成：LSIL　②高度異形成：HSIL　③上皮内癌：HSIL　④微小浸潤扁平上皮癌：SCC
⑤扁平上皮癌：SCC

問20

年齢28歳，女性　　月経：整　2妊2産
主訴または臨床症状——子宮頸部円錐切除術後　　採取部位——子宮腟部
採取方法，染色法——綿棒，Pap. 染色　　倍　率——左20倍，右40倍

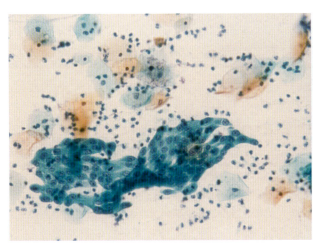
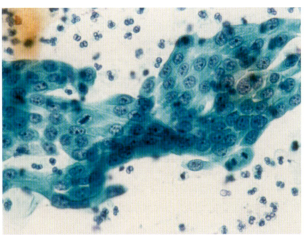

①修復細胞：NILM　②脱落膜細胞：NILM　③中等度異形成：HSIL　④上皮内癌：HSIL
⑤通常型内頸部腺癌：Adenocarcinoma

問19　解答②　高度異形成：HSIL

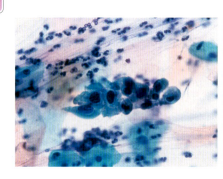
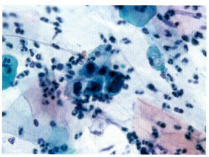

病　　態：高度異形成は，子宮頸癌取扱い規約（第4版，2017年）では，上皮内癌と一括してCIN3で説明されている．細胞診所見では中層型や傍基底細胞型の異常細胞の出現が主である．核の増大や，濃染性が強くなる．N/C比は最大で60〜80%程度．クロマチンは増量し，細顆粒状で軽度の不均等分布がみられるがおおむね同じような核内の構造を示す．細胞配列はシート状，帯状のことが多い．

左　　図：平面的に中層〜傍基底細胞型の核異常細胞を認める．核肥大，N/C比の増大を認める．一部細胞に核の切れ込みを認める．クロマチンの増量と濃染化を認めるが，分布はほぼ均一である．細胞質はやや厚く好青性である．全体として高度異形成とするにはN/C比が若干小さめなので，中等度異形成（CIN2）との鑑別が難しいかもしれない．

右　　図：平面的に中層〜傍基底細胞型の核異常細胞を認める．核肥大，N/C比の増大を認める（最大70〜80%）．クロマチンの増量と濃染化を認めるが，分布はほぼ均一である．

鑑別診断：軽度異形成では表層〜中層型の核異常細胞の出現が特徴的であるので否定可能である．上皮内癌は主として核肥大が著しく，N/C比が極端に増大する傍基底型，基底型の小型でほぼ均一な核異常細胞からなることより否定的．微小浸潤扁平上皮癌では上皮内癌にみられる傍基底型，基底型の異常細胞に加え中層型の異常細胞が加わることより鑑別が可能．扁平上皮癌とするには核の異型性や腫瘍性背景を欠くことから否定的である．

問20　解答①　修復細胞：NILM

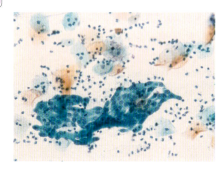
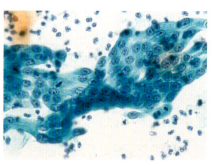

病　　態：種々の原因で破壊された細胞や組織の再建が修復である．修復と再生は類似するが，修復はその過程の一部として再生を含む障害された細胞や組織の再建である．すなわち，再生では欠損した細胞や組織が元の細胞や組織で再建されるのに対して，修復では再建する細胞や組織が元の細胞や組織と異なる場合がある．一般に，間質結合織における修復は肉芽組織の形成，器質化，瘢痕形成などにより，上皮細胞による修復は再生や化生細胞により行われる．上皮細胞による修復に際して，基底細胞増殖，過形成，化生などの異常修復がみられることがある．細胞診における修復細胞という用語は婦人科細胞診で用いられ，炎症，組織切除，放射線治療，レーザー治療後，避妊器具挿入時などに出現する．

左・右図：目立つ核小体，豊富な細胞質，平面的シート状の集団として出現．同一方向に細胞質の流れがみられる．核は中央に位置し，類円形で，大小不同は乏しく，クロマチンは均一微細顆粒状で，核小体が目立つ．由来細胞ははっきりしないことが多いが，重要なことは腫瘍細胞と誤診しないことである．

鑑別診断：脱落膜細胞は，妊娠時プロゲステロンの作用で変化した子宮内膜間質細胞である．明るい細胞質をもつ細胞がシート状に出現するものの，核小体は目立たず鑑別可能．細胞の出現形式や目立つ核小体があることより，中等度異形成や上皮内癌とは鑑別が可能．同一方向に細胞質の流れがあることより通常型内頸部腺癌とも鑑別が可能．

問 21　年齢 32 歳，女性　　月経：不整　2 妊 1 産
主訴または臨床症状――月経不順　　　　　　　　採取部位――子宮腟部
採取方法，染色法――サイトピック，Pap. 染色　　倍　率――左 40 倍，右 40 倍

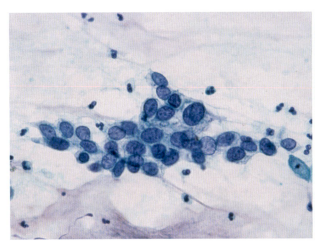
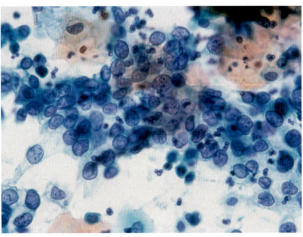

①修復細胞：NILM　②軽度異形成：LSIL　③上皮内癌：HSIL　④扁平上皮癌：SCC
⑤通常型内頸部腺癌：Adenocarcinoma

問 22　年齢 40 歳，女性　　月経：整　3 妊 2 産
主訴または臨床症状――外陰部痛　　　　　　　　採取部位――外陰部
採取方法，染色法――綿棒，Pap. 染色　　　　　倍　率――左 40 倍，右 100 倍

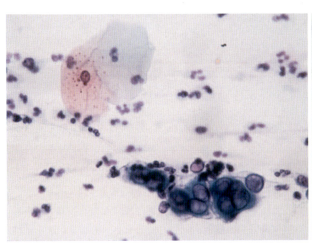
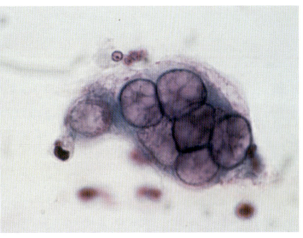

①カンジダ感染　②ヘルペスウイルス感染　③尋常性天疱瘡　④ベーチェット病　⑤パジェット病

問21 解答③　上皮内癌：HSIL

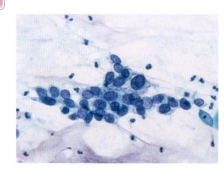 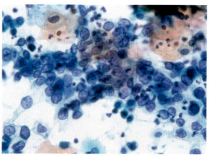

病　態：月経不順で来院し，子宮頸部より採取された細胞診である．月経不順を起こす疾患には種々のものがあり，まったくの良性疾患から異形成，癌までが考えられる．

左　図：きれいな背景のなかに，一見頸管細胞集団にみえる細胞集団が認められる．細胞集団の細胞は核が腫大し，特にN/C比が著しく増大している．また，大小不同を認め，一部裸核もみられる．

右　図：深層型の核腫大した細胞が多数認められ，細胞内の核クロマチンは増量し細顆粒状で分布は均一であるが，核内に密に分布している．細胞質は少なく，ライトグリーンに好染し，淡くレース状で細胞質辺縁が不明瞭であり，核の厚みもない．

鑑別診断：良性変化の修復細胞，軽度異形成との鑑別はN/C比が著しく増大し，核クロマチンの増加より，良性変化や軽度異形成より悪性細胞と考えられる細胞像である．しかし，扁平上皮癌とするには背景がきれいで，核所見に多彩性がなく一様である．また，腺癌とするには目立つ核小体，細胞の重積性，腺腔配列などの所見がない．したがって，上皮内癌と判定可能である．

問22 解答②　ヘルペスウイルス感染

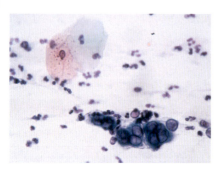 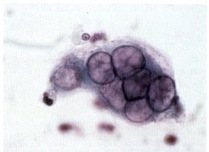

病　態：外陰部痛のある患者の外陰部より採取した細胞である．外陰部痛のある疾患として，外陰部の感染症から腫瘍までが考えられる．特徴的な細胞変化から診断しやすい．

左　図：核腫大を認める細胞が集合性に出現している．核は多核で，すりガラス状の細胞集団を認める．

右　図：核腫大を認める細胞はクロマチンの増加はなく，多核となり，無構造核（すりガラス様）を示している．ヘルペスウイルス感染症と診断できる．

鑑別診断：多核で無構造核をもつ疾患としては，ヘルペスウイルス感染症と診断するのは困難ではない．カンジダでは仮性菌糸が鑑別となる．尋常性天疱瘡に出現する細胞は扁平上皮類似の細胞が敷石状配列で認められ，細胞質が広く核は胞体のほぼ中心にあり，核小体が著明であり，クロマチンは顆粒状で均一に分布している．ベーチェット病，パジェット病では細胞は大型で，胞体の広い明るい細胞がみられる．クロマチンは密に増加し，顆粒状に分布している．核小体は著明に腫大し，1ないし数個認められ，ヘルペスウイルス感染症と鑑別が可能である．

問23	年齢89歳，女性　　月経：52歳閉経　5妊4産
	主訴または臨床症状──不正出血　　　　　　　採取部位──子宮腟部
	採取方法，染色法──サイトピック，Pap. 染色　倍　率──左20倍，右40倍

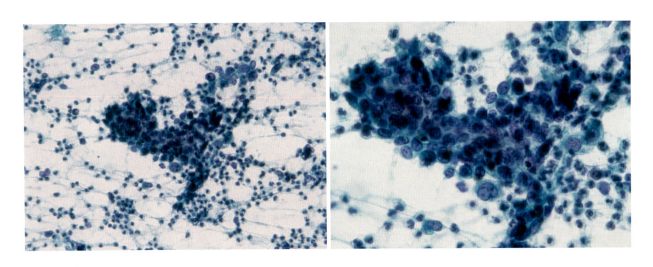

①萎縮像：NILM　②上皮内癌：HSIL　③扁平上皮癌：SCC　④通常型内頸部腺癌：Adenocarcinoma
⑤子宮肉腫：Other malig.

問24	年齢51歳，女性　　月経：49歳閉経　2妊2産
	主訴または臨床症状──子宮頸癌術後再発例の放射線治療後　採取部位──腟断端部
	採取方法，染色法──サイトピック，Pap. 染色　倍　率──左20倍，右40倍

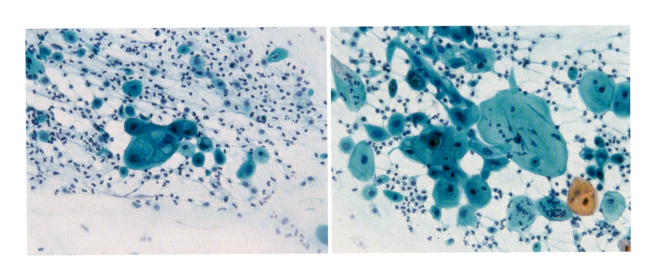

①萎縮像：NILM　②ウイルス感染：NILM　③葉酸欠乏症：NILM　④良性細胞の放射線変化：NILM
⑤悪性細胞の放射線変化：SCC

| 問23 | 解答③　扁平上皮癌：SCC |

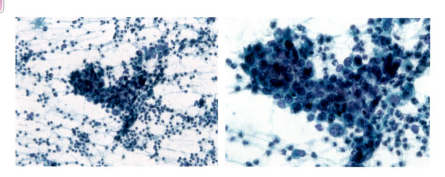

病　　態：	高齢者の不正出血では，子宮頸癌，体癌，肉腫などの悪性疾患を考えなければならないが，萎縮性腟炎のように良性疾患もあるので鑑別には注意を要する．
左　　図：	背景が汚く，核腫大，クロマチンの増加した悪性細胞が散在し，一部集団として認める．
右　　図：	核腫大が著明で，大小不同，クロマチンも著しく増加し，粗顆粒状を示している．核小体も散在し，細胞質は泡沫状であり，一見して悪性細胞と診断可能である．
鑑別診断：	高度異形成，上皮内癌では，N/C比が大，クロマチンの増量があるが，比較的均一に分布しており，核の異型が強くない．腺癌では細胞の重積性，著明な核小体の腫大がある．肉腫では淡く，細長い紡錘形の細胞質を認め，核腫大，クロマチンの著明な増加を認める．これらの所見から扁平上皮癌と診断可能である．

| 問24 | 解答④　良性細胞の放射線変化：NILM |

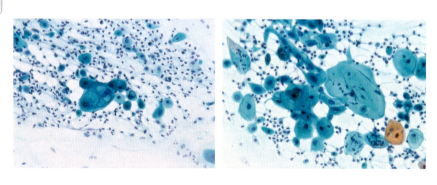

病　　態：	子宮頸癌術後再発例の放射線治療後には，免疫能の低下より各種感染症，放射線治療後の変性細胞が出現しやすい．また，頸癌の再発による悪性細胞を認めることもあり，注意を要する．
左　　図：	小型細胞のなかに大きい細胞を認めるが，細胞質が大きく空胞変性を伴っている．N/C比は小さく，核クロマチンの増加も認めない良性変化と思われる細胞集団である．
右　　図：	一部大型の細胞を認め，細胞質は厚く，大きなもの，変形したものもある．核は小さく，クロマチン増加もなく，核小体も認めない良性の放射線変化による細胞と考えられる．
鑑別診断：	核が小さく，核クロマチンの増加もなく，核の異型は認められないので，悪性細胞ではない．細胞質の腫大，空胞変性より萎縮像，ウイルス感染，葉酸欠乏症ではなく，良性細胞の放射線変化と考えられる．

問25	年齢54歳，女性　　月経：49歳閉経　3妊3産	
	主訴または臨床症状──検診	採取部位──子宮腟部，頸管
	採取方法，染色法──綿棒，Pap. 染色	倍　率──左20倍，右40倍

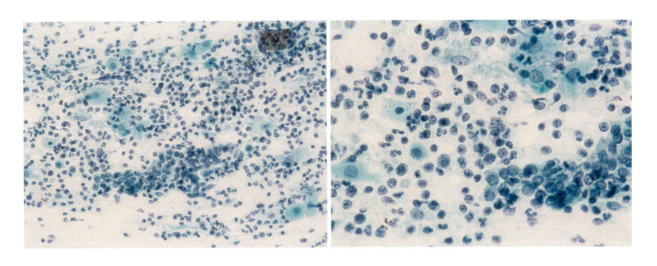

①萎縮性腟炎：NILM　②リンパ球性（濾胞性）頸管炎：NILM　③トリコモナス感染：NILM
④上皮内癌：HSIL　⑤悪性リンパ腫：Other malig.

問26	年齢52歳，女性　　月経：49歳閉経　2妊1産	
	主訴または臨床症状──検診	採取部位──子宮腟部
	採取方法，染色法──サイトピック，Pap. 染色	倍　率──左20倍，右40倍

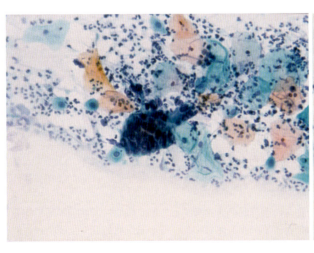 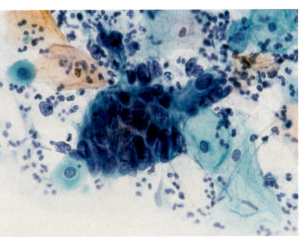

①高度異形成：HSIL　②上皮内癌：HSIL　③通常型内頸部腺癌：Adenocarcinoma
④類内膜癌（G1）：Adenocarcinoma　⑤類内膜癌（G3）：Adenocarcinoma

問25　解答②　リンパ球性（濾胞性）頸管炎：NILM

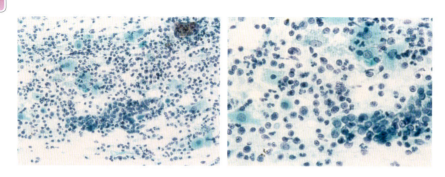

病　　態：子宮癌検診では，頸部の細胞のみにより感染症から悪性疾患までスクリーニングする必要がある．ときにはまれな悪性疾患もあるので，上皮性のものから非上皮性の疾患までを考慮しなければならない．
左　　図：正常扁平上皮細胞のなかに小型の細胞が散在性に多数認められる．細胞はクロマチンの増加はなく，異型が認められない．
右　　図：細胞質は狭小で，淡く，結合性がなく，上皮性細胞とは考えにくい．核は円形から類円形を示し，核クロマチンの増加はなく分布も均一で，核小体も一部認められるが，異型はなく，リンパ球と診断可能である．
鑑別診断：リンパ球が多数散在していることから，萎縮性腟炎でなく，トリコモナス原虫も認められない．上皮内癌ではN/C比大で，核クロマチンが増加し，細顆粒状に分布，核縁肥厚の悪性所見が認められる．悪性リンパ腫ではN/C比が大きく，核の多形性，粗顆粒状のクロマチンが不均等に分布しており，悪性細胞と診断できる．これらより，リンパ球性頸管炎と診断できる．

問26　解答③　通常型内頸部腺癌：Adenocarcinoma

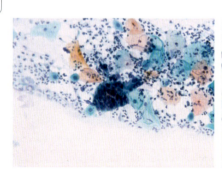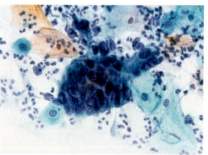

病　　態：閉経後の女性から採取された子宮癌検診細胞診標本である．癌検診標本であるため，子宮頸部でみられる様々な疾患を想定する必要があるとともに，閉経後の検体では必ず悪性腫瘍を鑑別の1つに挙げることが重要である．
左　　図：炎症性背景である．表層から中層系の扁平上皮とともに密な細胞の集塊を認める．
右　　図：核腫大，核クロマチン増量，核形不整，淡明な胞体を有する大型細胞の重積性集塊を認める．一部には核偏在性の細胞や腺腔を形成するような配列も認める．
鑑別診断：核クロマチンが細顆粒状に増量していること，核偏在性，淡明な細胞質を有すること，重積性の集塊を形成することなどから，腺系の異型細胞集塊であると認識することが重要である．それによって，高度異形成や上皮内癌といった扁平上皮系の異常は除外できる．この集塊は異型が比較的弱いことから，類内膜癌（G3）は比較的容易に鑑別できるが，類内膜癌（G1）とは若干鑑別が難しい．問題にある集塊は，胞体が淡明で豊富なこと，核偏在傾向が認識できることから子宮頸管腺由来であると考えられ，類内膜癌（G1）と鑑別でき，通常型内頸部腺癌が選択される．免疫組織化学的には，p16^{INK4a}が陽性である．

問27	年齢91歳，女性　　月経：50歳閉経　6妊5産
	主訴または臨床症状——不正出血　　　　　　採取部位——子宮腟部
	採取方法，染色法——綿棒，Pap. 染色　　　倍　率——左40倍，右40倍

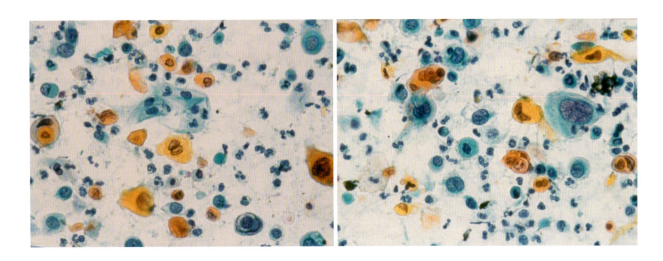

①トリコモナス感染：NILM　②ヘルペスウイルス感染：NILM
③ヒトパピローマウイルス（HPV）感染：LSIL　④高度異形成：HSIL　⑤角化型扁平上皮癌：SCC

問28	年齢33歳，女性　　月経：不整　0妊0産
	主訴または臨床症状——不正出血，肥満・糖尿病合併　　採取部位——子宮体部
	採取方法，染色法——エンドサーチ，Pap. 染色　　　倍　率——左20倍，右40倍

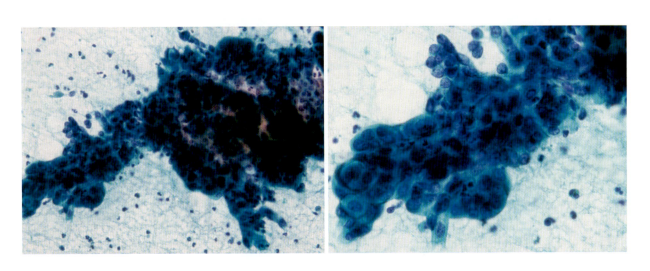

①増殖期子宮内膜細胞　②子宮内膜増殖症　③類内膜癌（G1）　④類内膜癌（G3）　⑤癌肉腫

| 問27 | 解答⑤　角化型扁平上皮癌：SCC |

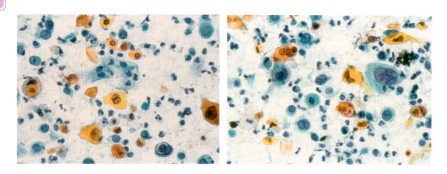

病　　態：閉経後の高齢者では，まず悪性腫瘍を鑑別の第一に挙げる必要がある．その意味では，感染症や上皮内病変は頻度が低いことを認識すべきと考えられる．
左　　図：壊死性の背景で，好中球が散見される．その中にオレンジG好性の核異常細胞やライトグリーン好性の核異常細胞が散見される．2核の細胞や細胞貪食像を呈するものもある．
右　　図：核腫大，核形不整，核クロマチン増量，粗なクロマチンを有するオレンジG好性やライトグリーン好性の大型異型細胞を多数認める．紡錘形細胞や細胞貪食像を示す細胞も散見される．
鑑別診断：壊死性，炎症性背景である．炎症性疾患も鑑別に挙がるが，トリコモナスは，図には原虫に相当する虫体が認められないこと，図に出現する細胞に核異型が強いことから，トリコモナス腟炎に伴う炎症性変化とは考えられず鑑別可能である．ヘルペスウイルス感染細胞は核内封入体を有する細胞や，すりガラス状の多核細胞といった形態を呈する．図にはこのような核を有する細胞はなく，さらに核異型も伴うため，ヘルペスウイルス感染細胞とは鑑別できる．ヒトパピローマウイルス感染細胞には軽度の核異型やコイロサイトが認められる．図にある高度な核異型は認められないため，鑑別できる．高度異形成では，傍基底細胞型の異型細胞は認められるが，壊死性背景は認められず，図にあるような高度な細胞異型は伴わない．細胞の多彩性，核異型の強さ，角化異常細胞の出現などから，角化型扁平上皮癌を選択する．子宮頸部扁平上皮癌の大半は，ヒトパピローマウイルスと関連する．

| 問28 | 解答③　類内膜癌（G1） |

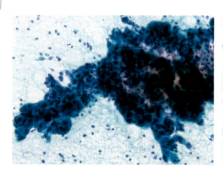 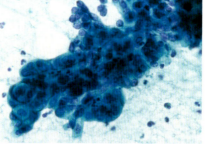

病　　態：閉経前の性成熟期女性の子宮内膜細胞診検体であり，閉経後より悪性腫瘍の頻度は少ないが，子宮体癌のリスク因子を有する患者であるため，解答にある選択肢ははじめからは除外できない．
左　　図：壊死性，出血性背景に不規則重積性の上皮細胞集塊を認める．不規則な分岐を伴い，間質細胞が明らかではない．集塊の結合は比較的強い．
右　　図：核腫大，核クロマチンの軽度増加を伴う大型細胞の重積性集塊を認める．核形不整や核の配列不整が目立ち，集塊の辺縁には核の飛び出しや，辺縁から遊離する細胞も認められる．好中球浸潤が散見される．
鑑別診断：年齢的には増殖期内膜細胞をもっとも鑑別すべきだが，腺上皮細胞の筒状集塊や間質細胞の集塊が認められない．子宮内膜増殖症では，不規則に分岐する腺管とその集塊の周囲に間質細胞の付着が認められるが（Diagnostic Cytopathology 3rd ed, Churchill Livingstone Elsevier, 2010, 689-720），図にみられる集塊はさらに辺縁が不整で，間質細胞の付着も認められない．類内膜癌（G3）では，核異型が強く，集塊からの細胞の遊離所見も強い．図には結合が比較的強い集塊が認められるため，類内膜癌（G3）は除外される．癌肉腫は高齢者に多い．上皮性悪性腫瘍の成分とともに肉腫様細胞が散在性に認められる．比較的結合の強い異型上皮細胞集塊の周囲には間葉系異型細胞は認められない．これらより，正解は類内膜癌（G1）となる．

問29

年齢：78歳，女性　　月経：49歳閉経　5妊3産
主訴または臨床症状――外陰潰瘍　　採取部位――外陰
採取方法，染色法――サイトピック，Pap. 染色　　倍率――左20倍，右40倍

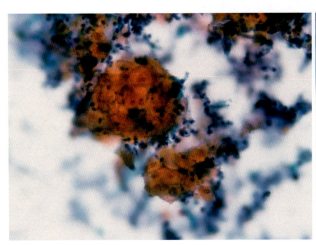
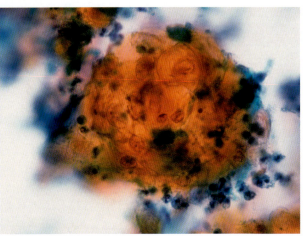

①ヘルペスウイルス感染　②ヒトパピローマウイルス（HPV）感染　③扁平上皮癌
④悪性リンパ腫　⑤悪性黒色腫

問30

年齢：41歳，女性　　月経：不整　3妊2産
主訴または臨床症状――胃部不快感　　採取部位――卵巣腫瘍
採取方法，染色法――捺印，Pap. 染色　　倍率――左40倍，右100倍

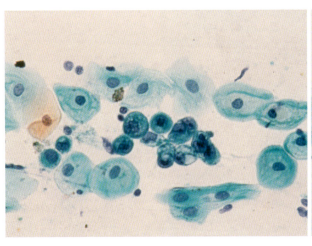
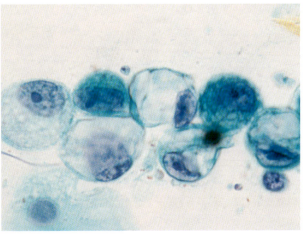

①カルチノイド腫瘍　②類内膜癌　③明細胞癌　④高異型度漿液性癌　⑤Krukenberg腫瘍（転移性卵巣癌）

問29 解答③ 扁平上皮癌

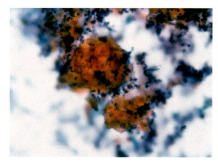
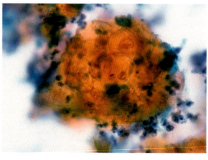

病　　態：高齢者の外陰潰瘍である．悪性腫瘍を鑑別の第一に考えるが，免疫力低下に伴う日和見感染も考慮する必要がある．
左　　図：やや乾燥した標本である．オレンジ G 好性の大型多角形細胞が重積性集塊を形成する．集塊の周囲には好中球も認められる．
右　　図：拡大像では，オレンジ G 好性の大型多角形細胞に核腫大，核形不整を伴う核が認められ，一部には核小体もみられる．
鑑別診断：ヘルペスウイルス感染は，セクシュアルアクティビティが高い比較的若い女性に多い疾患である．形態的には，すりガラス様の核を有する多核細胞や核内封入体を有する細胞を認めるが，スライドにある細胞集塊にはこれらは認められない．ヒトパピローマウイルス（HPV）感染も比較的若い女性に多い．コイロサイトを伴い，散在性に出現する．悪性リンパ腫では，N/C 比の大きな類円形異型細胞がびまん性に出現する．角化細胞は悪性リンパ腫の細胞像ではない．悪性黒色腫は外陰では扁平上皮癌に次いで多く認められるが，異型の強い大型細胞にメラニン顆粒を有することが多い（Diagnostic Cytopathology 3rd ed, Churchill Livingstone Elsevier, 2010, 667-687）．扁平上皮癌は，外陰の悪性腫瘍ではもっとも頻度が多い（解明病理学，第 2 版，医歯薬出版，2013，493-522）．角化を伴うものでは，オレンジ G 好性の大型異型細胞が出現する．集塊を形成することも多く，本問題では扁平上皮癌が選択される．

問30 解答⑤ Krukenberg 腫瘍（転移性卵巣癌）

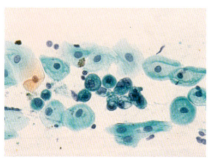
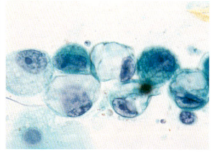

病　　態：40 歳代の女性の卵巣腫瘍からの捺印細胞診の問題である．選択肢から悪性腫瘍の鑑別が問題となるが，主訴に胃部不快感とあるのがヒントとなる．
左　　図：画像の中央に N/C 比の大きい類円形大型細胞の集簇を認める．孤立性に出現し，核偏在性の細胞が多い．
右　　図：これらの異型細胞には核小体明瞭な腫大した核を認め，核クロマチンは軽度増加している．核偏在性で細胞質内には粘液空胞を有する．
鑑別診断：腺癌の鑑別である．それぞれの細胞学的な特徴をよく把握することが必要である．カルチノイド腫瘍では核偏在性の異型細胞が出現するが，ロゼット様の配列を伴うことがあり，細胞質内に空胞は有しない．類内膜癌では，核偏在性の異型細胞が密度の高い重積性集塊として出現する．明細胞癌では，淡明な胞体を有する大型細胞に核小体明瞭な類円形の核を有する．粘液空胞は有さず，ときに hobnail pattern を伴う．高異型度漿液性癌では，小型異型細胞が乳頭状に出現し，ときに砂粒体を有する．Krukenberg 腫瘍は胃癌からの転移のことが多く，低分化腺癌や印環細胞癌の形態をとる（解明病理学，第 2 版，医歯薬出版，東京，2013，493-522）．本問題のように細胞質内粘液空胞を有する印環細胞が認められる．若年者に起こる胃癌には低分化腺癌が多く（Ann Surg, 1988, 208：593-596），40 歳代の女性に胃部不快感があることから胃癌があったと考えられる．この意味では，卵巣に出現した腺癌細胞は胃癌に由来するものと考えられる．

問31	年齢50歳，女性　　月経：45歳閉経　3妊2産
	主訴または臨床症状――腹痛　　　　　採取部位――卵巣腫瘍
	採取方法，染色法―――捺印，Pap. 染色　倍　率――左20倍，右40倍

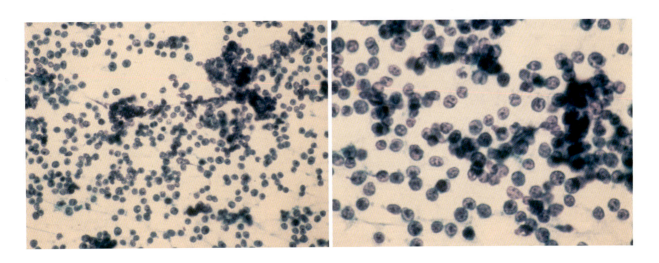

①顆粒膜細胞腫　②漿液性癌　③小細胞癌　④未分化胚細胞腫　⑤悪性リンパ腫

問32	年齢56歳，女性　　月経：50歳閉経　2妊1産
	主訴または臨床症状――下腹部腫瘤　　採取部位――卵巣腫瘍
	採取方法，染色法―――捺印，Pap. 染色　倍　率――左40倍，右100倍

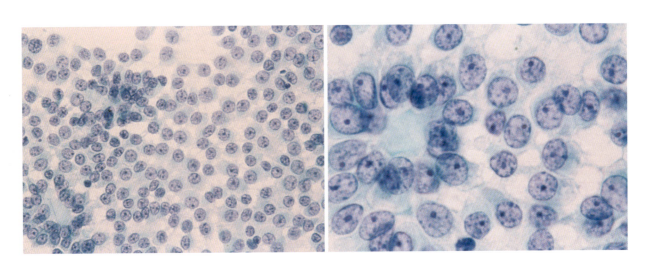

①粘液性嚢胞腺腫　②顆粒膜細胞腫　③粘液性癌　④未分化胚細胞腫　⑤悪性リンパ腫

| 問31 | 解答⑤　悪性リンパ腫 |

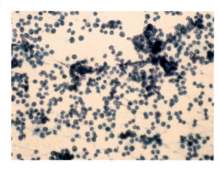 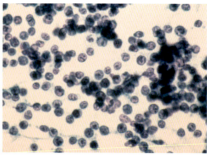

病　　態：50歳，腹痛が主訴の卵巣捺印標本である．疾患として腫瘍性病変が考えられる．年齢から考えて20〜30歳代に多い卵巣嚢腫のような良性腫瘍は考えにくく，境界あるいは悪性腫瘍を鑑別することになる．悪性であれば選択肢から未分化胚細胞腫，顆粒膜細胞腫，漿液性癌，悪性リンパ腫，小細胞癌が挙げられる．

左　　図：背景は核線など壊死所見がみられる．細胞量が多くモノトーナスなパターンで出現している．細胞は結合性がなく，リンパ球などの非上皮系腫瘍が考えられる．

右　　図：細胞の胞体は小さくN/C比大きい．核形不整，核のくびれ，切れ込みなどがみられる．クロマチンは細顆粒状に不均等に増量している．核小体もみられる．左右所見を合わせ，悪性リンパ腫を疑う．

鑑別診断：未分化胚細胞腫では正常リンパ球との二相性パターン（two cell pattern）．顆粒膜細胞腫ではCall-exner bodyやコーヒー豆所見．漿液性癌では乳頭状集塊の所見や石灰化小体．小細胞癌ではインディアンファイルやロゼット状の細胞集塊．細胞に結合性がみられないことから上皮性病変が否定でき，選択肢より悪性リンパ腫を疑う．

| 問32 | 解答②　顆粒膜細胞腫 |

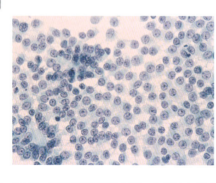 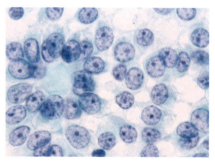

病　　態：56歳，下腹部腫瘤が主訴の卵巣捺印標本である．疾患として腫瘍性病変が考えられる．選択肢より，良性なら腺腫，悪性なら未分化胚細胞腫，顆粒膜細胞腫，漿液性または粘液性癌，悪性リンパ腫などを考える．

左　　図：孤立散在性またはロゼット様配列の細胞集塊が出現している．

右　　図：ライトグリーンに染まる無構造物質の周りにロゼット様配列の細胞が取り囲んでいる．いわゆるCall-exner bodyがみられる．胞体はやや小さくN/C比大きい．核形は不整で，コーヒー豆所見がみられる．クロマチンは細顆粒状に不均等に増量している．核小体もみられる．左右所見を合わせ，顆粒膜細胞腫を疑う．

鑑別診断：粘液性嚢胞腺腫では結合性の強い腺細胞集塊．未分化胚細胞腫では正常リンパ球との二相性パターン（two cell pattern）．粘液性癌では不規則に重積する腺系細胞集塊．悪性リンパ腫では結合性のないモノトーナスな細胞所見，核にくびれ，切れ込みがみられる．顆粒膜細胞腫に特徴的なCall-exner bodyが石灰化小体や硝子様小体と鑑別が必要な場合がある．石灰化小体は漿液性癌にみられることがあるが，特徴は形がしっかりしていて層状構造がみられることである．硝子様小体は卵黄嚢腫瘍（ヨークサック腫瘍）にみられることがあるが，無構造小型で好酸性，PAS陽性，消化試験抵抗性であることが特徴である．

問33

年齢78歳，女性　　月経：52歳閉経　4妊2産
主訴または臨床症状――下腹部膨満感　　　　採取部位――卵巣腫瘍
採取方法，染色法――捺印，Pap. 染色　　　　倍　率――左40倍，右100倍

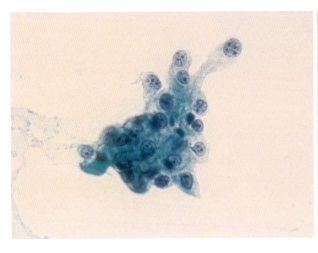
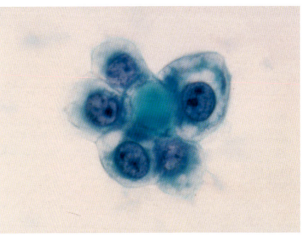

①粘液性嚢胞腺腫　②顆粒膜細胞腫　③未分化胚細胞腫　④漿液性癌　⑤明細胞癌

問34

年齢61歳，女性　　月経：50歳閉経
主訴または臨床症状――1年前に子宮頸癌治療　　採取部位――子宮頸部
採取方法，染色法――木製スパーテル，Pap. 染色　倍　率――左20倍，右40倍

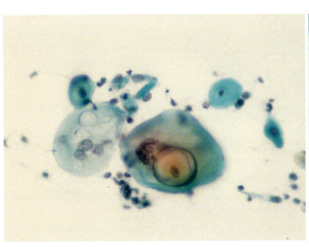
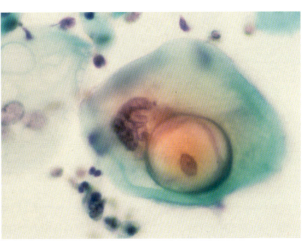

①クラミジア感染：NILM　②扁平上皮化生細胞：NILM　③良性細胞の放射線変化：NILM
④軽度異形成：LSIL　⑤悪性細胞の放射線変化：SCC

問33　解答⑤　明細胞癌

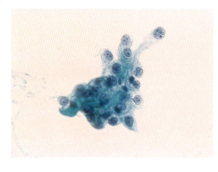
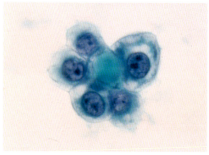

病　　態：下腹部膨満感が主訴の78歳女性，卵巣腫瘍割面の捺印標本．
左　　図：比較的豊富な細胞質を有し，核腫大を伴い異型細胞がシート状に出現している．
右　　図：核は円形ないし類円形でN/C比小さい．クロマチン増量は著明ではないが，明瞭な核小体を認めるので明細胞癌を疑う．
鑑別診断：写真は腫瘍細胞で，核が上方向に突出する所見がみられるので，粘液性嚢胞腺腫のような結合性の強い良性疾患は否定できる．未分化胚細胞腫は，正常リンパ球との二相性（two cell pattern）がみられる．顆粒膜細胞腫では細胞が孤立散在性に出現し，核所見としてコーヒー豆様の核溝が特徴的である．漿液性癌は乳頭状集塊で出現し，核形不整が顕著である．ときに集塊のなかに砂粒小体を認める．明細胞癌は豊富な細胞質にグリコーゲンを有し，PAS反応強陽性である．hobnail patternという，核が腺腔内に突出する組織像が特徴的である．

問34　解答③　良性細胞の放射線変化：NILM

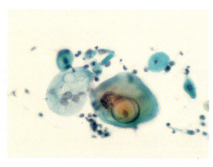
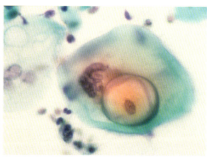

病　　態：61歳，女性，1年前に子宮頸癌治療．
左　　図：病態より放射線変化など治療後にみられる細胞像が考えられる．放射線照射による変化は，細胞質，核ともに腫大するのが通常で，正常細胞の数倍の大きさに達することがある．まず目につく所見としては，細胞全体が大きくなっていることである．細胞の大型化に伴い，細胞質内の大小の空胞および染色性の異常（two-tone colors）があり，放射線変化の特徴を示している．このほか放射線変化の特徴には，核の変化として，多核形成，核融解，核小体の腫大などがあり，また，細胞の変化としては奇怪細胞の出現，貪食作用，融解などが認められる．
右　　図：細胞質内に大きな空胞を認めるが，封入体のような所見は認められない．N/C比が小さいことから良性細胞の放射線変化を考える．
鑑別診断：クラミジア感染細胞は変性空胞ではなく星雲状封入体がみられる．扁平上皮化生細胞や，軽度異形成では細胞全体が大きくなることはない．また，扁平上皮化生と似た所見として，放射線変化では修復細胞が出現することもあるが，本症例ではみられない．本症例では核は軽度に腫大しているが，N/C比小さく，クロマチンの増量を認めず，異型細胞や悪性細胞は否定できる．

問35	年齢50歳，女性　　月経：48歳閉経	
	主訴または臨床症状――卵巣腫瘍	採取部位――卵巣腫瘍
	採取方法，染色法――捺印，Pap. 染色	倍　率――左20倍，右40倍

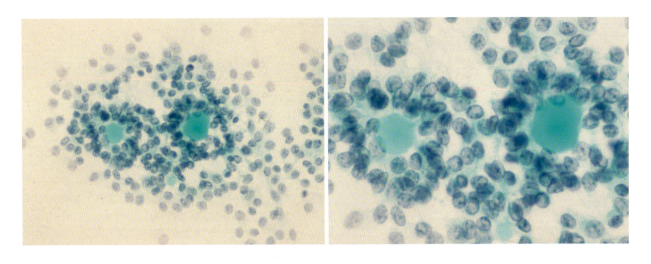

①ブレンナー腫瘍　②顆粒膜細胞腫　③莢膜細胞腫　④明細胞癌　⑤粘液性癌

問36	年齢51歳，女性　　月経：整	
	主訴または臨床症状――検診	採取部位――子宮頸部
	採取方法，染色法――サイトピック，Pap. 染色	倍　率――左20倍，右40倍

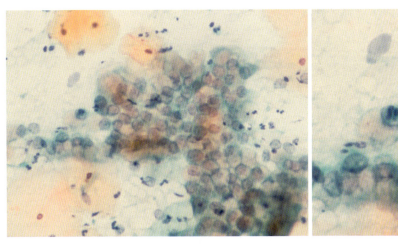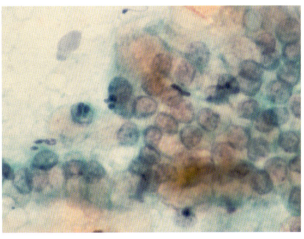

①正常頸管腺細胞：NILM　②修復細胞：NILM　③上皮内腺癌：AIS
④類内膜癌（G1）：Adenocarcinoma　⑤類内膜癌（G3）：Adenocarcinoma

問35 解答② 顆粒膜細胞腫

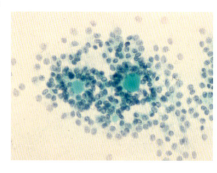 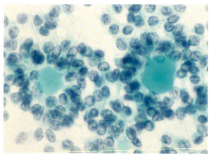

病　　態：50歳，卵巣腫瘍捺印標本．卵巣腫瘍の良性，境界，悪性を鑑別することになる．
左　　図：裸核状細胞が緩い結合で出現している．ロゼット様または腺腔様構造を示唆する所見を認める．
右　　図：ロゼット様配列の細胞集塊に無構造物質がみられ，いわゆる Call-exner body がみられる．核溝をもち，コーヒー豆様の形態をとっている．以上から顆粒膜細胞腫を疑う．
鑑別診断：ブレンナー腫瘍では，顆粒膜細胞腫同様コーヒー豆様の核溝をみることがあるが，細胞集塊は尿路上皮癌様の形状を呈し，背景には壊死物質や石灰化小体を認める．莢膜細胞腫は細胞質内に脂肪滴が存在し，肉眼的に黄色調を呈する．明細胞癌は豊富な細胞質にグリコーゲンを有し，hobnail cell がみられる．粘液性癌は頸部腺類似細胞がみられる．

問36 解答① 正常頸管腺細胞：NILM

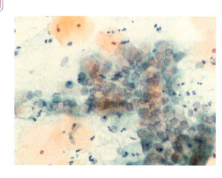 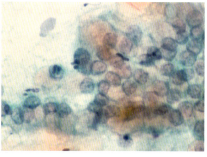

病　　態：51歳，集団検診．
左　　図：表層系扁平上皮細胞とともに柵状細胞集塊がみられる．
右　　図：細胞は円柱状で核は偏在している．細胞には粘液が豊富にみられ，黄橙色を呈している．核は均一の大きさで，好中球と比較しても大きさは変わらない．核形は整で辺縁はスムーズ，クロマチンの増量はみられない．正常頸管腺細胞：NILM を考える．
鑑別診断：修復細胞（NILM）は結合性強く厚い胞体の細胞集塊がみられ，核小体が著明である．上皮内腺癌（AIS）では，偏在性の核と胞体に粘液を有し，高円柱状細胞の柵状あるいは毛ばたき状配列を呈する．類内膜癌（G1）：Adenocarcinoma では不規則重積性を示す集塊として出現する．類内膜癌（G3）：Adenocarcinoma は核異型が強く，結合性の弱い集塊として出現する．

問37	年齢53歳，女性　　月経：50歳閉経	
	主訴または臨床症状――不正出血	採取部位――子宮体部
	採取方法，染色法――エンドサイト，Pap. 染色	倍　率――左20倍，右40倍

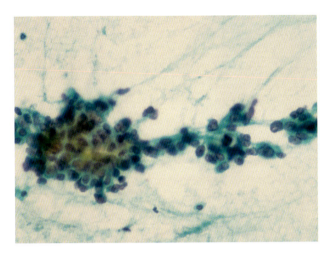 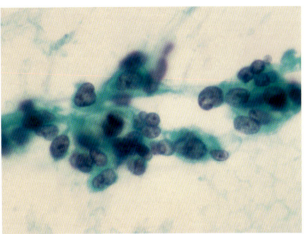

①増殖期子宮内膜細胞　②分泌期子宮内膜細胞　③修復細胞　④子宮内膜異型増殖症　⑤類内膜癌（G3）

問38	年齢44歳，女性　　月経：不整	
	主訴または臨床症状――検診	採取部位――子宮頸部
	採取方法，染色法――木製スパーテル，Pap. 染色	倍　率――左20倍，右40倍

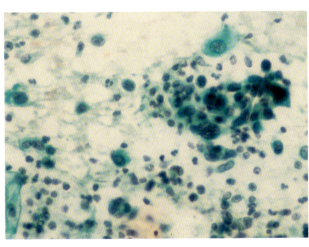 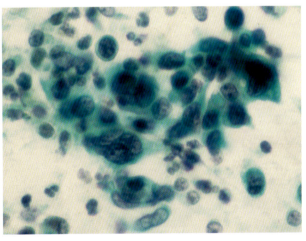

①修復細胞：NILM　②上皮内癌：HSIL　③角化型扁平上皮癌：SCC　④非角化型扁平上皮癌：SCC
⑤通常型内頸部腺癌：Adenocarcinoma

| 問37 | 解答⑤　類内膜癌（G3） |

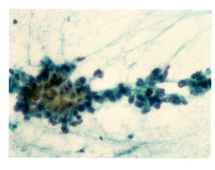
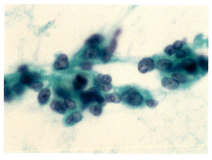

- 病　　態：閉経後の不正出血が主訴であることから，子宮体部腫瘍性病変が考えられる．
- 左　　図：細胞集塊は不規則重積性，配列の乱れ，核の突出像がみられる．
- 右　　図：核のピントが合わないことから，不規則重積性が顕著と考える．細胞の向きが一様でなく，どの細胞も異なる方向性がみられる．細胞異型が強く核小体著明なことから，悪性は明らかで，腺構造がみられないことから類内膜癌（G3）を疑う．
- 鑑別診断：異型の強い細胞像から増殖期子宮内膜細胞，分泌期子宮内膜細胞は否定できる．胞体は狭くN/C比大きい細胞集塊がみられることから修復細胞も否定できる．不規則重積性，配列の乱れがみられる細胞集塊で，細胞異型が強いことから，子宮内膜異型増殖症は否定できる．以上より，類内膜癌（G3）が考えられる．

| 問38 | 解答④　非角化型扁平上皮癌：SCC |

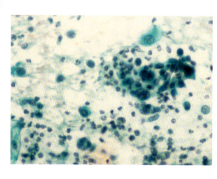
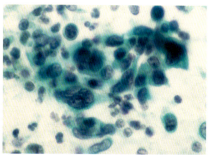

- 病　　態：44歳，集団検診．
- 左　　図：背景は汚く，結合性の弱い細胞集塊がみられる．ライトグリーン好染胞体を有する腫瘍細胞が合胞状に出現している．
- 右　　図：核は類円形で中心性，N/C比は大きく，クロマチンは増量し不均等分布を呈し，著明な核小体を有する．胞体に粘液はみられず多陵形を呈している．非角化型扁平上皮癌を疑う．
- 鑑別診断：修復細胞（NILM）はN/C比小さい細胞集塊が特徴．上皮内癌（HSIL）は背景がきれいで，重積性・極性の乱れは浸潤癌に比し軽度である．角化型扁平上皮癌はオレンジG好染の角化細胞がみられる．通常型内頸部腺癌は，不規則重積性を示す集塊で出現する．核が偏在し胞体に粘液を有する細胞や，高円柱状の細胞が柵状配列を示す．

問39	年齢42歳, 女性　　月経：整
	主訴または臨床症状──帯下　　　　　　　　　採取部位──子宮体部
	採取方法, 染色法──エンドサイト, Pap. 染色　　倍　率──左20倍, 右20倍

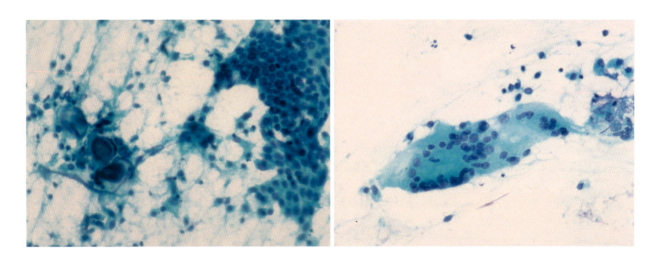

①結核　②IUD装着による細胞変化　③修復細胞　④ジンチチウム型トロホブラスト　⑤類内膜癌

問40	年齢38歳, 女性　　月経：整
	主訴または臨床症状──検診　　　　　　　　　採取部位──子宮頸部
	採取方法, 染色法──サイトブラシ, Pap. 染色　　倍　率──左20倍, 右40倍

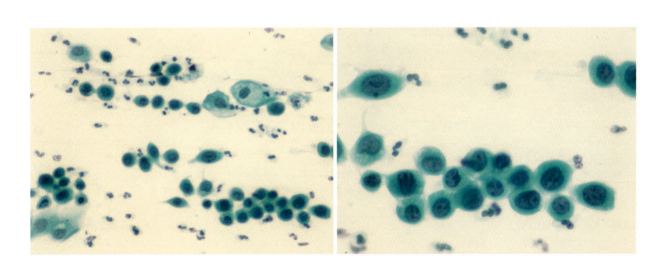

①軽度異形成：LSIL　②中等度異形成：HSIL　③高度異形成：HSIL　④微小浸潤扁平上皮癌：SCC
⑤浸潤性扁平上皮癌：SCC

問39　解答②　IUD装着による細胞変化

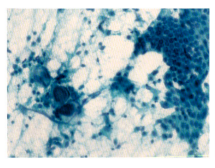
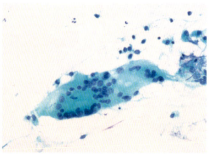

- 病　態：42歳．
- 左　図：炎症性背景のなかに増殖した内膜細胞集塊がみられる．細胞は規則的に配列し，核密度の高い部分がみられるが，核腫大，クロマチン増量などは認められず，良性範囲の変化を考える．左集塊に層状の構造物がみられ，砂粒小体と思われる．
- 右　図：多核巨細胞がみられる．核は辺縁と中心部に位置している．背景右に子宮内避妊器具（IUD）装着者によくみられる短桿菌の集合体がみられ，放線菌感染が疑われる．背景に壊死所見，類上皮細胞，リンパ球がみられないことから結核は否定できる．IUD装着による細胞変化が考えられる．
- 鑑別診断：結核症では壊死，類上皮細胞，リンパ球がみられるのに加え，多核巨細胞の核が馬蹄形や花冠状に配列しラングハンス巨細胞の所見がみられる．修復細胞は胞体が厚く核小体著明の所見がある．ジンチチウム型トロホブラストでは多核細胞について細胞集塊辺縁の胞体が厚く，核が中心に集まる傾向がある．類内膜癌では不規則重積性を示す細胞集塊や結合性の少ない集塊がみられる．

問40　解答③　高度異形成：HSIL

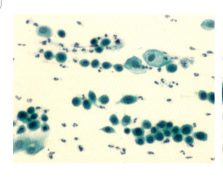
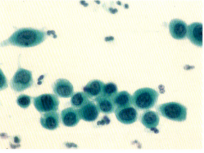

- 病　態：38歳，集団検診．
- 左　図：背景はきれいで敷石状配列を呈する細胞集塊がみられる．
- 右　図：N/C比大きく，核形不整の強い傍基底型核異型細胞がみられる．クロマチンは増量を伴い，細〜粗顆粒状で一部不均等分布を示す．N/C比は60〜70％程度で，核のしわおよび核縁の凸凹や切れ込みを認める．以上より，高度異形成（HSIL）を疑う．
- 鑑別診断：軽度異形成（LSIL）では表層型扁平上皮細胞，中等度異形成（HSIL）では中層型扁平上皮細胞を主体に核異型を伴う．クロマチンは増量し，細顆粒状・びまん性に分布するが，いずれも高度異形成に比較しN/C比は小さい．微小浸潤扁平上皮癌は，背景に壊死所見，細胞質に空胞，核は円形ないし類円形で核縁は緊満感がある．核クロマチンの不均等分布，不均等分布によるクリアゾーンの出現，核小体などが所見としてみられる．核形については高度異形成の方が，核形不整が強く核のしわが目立つ．浸潤性扁平上皮癌（SCC）では背景の汚い，核異型の強い細胞集塊がみられる．高度異形成は組織学的に異形成が上皮表層1/3に及ぶ扁平上皮内病変である．上皮の層形成や極性の乱れは顕著であるが保持されている．ベセスダシステムでは高度異形成は高度扁平上皮内病変（HSIL）としている．

問41　年齢64歳，女性　　月経：52歳閉経
主訴または臨床症状——血性帯下　　　　　採取部位——子宮体部
採取方法，染色法———サイトブラシ，Pap. 染色　　倍　率———左20倍，右40倍

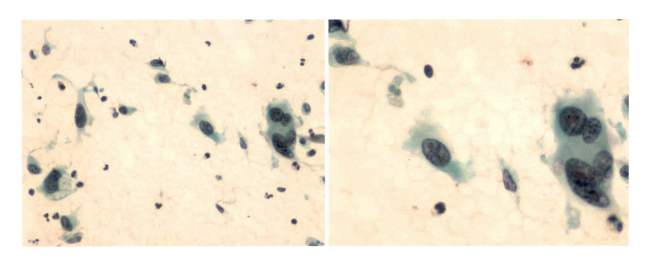

①扁平上皮癌　②類内膜癌　③漿液性癌　④平滑筋肉腫　⑤癌肉腫

問42　年齢43歳，女性　　月経：整
主訴または臨床症状——検診　　　　　　　採取部位——子宮頸部
採取方法，染色法———サイトブラシ，Pap. 染色　　倍　率———左20倍，右40倍

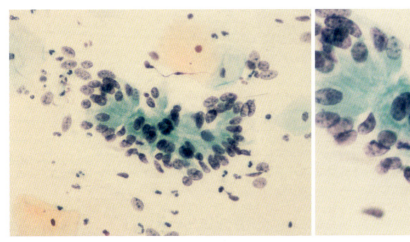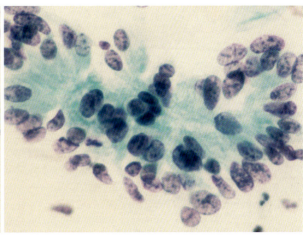

①正常頸管腺細胞：NILM　②修復細胞：NILM　③上皮内腺癌：AIS
④通常型内頸部腺癌：Adenocarcinoma　⑤類内膜癌（G3）：Adenocarcinoma

問41 解答④　平滑筋肉腫

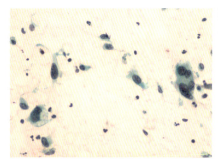 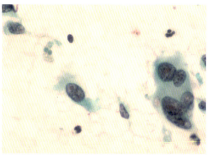

病　　態：子宮平滑筋肉腫は平滑筋への分化を示す悪性間葉性腫瘍で，全子宮悪性腫瘍の約1%であり比較的まれである．細胞密度は非常に高く，核の多形性は高度で，核分裂像は強拡大10視野で15〜30個と非常に多くみられる．

左　　図：孤立散在性で長楕円形ないし紡錘形の細胞が出現している．細胞質はライトグリーンに淡染し菲薄である．核は類円形から長楕円形で，大小不同が認められる．クロマチンは細顆粒状で，核小体も目立つ．

右　　図：強拡大で観察すると，クロマチンは細顆粒状で，核内に比較的均一に充満している．核縁は薄く肥厚は認めない．核小体が明瞭で核の大小不同も著しい．多核化を示す細胞も認められる．細胞質は菲薄で紡錘形を示すものもみられる．細胞形態からは非上皮系由来の細胞が考えられる．

鑑別診断：扁平上皮癌は，ライトグリーン好性の厚い胞体を有した細胞が散在性または合胞状に出現する．クロマチンは増量し不規則に分布する．類内膜癌は，重積や不規則配列を伴う結合性のある集塊で出現する．漿液性癌は，重積の顕著な乳頭状集塊で出現し砂粒小体をしばしば認める．癌肉腫は，癌腫と肉腫の両成分が混在して出現する．以上より，平滑筋肉腫を選択する．

問42 解答③　上皮内腺癌：AIS

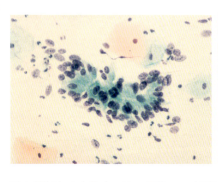 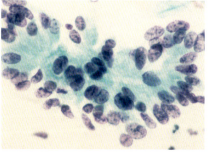

病　　態：子宮頸部上皮内腺癌では，悪性の子宮頸部腺細胞が正常の頸管腺を置換して増殖するが，間質浸潤はない．通常，不正性器出血などの自覚症状はない．

左　　図：きれいな背景のなかに放射状（ロゼット状）配列を示す細胞集塊を確認できる．核偏在傾向があり，軽度であるが核重積傾向もみられる．核はやや大型で楕円形から卵形を示しており，大小不同もみられる．周囲にある扁平上皮中層細胞と比べ，核クロマチンは濃染している．

右　　図：大小不同を伴った楕円形から卵形の核がみられる．核クロマチンは濃染傾向にあるが，均一に分布しており，核縁の肥厚はみられない．核小体は不明瞭である．構成細胞個々の所見差が顕著ではなく，一見すると単調な細胞像にみえ，浸潤性癌を想定することは難しいが，核偏在傾向や極性の乱れから悪性と判定する．

鑑別診断：正常頸管腺細胞は，極性が保たれ均一な細胞でクロマチン濃染は認めない．修復細胞は，平面的で一定方向への流れをもった集塊で出現し，集塊からのほつれが少なく細胞相互の結合はよい．通常型内頸部腺癌は，重積や配列異常，核異型が顕著である．類内膜癌（G3）は腺様配列を示すことが少なくなり結合性の低下がみられ，極性の消失と孤立性細胞が目立つ．以上より，上皮内腺癌（AIS）を選択する．

問43	年齢57歳，女性　　月経：49歳閉経
	主訴または臨床症状——不正出血　　採取部位——子宮体部
	採取方法，染色法——吸引，Pap. 染色　　倍　率——左20倍，右40倍

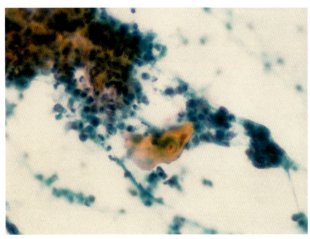 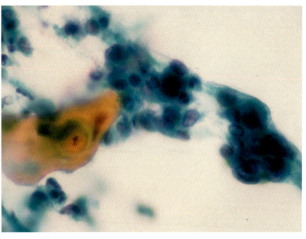

①修復細胞　②扁平上皮癌　③通常型内頸部腺癌　④扁平上皮への分化を伴う類内膜癌　⑤癌肉腫

問44	年齢27歳，女性　　月経：不整
	主訴または臨床症状——左卵巣腫瘤　　採取部位——卵巣腫瘤
	採取方法，染色法——捺印，Pap. 染色　　倍　率——左20倍，右40倍

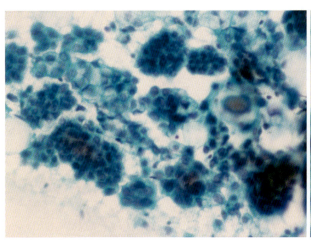 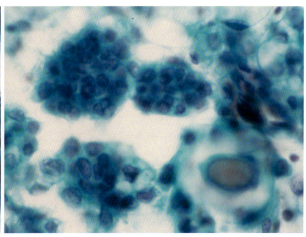

①顆粒膜細胞腫　②未分化胚細胞腫　③漿液性癌　④粘液性癌　⑤明細胞癌

問43　解答④　扁平上皮への分化を伴う類内膜癌

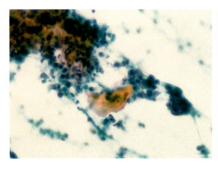 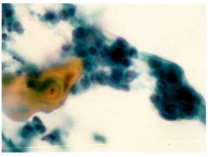

病　　態：子宮体部類内膜癌は正常子宮内膜に類似した形態を示す悪性腫瘍で，最も多い組織型である．さらに扁平上皮への分化を伴うものを扁平上皮への分化を伴う類内膜癌という．類内膜癌と同様に，腺癌成分の組織所見より高分化型（G1），中等度分化型（G2），および低分化型（G3）に分類される．

左　　図：重積を伴う大型細胞集塊が認められる．配列異常や辺縁不整もみられ，集塊辺縁には最外層核の突出がみられる．中央にはオレンジG好染性で扁平上皮への分化を伴う細胞が出現している．細胞質は肥厚しているものの，核腫大傾向は認めない．

右　　図：結合が強く重積異常，配列異常を伴う集塊がみられる．核の大小不同がみられ，クロマチンは不均等分布を示している．核内には明るく抜けたclear zoneが確認でき，核膜の肥厚がみられることから腺系の悪性細胞が考えられる．オレンジG好染性の細胞は扁平上皮への分化を示す細胞と考えられる．細胞質は肥厚しているがN/C比は大きくなく核異型も認められず，悪性とする所見を欠く細胞である．

鑑別診断：修復細胞とは細胞配列や核異型から，扁平上皮癌とは出現集塊の形状や核偏在傾向などから鑑別が可能である．通常型内頸部腺癌とは細胞の丈が低いこと，細胞質が豊富ではなく粘液を伴わないことより，扁平上皮への分化を伴う類内膜癌を選択する．

問44　解答③　漿液性癌

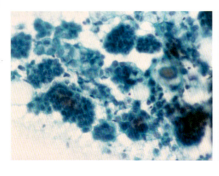 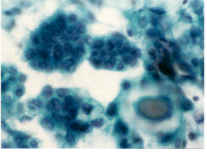

病　　態：卵巣漿液性癌は卵管上皮に類似した細胞からなる卵巣悪性腫瘍である．全悪性卵巣腫瘍の約40％を占める最も多い組織型である．砂粒小体を伴うこともある．

左　　図：比較的小型の細胞が不規則乳頭状集塊で多数認められる．極性の乱れ，核の大小不同，N/C比の増大，クロマチン増量をみる．図の右中央には砂粒小体（psammoma body）がみられる．

右　　図：乳頭状集塊は細胞質の少ないN/C比の大きい類円形細胞で構成され，極性の乱れ，核の大小不同や不整，クロマチン増量がみられる．右下には砂粒小体がみられる．

鑑別診断：粘液性癌は背景に粘液を認め，乳頭状，管状，篩状など様々な集塊で出現する．細胞質内に粘液様物質を認めることもある．明細胞癌はシート状に核腫大を伴う比較的豊富な細胞質を有する細胞が出現する．核は円形ないし類円形で核小体が目立つ．未分化胚細胞腫は淡明で豊富な細胞質を有する細胞が孤立散在性に出現し，背景にはリンパ球をみる二相性（two cell pattern）の出現がみられる．顆粒膜細胞腫は小型裸核状細胞が孤立性から緩い結合の集塊でみられる．核にはコーヒー豆様の長軸方向の溝や小濾胞様構造（Call-exner body）などがみられる．以上より，漿液性癌を選択する．

問45　年齢 55 歳，女性　　　月経：52 歳閉経
主訴または臨床症状──黄色帯下　　　　　　　　採取部位──子宮頸部
採取方法，染色法───木製スパーテル，Pap. 染色　　倍　率───左 20 倍，右 40 倍

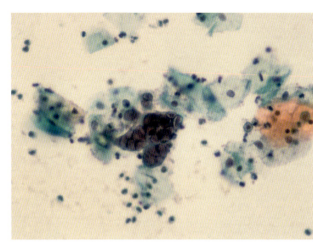
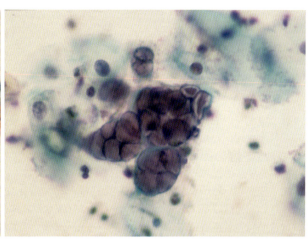

①結核：NILM　②ヘルペスウイルス感染：NILM　③修復細胞：NILM
④扁平上皮癌：SCC　⑤粘液性癌：Adenocarcinoma

問46　年齢 26 歳，女性　　　月経：不整
主訴または臨床症状──右卵巣腫瘍　　　　　　　採取部位──卵巣腫瘍
採取方法，染色法───捺印，Pap. 染色　　　　倍　率───左 40 倍，右 100 倍

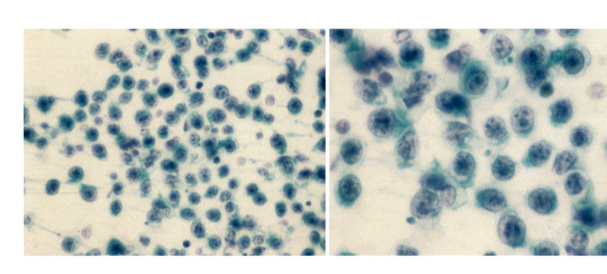

①顆粒膜細胞腫　②成熟奇形腫　③未分化胚細胞腫　④明細胞癌　⑤悪性リンパ腫

問45　解答②　ヘルペスウイルス感染：NILM

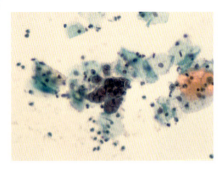 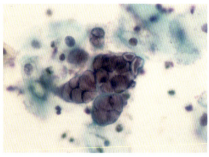

- 病　　態：単純ヘルペスウイルスの感染により，外陰，腟，子宮頸部に水疱や浅くて小さい潰瘍性病変を形成する．疼痛や発熱を伴うことがある．
- 左　　図：炎症性背景のなかに多核を示す細胞がみられる．多核細胞の核は互いに押し合っている．核はクロマチン顆粒が目立たず，核縁の肥厚がみられる．
- 右　　図：腫大した核が多核を示し，互いに圧排（nuclear molding）している．核の構造はすりガラス状（ground glass）を呈し，核縁の肥厚がみられる．核内には好酸性封入体を認める．
- 鑑別診断：結核の基本構築は壊死性背景，リンパ球浸潤，類上皮細胞，類上皮細胞が融合し形成された Langhans 巨細胞の出現である．修復細胞は細胞質が広く，N/C 比の小さい細胞が一定方向への流れを示す．粘液性癌は高円柱状で核は偏在し，細胞質はレース状で淡く微細空胞や粘液を含む．扁平上皮癌はライトグリーン好染色性の細胞質をもち，核の大小不同，核不整，クロマチンの増量がみられる．以上より，ヘルペスウイルス感染：NILM を選択する．

問46　解答③　未分化胚細胞腫

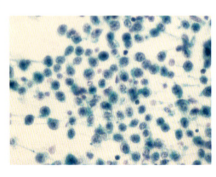 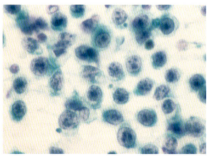

- 病　　態：原始胚細胞に類似した大型の腫瘍細胞からなる悪性胚細胞腫瘍である．精巣に発生するセミノーマと同様の組織像を呈する．
- 左　　図：小型リンパ球を背景に，大型類円形核を有する N/C 比の大きい細胞が多数出現している．細胞相互の接着性はほとんど認められず，孤立散在性に出現している．
- 右　　図：細胞質は淡明〜淡好酸性，核クロマチンは細顆粒状で明瞭な核小体を有する．核縁不整や肥厚は目立たない．背景の小型リンパ球とともに，いわゆる 2 相性パターンの細胞像を示している．
- 鑑別診断：顆粒膜細胞腫は，この年齢であれば多くの場合成人型であり，Call-Exner 小体の形成や核溝が特徴的である．成熟奇形腫では，角化物や異型のない成熟扁平上皮細胞が出現する．明細胞癌は基本的には集塊形成性に腫瘍細胞が出現し，hobnail pattern や間質への硝子様物質の沈着が診断の決め手となる．悪性リンパ腫との鑑別は細胞像のみでは困難と思われるが，卵巣原発悪性リンパ腫はきわめてまれであり，本例ではリンパ腫の既往がないことから否定的となる．

問 47	年齢 38 歳，女性　　月経：整	
	主訴または臨床症状——検診	採取部位——子宮頸部
	採取方法，染色法——綿棒，Pap. 染色	倍　率——左 20 倍，右 40 倍

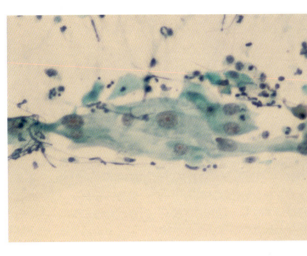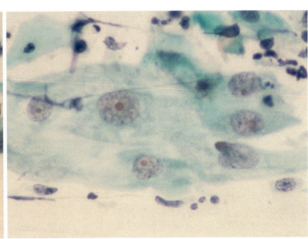

①修復細胞：NILM　②扁平上皮癌：SCC　③通常型内頸部腺癌：Adenocarcinoma
④類内膜癌：Adenocarcinoma　⑤明細胞癌：Adenocarcinoma

問 48	年齢 26 歳，女性　　月経：無月経	
	主訴または臨床症状——血性帯下	採取部位——子宮内容物
	採取方法，染色法——捺印，Pap. 染色	倍　率——左 20 倍，右 40 倍

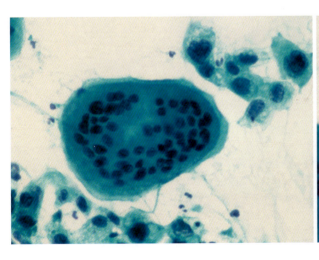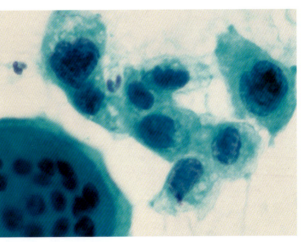

①胞状奇胎　②扁平上皮癌　③類内膜癌　④絨毛癌　⑤癌肉腫

問47 解答① 修復細胞：NILM

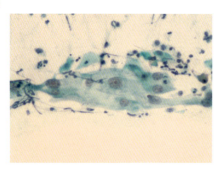 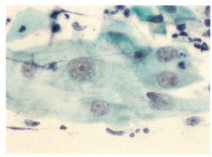

病　　態：修復細胞は，高度の炎症，生検，放射線療法など様々な原因によって組織欠損が起こった部位に，再生・修復が起こる際に出現する．
左　　図：軽度の炎症性背景を伴って，シート状で流れるような配列を有する平面的な細胞集塊が認められる．
右　　図：細胞の N/C 比は小さく，細胞境界は比較的明瞭，細胞質はやや厚みがみられる．核は類円形で，明瞭な核小体を有しているが，核縁は整で肥厚もみられない．各々の核クロマチン分布は比較的均一で，差はみられない．
鑑別診断：選択肢のうち，通常型内頸部腺癌，類内膜癌，明細胞癌はいずれも一般的には壊死・炎症性背景に重積の強い細胞集塊が出現する．核縁肥厚や核クロマチン増量，核形不整など核異型が強いことが多い．扁平上皮癌ではシート状集塊が出現しうるが，背景や N/C 比，核異型などで鑑別可能である．

問48 解答① 胞状奇胎

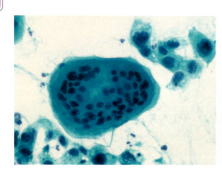 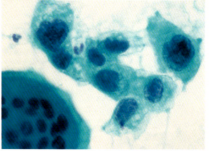

病　　態：絨毛を形成する栄養膜細胞が異常増殖し，水腫様腫大をきたした異型絨毛が形成される．
左　　図：中央に認められる多核巨細胞は，合胞体栄養膜細胞（ジンチチウム型トロホブラスト，syncytiotrophoblast）である．細胞質はライトグリーン好性で濃く染まり，均質感がある．
右　　図：単核あるいは 2 核の細胞性栄養膜細胞（ラングハンス型トロホブラスト，cytotrophoblast）が認められる．核の大小不同や N/C 比の増大がみられ，異形成細胞に類似するがクロマチンは均一である．
鑑別診断：無月経（妊娠の可能性）および栄養膜細胞の出現により，絨毛性疾患が疑われる．胞状奇胎，侵入胞状奇胎，絨毛癌ではいずれも細胞性栄養膜細胞が出現し，しばしば超大型核や核小体の著明な腫大などがみられる．胞状奇胎，侵入胞状奇胎の細胞学的鑑別は不可能であるが，絨毛癌では合胞体栄養膜細胞が出現することはまれである．出現細胞の形態から，扁平上皮癌，類内膜癌，癌肉腫は否定される．癌肉腫では，癌細胞からなる細胞集塊と肉腫成分由来の細胞が混在して出現する．

問49　年齢 75 歳，女性　　月経：47 歳閉経　5 妊 5 産
主訴または臨床症状──血性帯下　　　　　採取部位──子宮頸部
採取方法，染色法──木製スパーテル，Pap. 染色　　倍　率──左 10 倍，右 40 倍

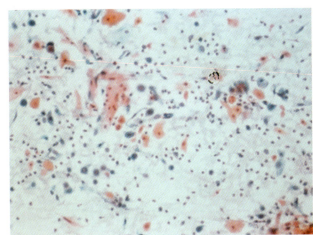
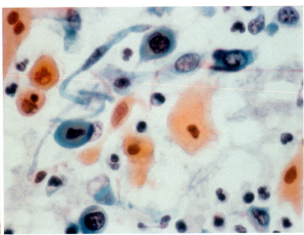

①扁平上皮化生細胞：NILM　②萎縮性腟炎：NILM　③上皮内癌：HSIL　④微小浸潤扁平上皮癌：SCC
⑤角化型扁平上皮癌：SCC

問50　年齢 53 歳，女性　　月経：49 歳閉経　2 妊 1 産
主訴または臨床症状──検診　　　　　　　　採取部位──子宮頸部
採取方法，染色法──木製スパーテル，Pap. 染色　　倍　率──左 20 倍，右 40 倍

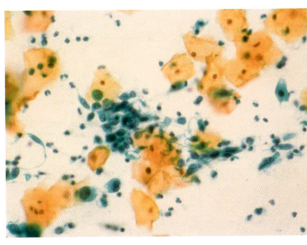
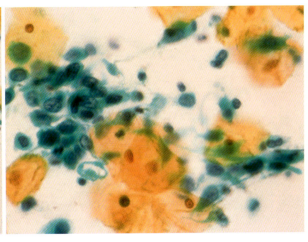

①高度異形成：HSIL　②上皮内癌：HSIL　③角化型扁平上皮癌：SCC　④非角化型扁平上皮癌：SCC
⑤腺扁平上皮癌：Other malig.

問49　解答⑤　角化型扁平上皮癌：SCC

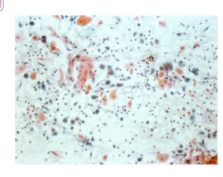 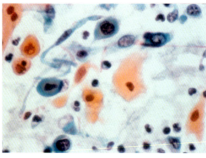

病　　態：重層扁平上皮への分化を示す浸潤癌のうち，微小浸潤扁平上皮癌の範疇をこえるもので，角化真珠などの角化傾向の顕著な扁平上皮癌である．
左　　図：炎症性背景に，種々の形態と染色性を示す多彩な細胞が多数出現している．
右　　図：細胞の形態は様々で，紡錘形，オタマジャクシ様など奇怪な形態や，類円形，多角形などの形態がみられる．核は濃染し核形不整も強い．オレンジG好性の異型角化細胞も多数認められる．
鑑別診断：扁平上皮化生細胞はライトグリーン好性の厚みのある細胞質を有し，核異型を伴わない．萎縮性腟炎では，炎症性背景にオレンジG好性細胞を含む傍基底型細胞が主体に認められるが，核異型は認められない．上皮内癌ではきれいな背景にN/C比の大きい均一な類円形細胞が出現，微小浸潤扁平上皮癌では上皮内癌に比してやや多彩性を増した細胞像がみられるが，本例にみられるほどの多形性や異型性は示さない．

問50　解答④　非角化型扁平上皮癌：SCC

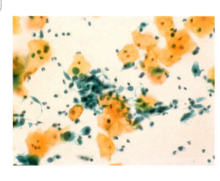 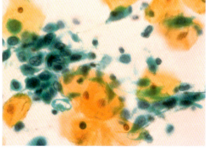

病　　態：重層扁平上皮への分化を示す浸潤癌のうち，微小浸潤扁平上皮癌の範疇をこえるもので，単一細胞角化の出現を認めることはあるが一部にとどまり，かつ角化真珠の形成を欠く．
左　　図：炎症性背景に，N/C比の大きい細胞からなる重積性集塊が認められる．
右　　図：細胞質はライトグリーン好性で厚みがあり，紡錘形や引き伸ばされたような形態を示すものもみられる．核は大型で，核間距離の不整，クロマチン粗造，核縁肥厚，核のしわなどが認められる．
鑑別診断：高度異形成，上皮内癌では腫瘍細胞は類円形均一であり，紡錘形や引き伸ばされたような形態などの多形性はみられない．腺扁平上皮癌では扁平上皮系悪性細胞とともに腺系分化を示す悪性細胞が出現する．本例では腺系分化がうかがわれる像は指摘できず，腺扁平上皮癌は否定的である．同様に角化がみられないことから角化型扁平上皮癌も否定される．非角化型扁平上皮癌は，日常診断ではむしろ腺癌との鑑別が困難なことが比較的経験されるが，集塊の形状，核偏在性，核小体の形態などから鑑別する．

問51　年齢48歳，女性　　月経：不整　2妊2産
主訴または臨床症状──不正出血　　　　　　採取部位──子宮頸部
採取方法，染色法──サイトピック，Pap. 染色　　倍　率──左20倍，右40倍

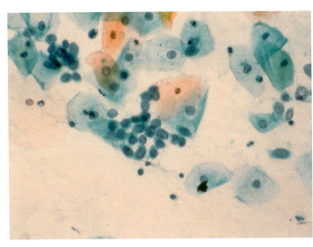
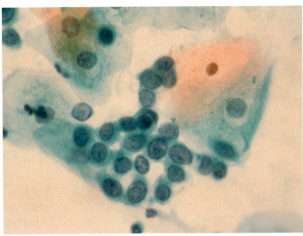

①中等度異形成：HSIL　②高度異形成：HSIL　③上皮内癌：HSIL　④非角化型扁平上皮癌：SCC
⑤類内膜癌：Adenocarcinoma

問52　年齢43歳，女性　　月経：整　2妊2産
主訴または臨床症状──子宮腟部びらん　　　採取部位──子宮腟部
採取方法，染色法──木製スパーテル，Pap. 染色　　倍　率──左20倍，右40倍

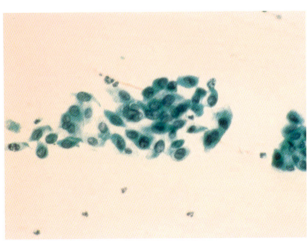
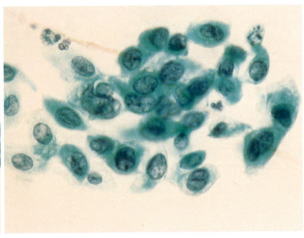

①扁平上皮化生細胞：NILM　②軽度異形成：LSIL　③高度異形成：HSIL　④上皮内癌：HSIL
⑤扁平上皮癌：SCC

| 問51 | 解答③　上皮内癌：HSIL |

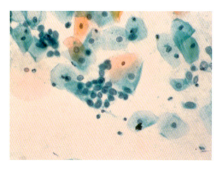 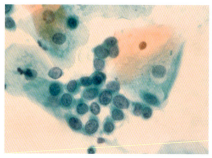

病　　態：不正出血は女性性器出血のうち生理的でないものすべてが該当し，その原因は外傷，炎症，感染症，機能性出血，腫瘍などさまざまである．閉経前の不正出血でもっとも多いのは良性腫瘍（子宮筋腫）であるが，30 歳代を過ぎると悪性腫瘍の頻度が少しずつ上がってくる．特に子宮頸部の腫瘍性病変の場合は，初期症状として性交後の出血が特徴である．
左　　図：背景はきれいで，N/C 比の大きい均一な傍基底型扁平上皮細胞由来の異型細胞を認める．
右　　図：強拡大では，異型細胞の大きさは比較的均一で，細胞質はライトグリーンに淡染性を示す．核形は類円形で緊満感があり，N/C 比は 80％以上を占め，核クロマチンは顆粒状に濃染し比較的均一な分布を示す．
　　　　　以上より，上皮内癌と判定できる．
鑑別診断：中等度異形成は，中層型の異型扁平上皮細胞が主体を占める．高度異形成では傍基底型の異型扁平上皮細胞が主体として出現するが，N/C 比が 60 〜 70％程度で核形不整（皺壁）を特徴とすることから鑑別は可能である．非角化型扁平上皮癌は，細胞質は多稜形でライトグリーンに濃染し，核クロマチンは顆粒状〜粗顆粒状，核の大小不同，不整形の明瞭な核小体を認める．類内膜癌では，背景は出血性・壊死性となり，核偏在する腫瘍細胞が不規則重積性集塊として出現する．核クロマチンは細顆粒状で分布は不均一，核縁の不均等肥厚，核の大小不同，明瞭な丸い核小体を認める．

| 問52 | 解答③　高度異形成：HSIL |

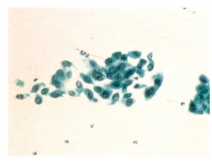 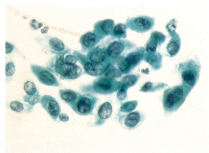

病　　態：びらんには，子宮腟部の扁平上皮細胞が欠損して粘膜下組織がむき出しになっている真性びらんと，子宮頸部の円柱上皮が子宮口より外側に外反して，薄い円柱上皮の下の毛細血管がきわだつために赤くびらんのようにみえる仮性びらんの 2 種類がある．一般的に子宮腟部びらんとは仮性びらんのことで，閉経前の女性で多くみられ，生理的なもので病的なものではないが，癌の好発部位であることは認識しておく必要がある．
左　　図：きれいな背景に，核クロマチンが増量した傍基底型扁平上皮細胞由来の異型細胞を認める．
右　　図：強拡大では，異型細胞の N/C 比は 60 〜 70％程度で，核形不整，核縁の切れ込み（皺壁）がみられる．核クロマチンは顆粒状でやや不均等な分布を示す．
　　　　　以上より，高度異形成と判定できる．
鑑別診断：扁平上皮化生細胞は多辺形の細胞質を有し，細胞間橋を模倣するような細胞質突起を特徴とする．核形は類円形で，核クロマチンの増量に乏しく細顆粒状を呈し分布は均一である．軽度異形成は表層型の異型扁平上皮細胞が主体を占める．上皮内癌は，傍基底型の異型扁平上皮細胞が主体となるが，N/C 比が 80％以上を占め，核形は類円形で，核に緊満感を認める．扁平上皮癌は，壊死性背景を呈し，細胞質は多稜形でライトグリーンに濃染する．核クロマチンは顆粒状〜粗顆粒状で増量し多彩な染色性を示し，核の大小不同，不整形の明瞭な核小体が目立つことがある．

問53	年齢65歳，女性　　月経：49歳閉経　2妊1産
	主訴または臨床症状――不正出血　　　採取部位――子宮腔部
	採取方法，染色法――木製スパーテル，Pap. 染色　　倍率――左20倍，右60倍

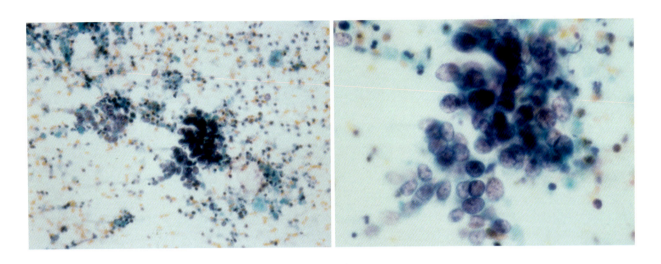

①リンパ球の集簇：NILM　②上皮内癌：HSIL　③非角化型扁平上皮癌：SCC
④高分化型腺癌：Adenocarcinoma　⑤カルチノイド腫瘍：Other malig.

問54	年齢28歳，女性　　月経：整　2妊1産
	主訴または臨床症状――腹部膨満感　　　採取部位――卵巣腫瘍
	採取方法，染色法――手術材料捺印，Pap. 染色　　倍率――左40倍，右40倍

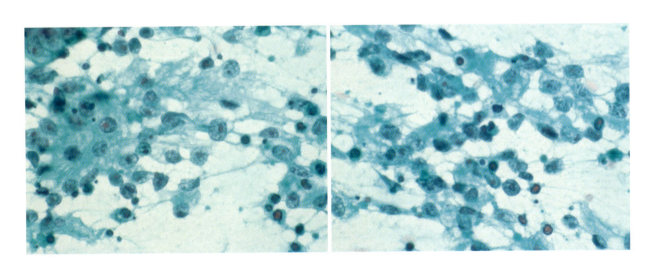

①漿液性嚢胞腺腫　②漿液性癌　③未分化胚細胞腫　④卵黄嚢腫瘍　⑤悪性リンパ腫

問53　解答③　非角化型扁平上皮癌：SCC

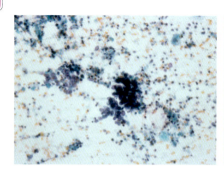 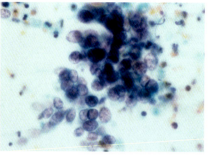

病　　態：不正出血は女性性器出血のうち生理的でないものすべてが該当し，その原因は外傷，炎症，感染症，機能性出血，腫瘍などさまざまである．閉経以降は悪性腫瘍や萎縮性腟炎，更年期出血（機能性出血）が原因となることが多い．

左　　図：汚い背景（出血性・壊死性背景）に，N/C 比が大きく，核クロマチン増量する異型細胞が散在性～平面的～重積性集塊としてみられる．

右　　図：N/C 比がきわめて大きく，細胞質は不明瞭である．核クロマチンは顆粒状で増量し，細胞個々で染色性が異なる．明瞭な小型核小体を認める．オレンジ G やライトグリーンに好染する角化傾向を示す異型細胞はみられないが，高分化型腺癌を示唆する棚状配列や腺腔構造など明らかな構造異型は認められないことより，非角化型扁平上皮癌と判定できる．

鑑別診断：リンパ球の集簇は，細胞が大型で結合性を認めることより鑑別ができる．上皮内癌は背景がきれいであるが，壊死性背景であること，核クロマチンの染色性が細胞個々で異なり多彩であることより鑑別ができる．カルチノイド腫瘍も背景に壊死を認めること，核クロマチンがカルチノイド腫瘍に特徴的な粗大顆粒状（いわゆる salt and pepper）ではないことより鑑別可能である．子宮頸部に発生する高分化腺癌の場合は，腫瘍細胞は高円柱状で棚状配列や花冠状配列を呈し，丸い明瞭な核小体を認める．

問54　解答③　未分化胚細胞腫

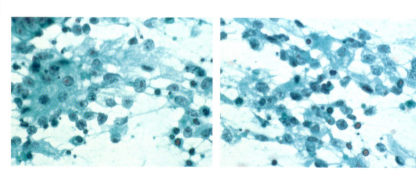

病　　態：腹部膨満感とはお腹が張った感じのことで，女性の場合は卵巣腫瘍の重要な症状の一つである．卵巣腫瘍は幼・若年者から老年女性まであらゆる年齢層に発生するが，年齢により発生する腫瘍に大きな違いが認められる．10～30歳代では胚細胞腫瘍が好発する．

左　　図：リンパ球と胚細胞に類似した大型の腫瘍細胞が認められ，two cell pattern を示す．腫瘍細胞の細胞質は広くグリコーゲンを豊富に含むため染色性は淡明である．丸い明瞭な核小体を1～2個認める．

右　　図：細胞質辺縁が明瞭ではないが，明瞭な核小体を有する大型細胞と小型リンパ球の two cell pattern を認め，未分化胚細胞腫と判定できる．

鑑別診断：漿液性嚢胞腺腫は，立方～円柱状細胞からなる単層のシート状集塊として出現する．卵管化生を意味する線毛円柱上皮細胞も認められる．漿液性癌は，壊死性背景に様々な乳頭状集塊として出現する．腫瘍細胞の N/C 比は大きく，核の大小が目立つ．卵黄嚢腫瘍は，多彩な細胞像を呈するが，細胞質の内外にライトグリーンやオレンジ G に染まる好酸性硝子球（eosinophilic hyaline globule）を認める．悪性リンパ腫は，核小体腫大，核形不整，核クロマチン粗顆粒状を呈する異型リンパ球がモノトーンに出現するので鑑別は可能である．

問55	年齢65歳，女性　　　月経：45歳閉経　3妊0産
	主訴または臨床症状――性器出血　　　採取部位――子宮内膜
	採取方法，染色法――エンドサーチ，Pap. 染色　　倍　率――左20倍，右40倍

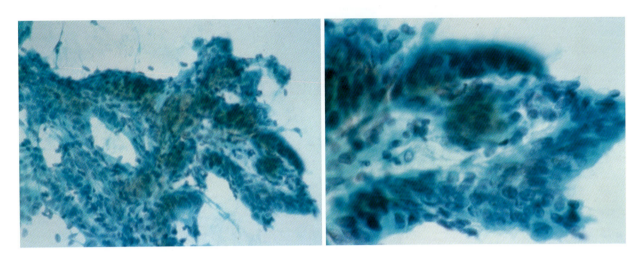

①分泌期子宮内膜細胞　②子宮内膜増殖症　③類内膜癌（G1）　④類内膜癌（G3）　⑤転移性腺癌

問56	年齢63歳，女性　　　月経：49歳閉経　3妊0産
	主訴または臨床症状――閉経後出血　　　採取部位――子宮内膜
	採取方法，染色法――エンドサーチ，Pap. 染色　　倍　率――左10倍，右40倍

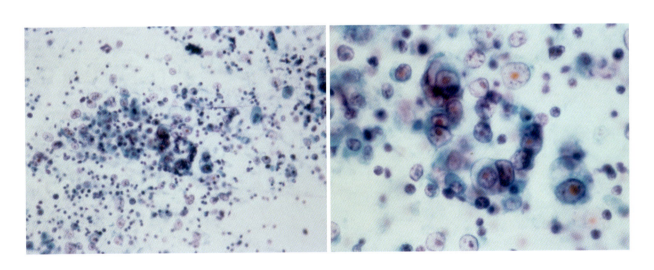

①増殖期子宮内膜細胞　②子宮内膜増殖症　③通常型内頸部腺癌　④類内膜癌（G1）　⑤類内膜癌（G3）

問55　解答③　類内膜癌（G1）

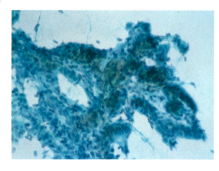 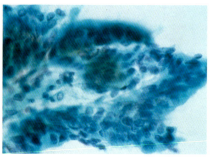

病　　態：不正出血は女性性器出血のうち生理的でないものすべてが該当し，その原因は外傷，炎症，感染症，機能性出血，腫瘍などさまざまである．閉経以降は悪性腫瘍や萎縮性腟炎，更年期出血（機能性出血）が原因となることが多い．子宮体癌の罹患率は，40歳代後半から増加し，50歳代から60歳代にピークを迎える．近年，子宮体癌は年齢に関係なく増加傾向にある．閉経年齢が遅い，出産歴がない，肥満，エストロゲン産生癌などがリスク要因とされている．

左　　図：線維性間質を有する不規則な乳頭状集塊が認められる．細胞の配列は不規則で，辺縁部では細胞のほつれも認められる．

右　　図：強拡大では，N/C比の大きい円柱状腫瘍細胞が重層化を示し，間質に対して垂直に配列し，表面に向かって極性がみられる．乳頭状構造が示唆される所見である．核所見は，核形不整，核縁の不均等肥厚，クロマチンの不均等分布，明瞭な核小体と高分化腺癌の核所見である．
以上より，高分化な腺癌であることが分かり，類内膜癌（G1）と判定できる．

鑑別診断：分泌期子宮内膜細胞は，蜂の巣状構造を特徴とするシート状集塊や管状集塊として出現する．子宮内膜増殖症は腺管の拡張や増生を特徴とし，細胞配列は整っている．類内膜癌（G3）は充実性増殖を特徴とするので，出現細胞は特定の構造を有しない充実性腫瘍細胞集塊や散在性の腫瘍細胞として出現する．細胞異型も強い．転移性腺癌は背景がきれいで，集塊の辺縁が明瞭である．

問56　解答⑤　類内膜癌（G3）

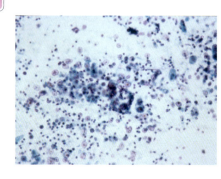 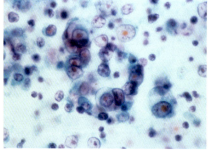

病　　態：不正出血は女性性器出血のうち生理的でないものすべてが該当し，その原因は外傷，炎症，感染症，機能性出血，腫瘍などさまざまである．閉経以降は悪性腫瘍や萎縮性腟炎，更年期出血（機能性出血）が原因となることが多い．子宮体癌でもっとも普通に認められる初期症状は不正出血で，特に閉経後に少量ずつ長く続く出血は注意を要する．

左　　図：背景は汚く，核クロマチン増量した結合性の弱い腫瘍細胞が散在性に多数出現している．

右　　図：腫瘍細胞のN/C比は大きく，クロマチンは細顆粒状，明瞭な大型核小体を認める．核の大小不同も著しく，核異型は強い．背景には裸核状の腫瘍細胞が散在性に認められ，結合性の弱い低分化な癌であることが分かり，類内膜癌（G3）と判定できる．

鑑別診断：増殖期子宮内膜は核密度が高く，結合性の強い管状集塊として出現する．子宮内膜増殖症は腺管の拡張や増生を特徴とする結合性の強い集塊として出現する．通常型内頸部腺癌は高分化から中分化な癌が多く，高円柱状から立方状を呈し柵状配列などが目立つ．類内膜癌（G1）は明瞭な腺管構造を特徴とし，篩状構造や乳頭状構造など構造異型を有する集塊が出現する．細胞異型は弱い．

問57　年齢42歳，女性　　月経：整　2妊1産
主訴または臨床症状──検診　　　　　　　　　　採取部位──子宮頸部
採取方法，染色法──サイトブラシ，Pap. 染色　　倍　率──左20倍，右40倍

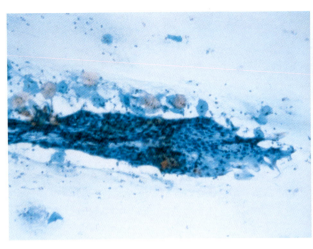
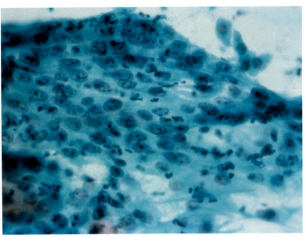

①扁平上皮化生細胞：NILM　②修復細胞：NILM　③リンパ球性（濾胞性）頸管炎：NILM
④扁平上皮癌：SCC　⑤類内膜癌：Adenocarcinoma

問58　年齢25歳，女性　　月経：整　0妊0産
主訴または臨床症状──不妊（内分泌細胞診）　　採取部位──腟壁
採取方法，染色法──綿棒，Pap. 染色　　　　　　倍　率──左20倍，右40倍

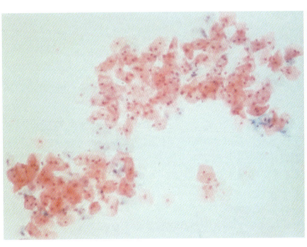
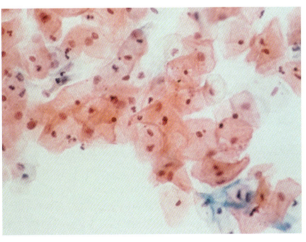

①評価可能　卵胞期初期　②評価可能　卵胞期後期　③評価可能　黄体期後期　④評価可能　妊娠
⑤評価不可能　炎症性変化

問57 解答② 修復細胞：NILM

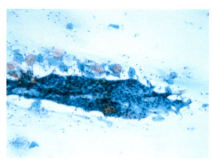 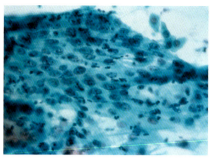

病　　態：扁平上皮化生細胞とは，円柱上皮が扁平上皮細胞に変わることで，通常の生理現象である．修復細胞は何らかの理由で上皮が欠損した時に組織修復に際して出現する細胞のことである．リンパ球性（濾胞性）頸管炎は，萎縮性腟炎が慢性化したものである．

左　　図：背景はきれいで，やや N/C 比の大きい大型シート状集塊を認める．結合性はよく，重積性や構造異型はみられない．

右　　図：流れるような配列を呈しており，重積性はみられず平面的である．細胞質は多辺形でライトグリーンに淡染し，細胞辺縁は不明瞭である．N/C 比はやや大きく，核の大小不同や明瞭な核小体を認める．核小体は不整形で，核クロマチンの増量に乏しい所見より，修復細胞と判定できる．

鑑別診断：扁平上皮化生細胞も多辺形の細胞質を有し，核クロマチンの増量も乏しいが，細胞質はライトグリーンに均一な染色性を示し，細胞間橋を模倣するような細胞質突起を特徴とする．核小体は小型である．リンパ球性（濾胞性）頸管炎は，成熟した小型リンパ球を主体に，未熟な大型リンパ球や組織球が混在する慢性炎症像である．扁平上皮癌は，壊死性背景で，核クロマチンが増量し粗顆粒状を呈する点が鑑別点となる．類内膜癌は，核クロマチンが増量し，明瞭な丸い核小体を有する．細胞は円柱状を呈し，重積性集塊となる．

問58 解答② 評価可能　卵胞期後期

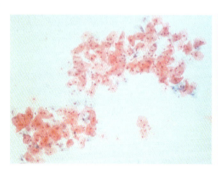 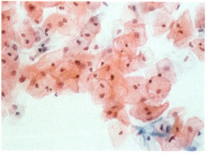

病　　態：腟壁擦過材料によるホルモン細胞診は，エストロゲン，プロゲステロンなどの女性ホルモンの状態を確認するために施行される．腟上皮細胞は主に卵巣由来のホルモンの影響を受ける．したがって，ある意味では卵巣機能の状態を反映しているともいえる．ホルモン細胞診は腟中央部の腟壁を擦過した扁平上皮細胞の分化度で判断する．その成績を示す方法としては，傍基底扁平上皮細胞／中層扁平上皮細胞／表層扁平上皮細胞を分類し，これらを百分率で表す細胞成熟指数（maturation index：MI）などがある．

左　　図：炎症細胞がみられないきれいな背景に，好酸性細胞質を有する表層扁平上皮細胞がほとんどを占めている．ホルモン細胞診を評価するうえで重要なことは，炎症や血液のない標本であることが評価可能につながる．

右　　図：強拡大での細胞像においても炎症や血液はなく，出現している上皮細胞は好酸性の豊富な細胞質，小型の濃縮状核を有する表層扁平上皮細胞が大部分を占めている．以上より，ホルモン細胞診として，評価可能卵胞期後期と判断できる．

鑑別診断：設問中の評価可能例についての鑑別をする．卵胞期初期の場合は，表層扁平上皮細胞が大部分を占めるが，少数の中層・傍基底細胞が混在する．黄体期後期は，排卵が終わりエストロゲン効果の消退に伴いプロゲステロンが働くようになり，塩基性細胞質の表層・中層扁平上皮細胞の割合が増え，白血球が出現してくる．妊娠の場合は，中層扁平上皮細胞が主体で細胞質辺縁は折れ曲がり，核周辺の細胞質にグリコーゲンが蓄積し，黄色調を示す舟状細胞が出現する場合もある．

|問59| 年齢66歳，女性　　月経：50歳閉経　2妊1産
主訴または臨床症状──漿液性帯下　　　　採取部位──子宮頸部
採取方法，染色法──綿棒，Pap. 染色　　倍　率──左10倍，右40倍

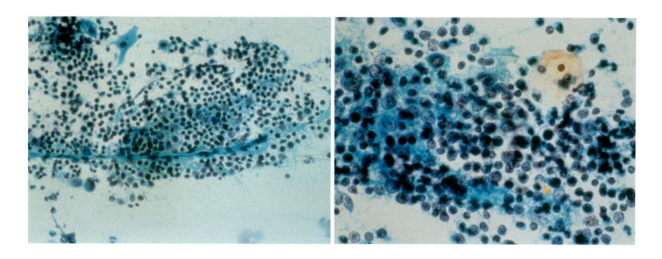

①修復細胞：NILM　②リンパ球性（濾胞性）頸管炎：NILM　③非角化型扁平上皮癌：SCC
④類内膜癌（G3）：Adenocarcinoma　⑤悪性リンパ腫：Other malig.

|問60| 年齢35歳，女性　　月経：整　4妊2産
主訴または臨床症状──白色帯下　　　　採取部位──子宮腟部
採取方法，染色法──綿棒，Pap. 染色　　倍　率──左20倍，右40倍

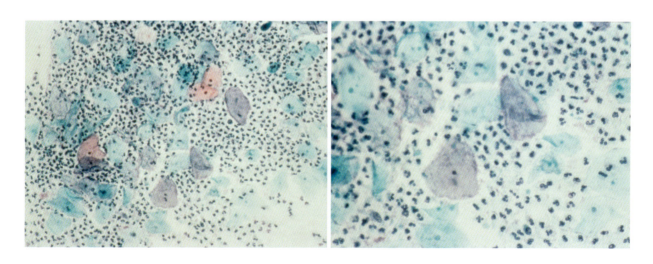

①デーデルライン桿菌の集簇：NILM　②尖圭コンジローマウイルス感染：NILM　③淋菌感染：NILM
④ガードネレラ感染：NILM　⑤放線菌感染：NILM

問59　解答②　リンパ球性（濾胞性）頸管炎：NILM

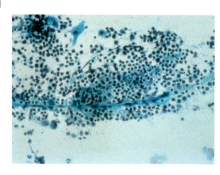
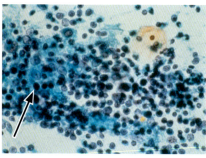

病　　態：閉経後の子宮頸部では，女性ホルモン分泌の低下により扁平上皮は萎縮し粘膜が薄くなり，炎症を起こしやすくなる．主訴の漿液性帯下を考慮すると，炎症や腫瘍など，いずれも考えられる病態である．

左　　図：扁平上皮細胞は少なく，背景には単核の小型細胞が散在性に多くみられる．弱拡大でも結合性がない点などを考慮するとリンパ球と思われる．図中央には線維性間質も認められる．通常，子宮頸部に出現する炎症細胞は好中球が多いが，本例はリンパ球が集簇して出現している．

右　　図：小型リンパ球の割合が多いが，中型や大型の幼若リンパ球も多く混在している．組織球も混在するなど，バラエティーに富んだ細胞像である．いずれの細胞も核クロマチンの不規則性や核形不整，核小体が目立つなどの異型性がみられない．大型リンパ球は濾胞胚中心の幼若リンパ球由来と考えられる．以上の所見より，リンパ球の反応性増殖が考えられる．

鑑別診断：修復細胞は大型の細胞で結合性がみられるので本例とは合致しない．非角化型扁平上皮癌や類内膜癌（G3）のなかには小型細胞で構成される例もあるが，癌細胞は，どこかに上皮性結合を示す集塊がみられる．また，核クロマチンは顆粒状を示す濃染核である．一般的な悪性リンパ腫ではモノトーンな細胞像を呈し，個々の細胞に核クロマチンの不規則性，核形不整や核小体が目立つなどの核異型を伴う．以上より，本例はリンパ球性（濾胞性）頸管炎と考える．

問60　解答④　ガードネレラ感染：NILM

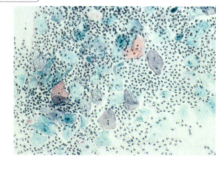
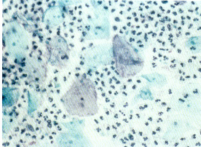
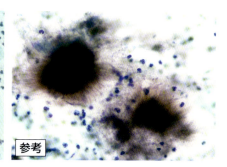

病　　態：35歳，女性，月経整，4妊2産．性周期のある患者であり，主訴の白色帯下は炎症が考えられる．白色帯下を症状とする代表的な感染微生物としては，細菌やカンジダ（真菌）などがある．

左　　図：背景には多くの炎症細胞がみられ，そのなかに表層，中層型扁平上皮が混在する像であり，弱拡大では核の異常は乏しい像であり，炎症であることが示唆される．

中　　図：多数の好中球と扁平上皮細胞がみられ，その背景および細胞質の上には小型の細菌が認められる．通常，腟内における常在細菌は乳酸桿菌（デーデルライン桿菌）であるが，その乳酸桿菌が欠如し，それに代わって種々の球・桿菌がみられることは腟内細菌叢の変化が示唆される．小型の細菌が細胞質を覆う所見はクルーセルと表現され，ガードネレラ感染の特徴的な所見である．

鑑別診断：デーデルライン桿菌は腟の自浄作用を促し分泌後期に多く出現する常在菌であり，ガードネレラよりも大型の桿菌である．尖圭コンジローマウイルス感染はHPV感染であり，それが細胞像で証明されるのは，コイロサイトーシスがみられることである．HPVは核内に存在し，その二次的変化（細胞障害）として核周囲の空胞ができる．淋菌はガードネレラより大型の双球菌であり，とくに白血球中に球菌が寄り添って出現した場合に同定しやすい．放線菌においてはIUDを装着した患者にみられることが多い．その際，細菌の毛玉状集塊（参考）で出現することが特徴的である．

問 61	年齢 35 歳，女性	
	主訴または臨床症状——検診	採取部位——子宮頸部
	採取方法，染色法——綿棒，Pap. 染色	倍　率——左 20 倍，右 60 倍

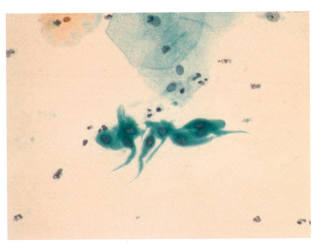 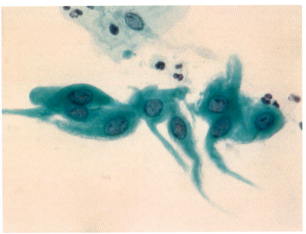

①扁平上皮化生細胞：NILM　②中等度異形成：HSIL　③高度異形成：HSIL　④上皮内癌：HSIL
⑤非角化型扁平上皮癌：SCC

問 62	年齢 51 歳，女性　　月経：整	
	主訴または臨床症状——検診	採取部位——子宮頸部
	採取方法，染色法——サイトピック，Pap. 染色	倍　率——左 20 倍，右 60 倍

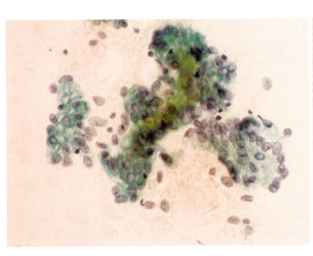 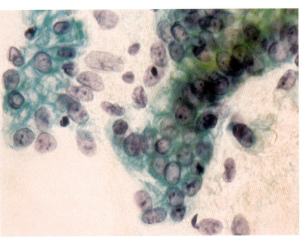

①内頸部腺上皮細胞：NILM　②微小浸潤扁平上皮癌：SCC　③非角化型扁平上皮癌：SCC
④粘液性癌：Adenocarcinoma　⑤類内膜癌：Adenocarcinoma

問61 解答①　扁平上皮化生細胞：NILM

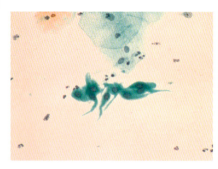 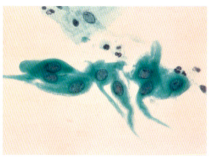

病　態：35歳，子宮頸癌検診受診者の綿棒擦過塗抹標本．
左　図：背景は清明で，上部に表層型扁平上皮細胞，中央部にライトグリーン好染性の細胞質を有する中層から傍基底型の扁平上皮細胞の集団をみる．
右　図：ライトグリーン好染性の重厚な細胞質を有する細胞が敷石状に配列しており，細長い細胞質突起をみる．核の腫大をみるが，核形不整や大小不同はなく，クロマチンは微細顆粒状，均一で，小型の核小体がみられる．核異型およびクロマチンの多様性はみられない．細胞質突起（spider cell）は，扁平上皮化生細胞の特徴である．
鑑別診断：異形成や悪性細胞が鑑別となるが，中等度異形成では核の腫大や核クロマチンの増量などの核異型をみる．高度異形成は傍基底型の細胞で，ライトグリーン好染性の細胞質をみることがある点では類似しているが，N/C比は60％以上を示し，核形不整，核の大小不同，クロマチンの増量をみる．上皮内癌はさらにN/C比が80％以上と大きくなり，顆粒状のクロマチンの増量をみる．非角化型扁平上皮癌は核の大小不同や核形不整，粗大なクロマチンの凝集をみる点が異なっている．化生細胞の特徴であるライトグリーン好染性の比較的豊富な細胞質，細胞質突起がみられ，核異型がみられない点から扁平上皮化生細胞が選択できる．

問62 解答④　粘液性癌：Adenocarcinoma

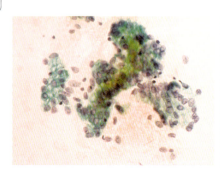 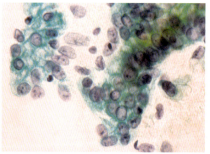

病　態：51歳，集団検診の受診者で，月経整の記載から，不正出血はなく，内膜の機能性出血や，内膜癌などに由来する内膜細胞が出現する可能性は低いことが予想される．サイトピック擦過標本では，綿棒擦過標本に比べ細胞が集塊として採取されやすく，良性・悪性病変の鑑別を想定することが重要である．
左　図：背景は清明で，不規則な重積を示す大型から中型の上皮細胞集塊を認める．核偏在性を示す高円柱状細胞が柵状に配列する構造より，腺系の異常細胞集塊と判断できる．
右　図：集塊は核密度が高く，偏在する核の不規則な配列や重積がみられる．細胞質は泡沫状で，一部に黄色調の粘液を含んでおり，内頸部由来の異型腺細胞増生が示唆される．核は類円形から楕円形で，大小不同，核縁の切れ込み，核形不整がみられる．核縁の肥厚した立体的な核で，核クロマチンは微細で，小型から中型の核小体を認める．集塊の周囲にほつれた細胞もみられる．粘液性癌を考える．
鑑別診断：微小浸潤扁平上皮癌や非角化型扁平上皮癌は，本例が，柵状の配列や細胞質の粘液，核の偏在傾向などを示す腺系の集塊であることから除外できる．良性の内頸部腺上皮細胞には，集塊に不規則な重積はみられず，核密度は低く，核は規則的に配列し，核形不整はみられない点から除外できる．類内膜癌は，丈の低い立方状の小型の細胞で，核は類円形で核の偏在傾向は顕著でない．以上により，粘液性癌が選択される．

問63	年齢36歳，女性　　月経：整
	主訴または臨床症状――検診　　　　　　　　採取部位――子宮頸部
	採取方法，染色法―――サイトピック，Pap. 染色　　倍　率―――左20倍，右60倍

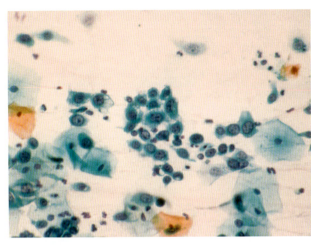
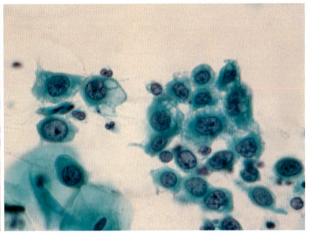

①内頸部腺上皮細胞：NILM　②高度異形成：HSIL　③上皮内癌：HSIL　④微小浸潤扁平上皮癌：SCC
⑤腺扁平上皮癌：Other malig.

問64	年齢38歳，女性　　月経：整
	主訴または臨床症状――検診　　　　　　　　採取部位――子宮頸部
	採取方法，染色法―――サイトピック，Pap. 染色　　倍　率―――左20倍，右60倍

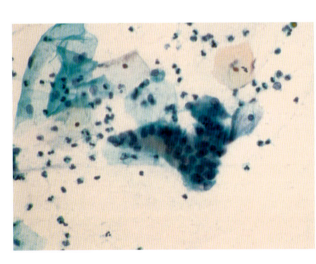
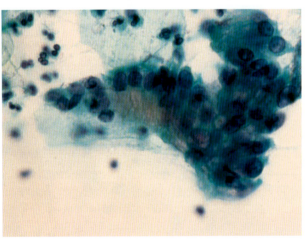

①内頸部腺上皮細胞：NILM　②リンパ球性（濾胞性）頸管炎：NILM　③分泌期子宮内膜細胞：NILM
④通常型内頸部腺癌：Adenocarcinoma　⑤類内膜癌：Adenocarcinoma

| 問63 | 解答④　微小浸潤扁平上皮癌：SCC |

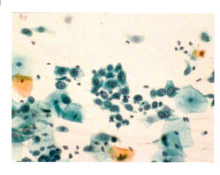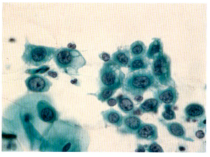

病　　態：36歳，集団検診受診者のサイトピック擦過塗抹標本．
左　　図：軽度炎症性背景中の中央に，傍基底型の異型扁平上皮細胞のシート状集塊を認め，扁平上皮化生や高度異形成以上の扁平上皮由来の病変が考えられる．右上にはオレンジG好染性の小型角化異常細胞をみる．
右　　図：傍基底型の異型扁平上皮細胞が，結合性に乏しい敷石状や孤在性にも出現している．細胞質辺縁はレース状，辺縁不明瞭で，核クロマチンは粗顆粒状で不均等分布を呈し，核小体が目立つ．上皮内癌に類似した細胞もみられるが，核小体が目立ち，核クロマチンは粗顆粒状である．これらの所見より微小浸潤扁平上皮癌を考える．
鑑別診断：内頸部腺上皮細胞は核の偏在した高円柱上皮が柵状集塊で出現する．高度異形成は，傍基底型の異型扁平上皮細胞で，核形不整を示す点は類似しているが，N/C比は6割程度で，核クロマチンは細顆粒状，核小体の腫大はみられない点から除外される．上皮内癌とは混在してみられることがあり鑑別困難な場合も多いが，上皮内癌では，核小体をみないことが多い．腺扁平上皮癌では腺癌，扁平上皮癌の両成分が，移行・混在して出現している．また，腺系の異型細胞をみない点から除外され，微小浸潤扁平上皮癌（SCC）が選択される．小型角化異常細胞の出現も微小浸潤扁平上皮癌診断の参考となる．

| 問64 | 解答①　内頸部腺上皮細胞：NILM |

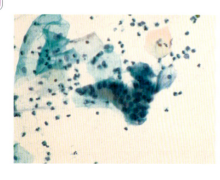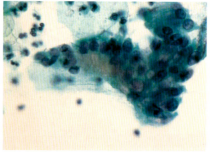

病　　態：38歳，集団検診の受診者．年齢より月経期内膜が出現する可能性があるが，月経整の記載から不正出血はなく，機能性出血や内膜癌などに由来する内膜細胞が出現する可能性は低いことが予想される．サイトピック擦過では，綿棒擦過に比べ細胞が集塊として採取されやすく，良性・悪性病変の両者を鑑別する必要がある．
左　　図：好中球を背景に，表層型の扁平上皮細胞と柵状に配列した腺系の細胞集塊を認める．背景に出血はみられない．
右　　図：核偏在性の高円柱状の細胞が柵状に配列する集塊で，細胞質内にピンク色の粘液を認めることから内頸部腺細胞の集塊であることがわかる．側面像（sideview）を呈する部では，核の配列に乱れはなく，不規則な重積はみられない．核は類円形，核クロマチンは細顆粒状均等で，一部に小型の核小体をみる．核の大小不同や核形不整，集塊のほつれはみられず，良性の頸管腺細胞が考えられる．
鑑別診断：リンパ球性（濾胞性）頸管炎は閉経後の女性に多く，小型リンパ球が集簇して多数出現する．本症例では背景の細胞は好中球であり除外される．分泌期子宮内膜細胞は，細胞質が淡明で特徴的な蜂巣状構造を呈する．また，内膜腺細胞では粘液はみられず除外される．通常型内頸部腺癌の柵状集塊は，不規則重積や核の配列の乱れ，核形不整，細胞膜の肥厚，集塊のほつれなどをみる点が異なる．類内膜癌は柵状の配列をみることもあるが，N/C比の大きな小型の細胞で，核の偏在傾向は顕著でない．以上より，良性の内頸部腺上皮細胞が選択される．

問65	年齢 41 歳，女性
	主訴または臨床症状——子宮腟部びらん　　採取部位——子宮頸部
	採取方法，染色法——綿棒，Pap. 染色　　倍　率——左 20 倍，右 60 倍

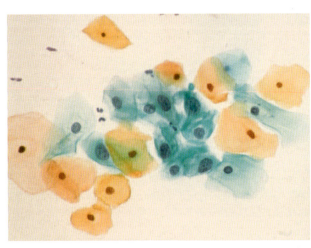
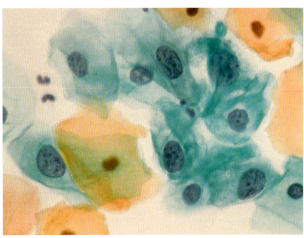

①中等度異形成：HSIL　②高度異形成：HSIL　③上皮内癌：HSIL　④微小浸潤扁平上皮癌：SCC
⑤非角化型扁平上皮癌：SCC

問66	年齢 49 歳，女性
	主訴または臨床症状——検診　　採取部位——子宮頸部
	採取方法，染色法——サイトピック，Pap. 染色　　倍　率——左 20 倍，右 60 倍

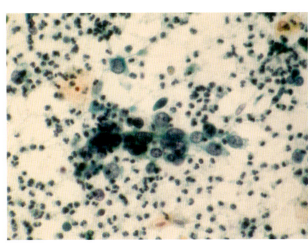
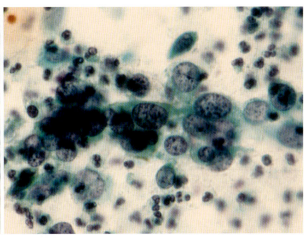

①上皮内癌：HSIL　②微小浸潤扁平上皮癌：SCC　③角化型扁平上皮癌：SCC
④非角化型扁平上皮癌：SCC　⑤腺扁平上皮癌：Other malig.

問65　解答①　中等度異形成：HSIL

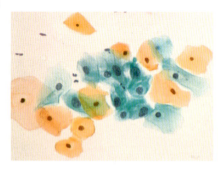 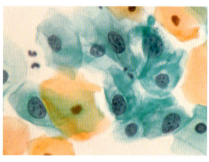

病　　態：41歳，子宮腟部びらんを主訴とする受診者の綿棒擦過塗抹標本．
左　　図：背景は清明で，オレンジG好染性，ライトグリーン好染性の表層型から中層型の扁平上皮細胞が出現しており，核の腫大・濃染を伴っている．
右　　図：表層型から中層型の核腫大した扁平上皮細胞をみるが，N/C比が4割程度までの中層型の扁平上皮細胞が主体．軽度の核の大小不同を認め，核クロマチンは細顆粒状で増量し均等に分布している．軽度から中等度の異形成が想定されるが，中層型の異型扁平上皮細胞が主体で，中央下部に傍基底型の細胞をみることなどから中等度異形成が推定される．
鑑別診断：高度異形成，上皮内癌，微小浸潤扁平上皮癌はいずれも傍基底型の異型細胞が主体である点から除外される．高度異形成でも中層型の異型扁平上皮細胞が混在するが，N/C比は60〜70%程度の傍基底型の異型細胞が主体で，核形不整や核縁の切れ込みがみられる．上皮内癌は通常N/C比が80%以上で，クロマチンの不均等分布や，核縁の肥厚，核の緊満感がみられる．微小浸潤扁平上皮癌は，さらに，クロマチンは粗大顆粒状で不均等に分布し，核形不整や核小体を認める．非角化型扁平上皮癌は合胞状の集塊や散在性に出現し，核の大小不同や核形不整が目立ち，粗顆粒状のクロマチンの増量や不規則な分布をみることより除外される．以上より中等度異形成が選択される．ベセスダシステムでは，軽度異形成をLSIL，中等度異形成，高度異形成，上皮内癌をHSILと判定するため，軽度異形成と中等度異形成との判別が重要となる．

問66　解答④　非角化型扁平上皮癌：SCC

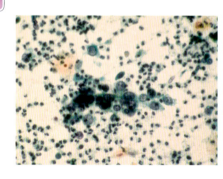 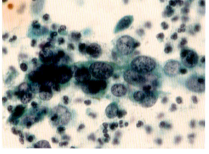

病　　態：49歳，集団検診の受診者．子宮頸部のサイトピック擦過塗抹標本．
左　　図：好中球が多くみられる炎症性背景に，核濃染を示す傍基底型の異型細胞を小集塊状や孤立性に認める．
右　　図：個々の細胞はN/C比がきわめて大きく，濃染性の核を有している．主に，合胞状の小集塊で出現し，結合性の低下やほつれがみられ，悪性細胞であることが示唆される．細胞質はライトグリーン好性で，核は中心性に位置し円形から楕円形で，大小不同が目立つ．核クロマチンは粗顆粒状で不規則に分布している．小型の核小体をみる．また，濃縮状の核や，ライトグリーンに濃染する細胞質をもつ小型でN/C比のきわめて大きな細胞もみられる．以上の所見により，非角化型扁平上皮癌が推定される．
鑑別診断：上皮内癌は背景がきれいで，クロマチンは微細から細顆粒状の場合が多い．微小浸潤扁平上皮癌も背景は比較的きれいで，上皮内癌に類似した核をみる比較的均一な細胞からなる．角化型扁平上皮癌では，オレンジGやライトグリーンに強染した重厚な細胞質をもつ多彩な角化異型細胞が出現する点から否定される．腺扁平上皮癌では腺癌，扁平上皮癌の両成分が移行・混在して出現し，扁平上皮癌の細胞成分と共に，柵状構造や腺管形成，細胞質の粘液などをみる腺成分が認められる．以上より，非角化型扁平上皮癌が選択される．

問 67	年齢 38 歳，女性	
	主訴または臨床症状――検診	採取部位――子宮頸部
	採取方法，染色法――綿棒，Pap. 染色	倍　率――左 10 倍，右 60 倍

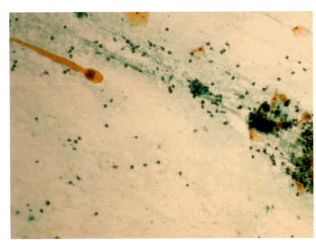
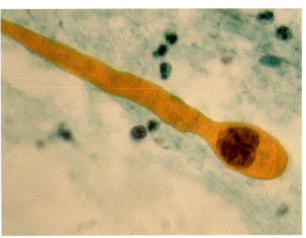

①錯角化細胞：NILM　②上皮内癌：HSIL　③微小浸潤扁平上皮癌：SCC　④角化型扁平上皮癌：SCC
⑤横紋筋肉腫：Other malig.

問 68	年齢 38 歳，女性	
	主訴または臨床症状――検診	採取部位――子宮頸部
	採取方法，染色法――綿棒，Pap. 染色	倍　率――左 20 倍，右 60 倍

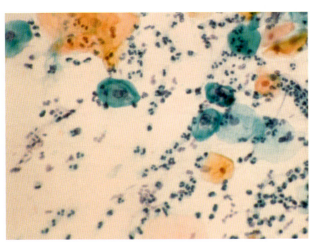
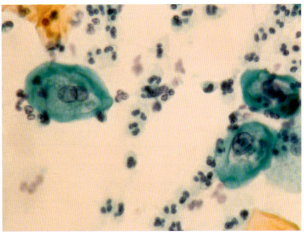

①ヘルペスウイルス感染：NILM　②クラミジア感染：NILM　③トリコモナス感染：NILM
④ヒトパピローマウイルス（HPV）感染：LSIL　⑤非角化型扁平上皮癌：SCC

問67　解答④　角化型扁平上皮癌：SCC

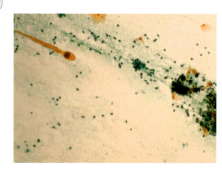
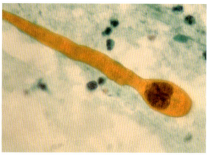

病　　態：38歳，集団検診受診者の子宮頸部の綿棒擦過塗抹標本．
左　　図：背景は壊死性で，右下に核密度の高い不整形集塊と小型のオレンジG好染性の細胞がみられる．左上にはオレンジGに強染する細長い大型の異型細胞をみる．
右　　図：一端が丸い奇怪な形態を呈し，細胞質はオレンジGに強染し，輝度が高く，濃染する腫大核を認める．核のクロマチンは濃染し，核形不整を伴っている．角化型扁平上皮癌で出現することのある角化異型細胞の一つである，オタマジャクシ型細胞（tadpole cell）が示唆される．
鑑別診断：錯角化細胞はHPV感染や慢性炎症で出現することのある小型多稜形や紡錘形の細胞で，厚いオレンジG好染性の細胞質をみるが，本例ほど輝度は高くない．小型の濃縮核をみるが，異型は弱い．上皮内癌では奇怪な形態や輝度の高い角化細胞が出現することはない．微小浸潤扁平上皮癌で出現する角化細胞は，小型異型角化細胞の場合が多く，本例のような核の異型性はない．子宮頸部の横紋筋肉腫は非常にまれで，若年者に発生することが多い．腫瘍細胞は小〜中型の類円形で，N/C比が大きく核小体の著明な腫大を認める．有尾状の細胞も認めるが，細胞質はライトグリーンに強染し，細胞質に横紋を認めることがある．以上により，角化型扁平上皮癌が選択される．オタマジャクシ型細胞（tadpol cell）や線維状細胞（fiber cell），蛇状細胞（snake cell）などの奇怪な角化異型細胞の出現は，角化型扁平上皮癌の診断の重要なポイントとなる．

問68　解答④　ヒトパピローマウイルス（HPV）感染：LSIL

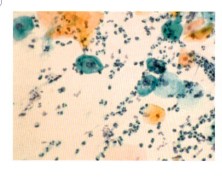
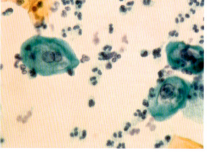

病　　態：38歳，集団検診受診者の子宮頸部の綿棒擦過塗抹標本．
左　　図：好中球の出現する背景中にオレンジG，およびライトグリーン好染性の表層型から中層型の扁平上皮細胞が出現している．
右　　図：核の腫大を伴う表層型から中層型の扁平上皮細胞で，核クロマチンは細顆粒状で濃染している．左には2核細胞をみる．これらの細胞では核周囲明庭（空胞）がみられ，核周囲が明瞭に抜けており，明庭部に接する細胞質が厚みを呈している．ヒトパピローマウイルス（HPV）感染の特徴的な細胞所見であるコイロサイトーシスの像であり，HPV感染が示唆され，LSILと判断する．
鑑別診断：ヘルペスウイルス感染では，すりガラス状を呈する核や多核で核圧排像を呈する巨細胞，核内封入体が特徴的である．クラミジア感染では，子宮頸管腺上皮や未熟な化生細胞の細胞質内に，灰紫色細顆粒状，星雲状の封入体を認める．トリコモナス原虫は10〜30μm大，洋梨形，不整形で細胞質内には橙色の顆粒がみられる．扁平上皮細胞を取り囲む像がみられることもある．扁平上皮に核腫大と核周囲明庭（空胞）をみることが多いが，空胞の境界は不明瞭で，核異型はなくコイロサイトーシスとは区別される．非角化型扁平上皮癌細胞はN/C比がきわめて大きく，核濃染，核形不整をみることから除外される．ヒトパピローマウイルス感染を示唆する最も特徴的な細胞所見はコイロサイトーシスであるが，その他の細胞所見として，2核細胞，多核細胞の出現，錯角化細胞，角化異常細胞，クロマチンが無構造化したスマッジ核（smudged nuclei），単核や多核の巨細胞などがあげられる．

問69

年齢 62 歳，女性
主訴または臨床症状――出血
採取方法，染色法――エンドサイト，Pap. 染色
採取部位――子宮体部
倍　率――左 20 倍，右 60 倍

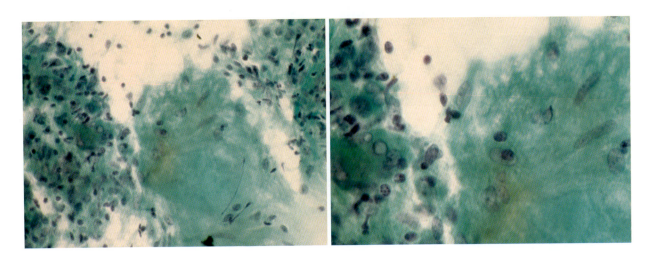

①増殖期子宮内膜細胞　②分泌期子宮内膜細胞　③結核　④内膜増殖症　⑤類内膜癌（G3）

問70

年齢 54 歳，女性
主訴または臨床症状――検診
採取方法，染色法――サイトピック，Pap. 染色
採取部位――子宮頸部
倍　率――左 20 倍，右 60 倍

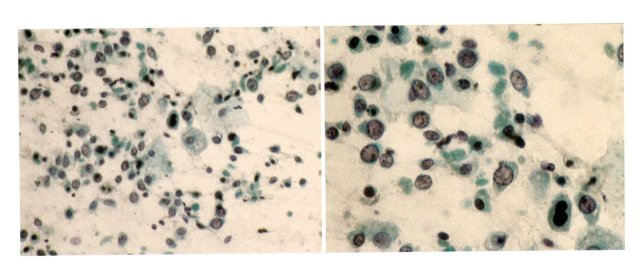

①リンパ球性（濾胞性）頸管炎：NILM　②上皮内癌：HSIL　③非角化型扁平上皮癌：SCC
④類内膜癌（G1）：Adenocarcinoma　⑤悪性リンパ腫：Other malig.

問69　解答③　結核

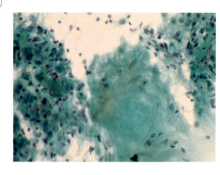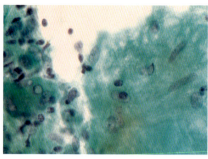

- 病　　態：62歳，不正出血を主訴とする受診者の子宮体部エンドサイト擦過塗抹検体．閉経後の不正出血の原因として，萎縮性の出血，悪性腫瘍，内膜ポリープ，卵巣のホルモン産生性腫瘍，内膜炎などを念頭に考慮する必要がある．
- 左　　図：左・右に小型濃染核を含む辺縁不整，重積性の集塊を認め，中央にはライトグリーン好染性の無構造の大きな物質がみられる．腫瘍性や炎症による変性・壊死物を考慮する必要がある．
- 右　　図：左側の不整形集塊は，類円形から楕円形の核を有し，核クロマチンは微細顆粒状で異型に乏しく，ライトグリーン好染性の辺縁不明瞭な細胞質をもつ細胞からなり，成熟リンパ球を伴っている．類上皮細胞の集塊と考える．右側のライトグリーン好染性の無構造の集塊内にも，微細顆粒状の核クロマチンを有する異型に乏しい楕円形や細長い核が散見される．このライトグリーン好性物質は，壊死物質と考えられ，そのなかに類上皮細胞が混在したものと考えられる．典型的なラングハンス巨細胞はみられないが，結核性子宮内膜炎が想定される．
- 鑑別診断：62歳閉経後の症例で，内膜は通常萎縮性であり，増殖期内膜，分泌期内膜などの性周期に伴う変化を示す正常内膜細胞や内膜増殖症の可能性は考えにくい．また，腺管状やシート状の内膜腺上皮細胞が出現していない点から，これらは除外される．類内膜癌（G3）は，無構造の物質（壊死）内に核異型の強い腺癌細胞が，ほつれを伴う集塊で出現する．以上の鑑別点より結核が選択される．

問70　解答③　非角化型扁平上皮癌：SCC

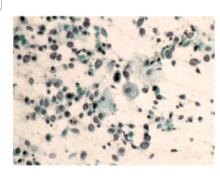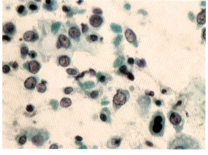

- 病　　態：54歳，集団検診受診者の子宮頸部サイトピック擦過塗抹標本．
- 左　　図：背景は壊死性で，比較的小型の細胞であるがN/C比がきわめて大きく，大小不同を示す異型細胞が散在性に出現している．
- 右　　図：個々の細胞はN/C比がきわめて大きく，ライトグリーン好染性のわずかな細胞質を有し，核は類円形から楕円形，核クロマチンは顆粒状で，核縁肥厚や核小体を認める．また，濃縮変性した核，裸核状の細胞や細胞質断片が混在している．明らかな角化を示す異型細胞はみられないが，扁平上皮癌が考えられる．
- 鑑別診断：リンパ球性（濾胞性）頸管炎では，成熟リンパ球が集簇して多数出現し，幼若な大型リンパ球や組織球を含む．本例の細胞はリンパ球系の細胞とは異なる．上皮内癌は，背景は清明で，壊死はみられない．細胞は比較的均一で，大小不同，濃縮変性核をみない点から否定される．類内膜癌（G1）は，核が類円形の小型細胞である点は類似しているが，柵状配列や腺腔形成などの腺系の性格がみられ，核クロマチンが微細な点が異なっている．悪性リンパ腫は小型の類円形細胞が単調なパターンで出現し，核クロマチンは粗網状で，核縁の切れ込みやくびれがみられ，核縁は薄い点が異なっている．以上より，非角化型扁平上皮癌が選択される．

問 71　年齢 34 歳，女性
主訴または臨床症状——検診　　　　　　　　　採取部位——子宮頸部
採取方法，染色法——綿棒，Pap. 染色　　　　倍　率——左 20 倍，右 40 倍

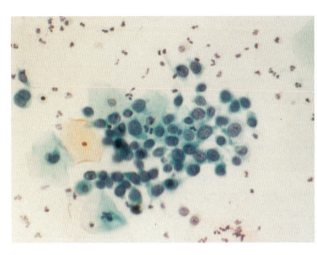 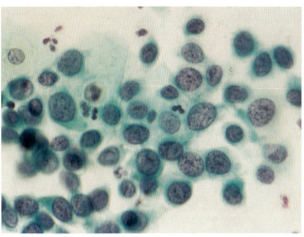

①高度異形成：HSIL　②上皮内癌：HSIL　③微小浸潤扁平上皮癌：SCC　④非角化型扁平上皮癌：SCC
⑤低分化通常型内頸部腺癌：Adenocarcinoma

問 72　年齢 29 歳，女性
主訴または臨床症状——検診　　　　　　　　　採取部位——子宮頸部
採取方法，染色法——綿棒，Pap. 染色　　　　倍　率——左 20 倍，右 40 倍

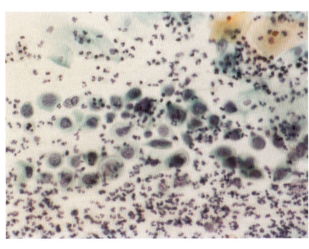 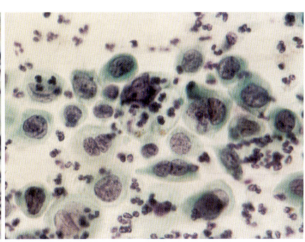

①高度異形成：HSIL　②上皮内癌：HSIL　③微小浸潤扁平上皮癌：SCC
④低分化通常型内頸部腺癌：Adenocarcinoma　⑤小細胞癌：Other malig.

問71　解答②　上皮内癌：HSIL

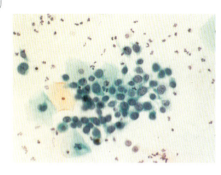 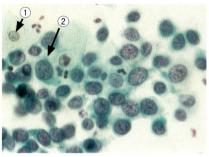

病　　態：集団検診受診者の場合，特に自覚症状があり受診しているわけではないため，基礎的な情報は月経周期ぐらいである．正常領域から悪性腫瘍までの細胞像を念頭におき判定することが重要である．
左　　図：背景には好中球がみられるが，壊死物質は認められない．そのなかにN/Cの増大した核異型細胞が，緩い結合性をもった平面的集塊で出現している．
右　　図：異型細胞のN/Cは80％以上あるいは裸核状である．中層細胞の核（①）に比較し，異型細胞の核（②）は2～3倍程度肥大している．細胞質はライトグリーンに淡染し，核は中心性である．核は円～類円形を呈し，緊満感がみられる．クロマチンは増量し，粗～粗大顆粒状で不均等に分布し，核縁を4Bの鉛筆で縁取ったような肥厚がみられる．以上の所見より上皮内癌（HSIL）と判定できる．
鑑別診断：特に鑑別が必要なのは，高度異形成と微小浸潤扁平上皮癌となる．高度異形成では，N/Cは60％程度であり，裸核様の細胞の出現は少ない．また，核形の不整は上皮内癌より目立つが，クロマチンは細顆粒状から粗顆粒状であり，核縁肥厚はみられない．微小浸潤扁平上皮癌では，上皮内癌と同等の細胞も出現してくるが，そのほかに細胞や核の大小不同がみられ，ときにはsmall fiber状の細胞がみられるなど，多彩な細胞が出現してくる．クロマチンも粗～粗大顆粒状，一部凝集状に認められる．今回の症例では出現細胞は一様であり，上皮内癌と判定できる．

問72　解答①　高度異形成：HSIL

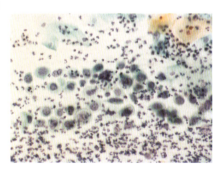 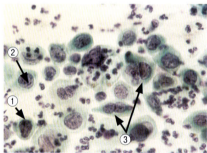

左　　図：背景に好中球を多数認める．そのなかにライトグリーンに淡染した，未熟扁平上皮化生細胞に類似した異型細胞を孤在性に認める．細胞は緩い上皮性の結合を示しているが，重積性は認められない．
右　　図：拡大像では，細胞質はライトグリーンに染まり，N/Cが60～70％程度で好中球の2～6倍程度の核肥大が認められる．核は中心性で，核形は円～類円形を呈しているが，核縁に不整がみられる（①）．また，核内には線状の切れ込みも認められる（②）．クロマチンは増量がみられ，細～粗顆粒状でやや不均等な分布を示す．本症例ではところどころ2核細胞も認められる（③）．以上の所見より，高度異形成（HSIL）と判定すべき症例である．
鑑別診断：高度異形成と微小浸潤扁平上皮癌との鑑別点は問題71を参照．小細胞癌では，背景に壊死物質を認めることが多く，出現する細胞は大きさがリンパ球大でN/Cが非常に大きく，ほぼ裸核状で出現する．また，配列は木目込み状，インディアンファイル状を呈し，クロマチンは増量し細顆粒状から濃染状を呈する．低分化通常型内頸部腺癌では，高分化型のものに比べ結合性は緩く，重積性のある小集塊や孤立性に出現してくる．細胞はライトグリーンに淡染し，円柱状を呈するが，丈は低い．核は偏在し，クロマチンは細顆粒状で増量し，核縁に肥厚はみられるが不整はない．著明な核小体を有してくる．

問73　年齢49歳，女性
主訴または臨床症状——検診
採取方法，染色法———サイトピック，Pap. 染色
採取部位——子宮頸部
倍　率———左20倍，右40倍

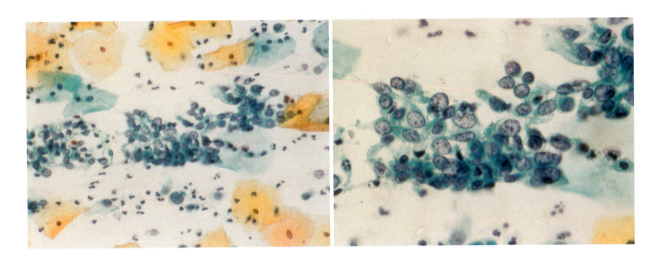

①中等度異形成：HSIL　②高度異形成：HSIL　③上皮内癌：HSIL　④微小浸潤扁平上皮癌：SCC
⑤非角化型扁平上皮癌：SCC

問74　年齢41歳，女性
主訴または臨床症状——検診
採取方法，染色法———綿棒，Pap. 染色
採取部位——子宮頸部
倍　率———左20倍，右40倍

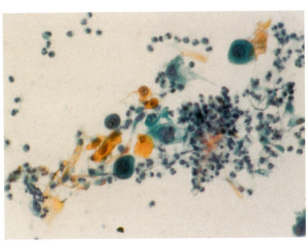 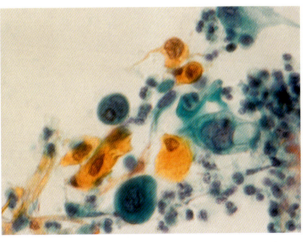

①高度異形成：HSIL　②上皮内癌：HSIL　③角化型扁平上皮癌：SCC　④非角化型扁平上皮癌：SCC
⑤横紋筋肉腫：Other malig.

問73 解答④　微小浸潤扁平上皮癌：SCC

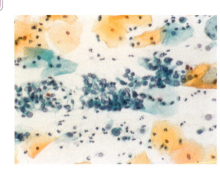 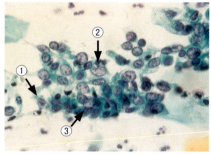

左　図：背景に壊死物質は認められない．表層および中層細胞，好中球を認める．中央部分にN/Cが大きく，クロマチン増量の認められる，扁平上皮化生細胞由来の異型細胞が結合性の緩い集塊で出現している．これらの異型細胞はライトグリーンの細胞質を有し，大小不同が認められる．

右　図：中心部分にある集塊の拡大像である．詳細に観察すると，これらの細胞はCISと類似する細胞，つまり核は円～類円形で，緊満感があり，N/Cは80％以上の細胞が多くを占め，一部裸核状で出現している．しかし，CISに比べると大小不同が大きく2～4倍程度の差が認められる（①と②で比較）．また，クロマチンは粗大顆粒状から小型の凝集塊（③）が認められる．一部の細胞では核小体が認められる．以上の所見より，CISに類似するが多彩性があるため，微小浸潤扁平上皮癌（SCC）と判定する．

鑑別診断：中等度および高度異形成では，N/Cがこれほど大きくなく，中等度異形成では40～50％程度，高度異形成では60～70％程度である．また，高度異形成では，核縁は不整形を示し，核に切れ込み様の所見がみられる．中等度異形成，高度異形成でも裸核細胞が認められることはあるが，相対的に数は少ない．上皮内癌との鑑別は前述したように，上皮内癌では出現する細胞は一様である．非角化型扁平上皮癌では，腫瘍性の背景がみられ，異型細胞が大型集塊で出現したり，核異型の強い細胞が孤在性に多数出現してくる．

問74 解答③　角化型扁平上皮癌：SCC

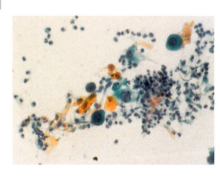 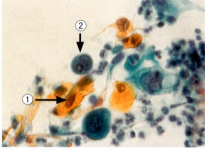

左　図：背景には好中球およびリンパ球が認められるが，壊死物質は認められない．そのなかにオレンジG，エオジン，ライトグリーンに好染した異型細胞が孤立性に出現している．

右　図：強拡大像では，出現している細胞に大小不同が認められ，類円形から不整形，奇怪形を呈し多彩性が認められる．細胞質はオレンジG，エオジン，ライトグリーンに好染し重厚感がある．核はほぼ中心性に位置し，大きさは好中球の2～10倍と大小不同が著しく，したがってN/Cもさまざまであり，形も多彩性を示す．クロマチンは粗大顆粒状から一部凝集状で不均等に分布し，同一の核内でも明暗が認められる（①）．また，腫瘍細胞同士が貪食し合った相互封入像も観察される（②）．以上の所見より，角化型扁平上皮癌（SCC）と判定できる．

鑑別診断：高度異形成や上皮内癌では，このような細胞の多彩性や相互封入像は認められない．非角化型扁平上皮癌では，ライトグリーンに好染した異型細胞が密な集塊を構成し，出現してくることが多い．また，一部著明な核小体を有する細胞が認められる．横紋筋肉腫では，ライトグリーンに好染する細胞が出現してくるが，核は偏在し，著明な核小体を有してくる．

| 問 75 | 年齢 72 歳，女性
主訴または臨床症状――褐色帯下
採取方法，染色法――綿棒，Pap. 染色 | 採取部位――子宮頸部
倍　率――左 20 倍，右 60 倍 |

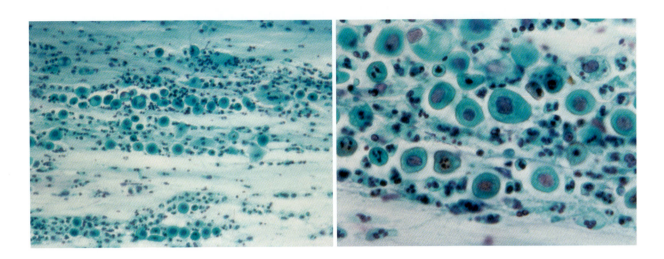

①反応性組織球：NILM　②修復細胞：NILM　③萎縮性腟炎：NILM　④軽度異形成：LSIL
⑤高度異形成：HSIL

| 問 76 | 年齢 40 歳，女性
主訴または臨床症状――検診
採取方法，染色法――サイトピック，Pap. 染色 | 採取部位――子宮頸部
倍　率――左 20 倍，右 60 倍 |

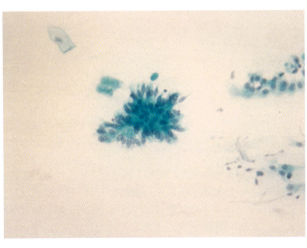 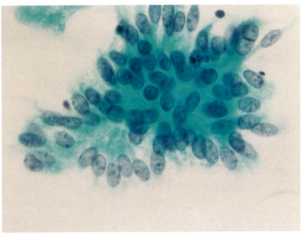

①内頸部腺上皮細胞：NILM　②子宮内膜細胞：NILM　③上皮内腺癌：AIS　④非角化型扁平上皮癌：SCC
⑤腺扁平上皮癌：Other malig.

問75 解答③　萎縮性腟炎：NILM

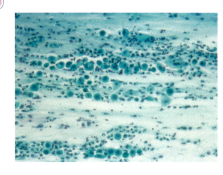 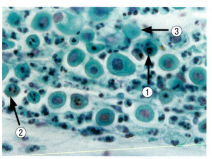

病　　態：年齢72歳，主訴として褐色帯下を訴えている．年齢を考慮すると悪性腫瘍を第一に考えるが，ホルモン活性の低下が起因となる炎症性の変化も念頭におく必要がある．

左　　図：炎症性背景を示すなか，小型細胞がライトグリーン好染性を示し孤在性に出現している．

右　　図：ライトグリーンに好染した傍基底細胞が認められる．細胞は円〜類円形で，核は中心性，好中球の1.5倍程度までの肥大が認められる．核形は円〜類円形だが炎症性変化を伴っているため，一部に不整がみられる．しかし，核内に線状の切れ込み像などの異型所見はみられない．濃縮核（①）や破砕核（②），核が融解した幽霊細胞（③）も認められる．以上の所見より，萎縮性腟炎（NILM）と判定できる．

鑑別診断：反応性の組織球であるが，細胞質が淡く，変性した空胞が細胞質にみられる．また，いくつもの細胞が集まっている場合でも，馬蹄形を呈す核が認められる．修復細胞が出現するような症例では，今回と同様に炎症性の背景を示すが，修復細胞は広い細胞質をもち，結合性が強く，リボン状配列とよばれる流れるような配列が認められる．核は円〜類円形で肥大がみられ，核内には著明な核小体を有するものが多い．軽度異形成は，表層，中層細胞由来の核異型細胞であり，本症例のように傍基底細胞由来ではない．高度異形成との鑑別は非常に重要だが，N/Cが60〜70％と大きく，核も辺縁の不整や核内の切れ込みなどが強くなってくる．

問76 解答③　上皮内腺癌：AIS

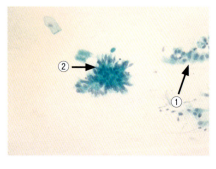 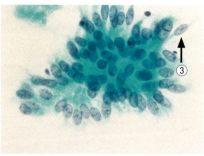

左　　図：背景に壊死物質は認められない．右側には正常頸管円柱上皮細胞が観察される（①）．この細胞とは異なり，クロマチンの増量がみられる腺上皮細胞（②）が不規則な重積性を示し出現している．集塊辺縁部では核が飛び出したように配列しており，このような配列を羽毛状配列とよんでいる．

右　　図：ライトグリーンに淡染した高円柱状の異型細胞が，2〜3層程度の重積性を示し集塊を構成している．個々の細胞は楕円形から長楕円形の核を有し，クロマチンは細顆粒状で増量がみられる．しかし，顕著な核縁の肥厚などはみられず，核形の不整も認められない．核は偏在し，一部細胞質から飛び出すような像（③）がみられる．核小体は著明ではないが，1〜数個有する細胞がみられる．以上のことから，上皮内腺癌（AIS）と判定できる．

鑑別診断：内頸部腺上皮細胞との鑑別が重要となるが，内頸部腺上皮細胞であれば重積性は示さず，羽毛状配列を呈することはない．正常な腺上皮細胞は基底膜側に核が配列するため，top viewであれば同一焦点上に核がすべてみられる．side viewであれば，核はほぼ一直線に並ぶように同じ位置に配置する．子宮内膜細胞であれば，高円柱状の細胞で構成されることはない．また，集塊の観察に関しては，先に述べたように，正常腺上皮細胞は核位置が同一焦点上に認められる．非角化型扁平上皮癌では，重積性のある密な集塊で出現してくるが，集塊を構成する細胞はライトグリーンに好染し，核中心性で，クロマチンの状態も今回のように細顆粒状ではなく，粗大顆粒状から凝集状に認められる．

問77

年齢 40 歳，女性
主訴または臨床症状──検診
採取方法，染色法──エンドサイト，Pap. 染色
採取部位──子宮内膜
倍　率──左 20 倍，右 60 倍

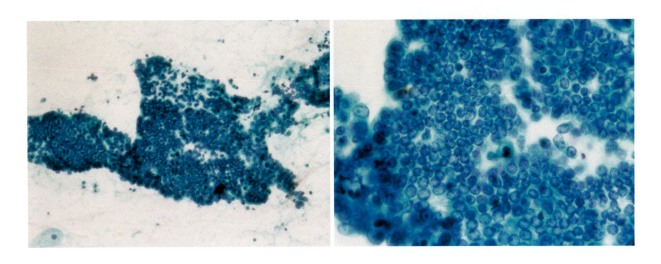

①増殖期子宮内膜細胞　②分泌期子宮内膜細胞　③リンパ球性（濾胞性）頸管炎　④類内膜癌（G1）
⑤類内膜癌（G3）

問78

年齢 40 歳，女性
主訴または臨床症状──検診
採取方法，染色法──綿棒，Pap. 染色
採取部位──子宮腟部
倍　率──左 20 倍，右 40 倍

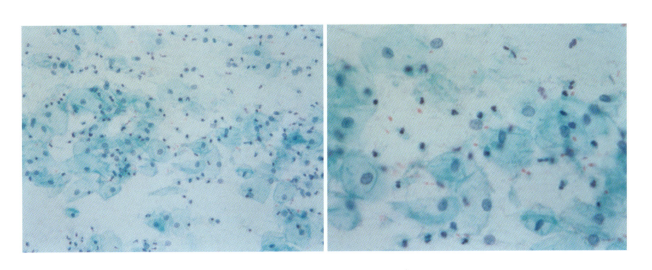

①トリコモナス感染：NILM　②カンジダ感染：NILM　③クリプトコッカス感染：NILM
④ガードネレラ感染：NILM　⑤コイロサイトーシス：LSIL

問77 解答①　増殖期子宮内膜細胞

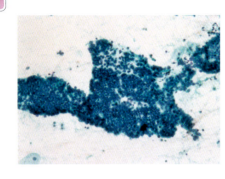 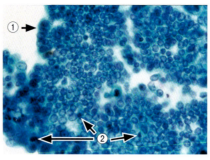

左　図：背景に少数の好中球，間質細胞をみるなか，結合性の強い細胞集塊が出現している．この大型集塊は，重積性はなく平面的な配列を呈している．集塊の上には，濃染した小型の裸核様細胞の付着が認められる．

右　図：集塊を構成している個々の細胞は，辺縁部分を観察すると立方状を呈している（①）．細胞同士は密に接しているため，細胞の境界は不明瞭である．核は円形でクロマチンの増量はみられず一様にみられる．ところどころに黒く濃縮した裸核様細胞がみられるが，これは間質細胞と考える（②）．また，集塊内に一見腺腔様の構造を認めるが，上皮細胞に重積性はなく，これは乳頭状増殖性病変を疑う際の腺腔構造ではない．以上の所見から，増殖期子宮内膜細胞と判定できる．

鑑別診断：分泌期子宮内膜細胞であればライトグリーンに淡染した豊富な細胞質を有し，細胞形も立方状を呈し，細胞境界も明瞭になってくる．また，増殖期内膜に比べ核が肥大し，核間距離が広くなり，核下空胞も認められる．リンパ球性頸管炎は，リンパ球が濾胞を形成している像が出現してくるが，上皮性の結合は認められない．類内膜癌（G1）では，構造異型を示す不規則重積集塊が出現する．また，腫瘍細胞集塊は子宮内腔側へ発育することが多く，通常間質細胞の付着は認められない．類内膜癌（G3）では，異型の強い核を有する細胞が，大小不同を伴い小集塊または孤在性に出現してくる．

問78 解答②　カンジダ感染：NILM

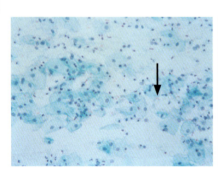 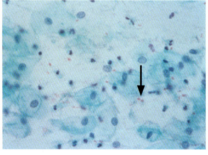

左　図：背景に多数の好中球を認めるなか，グリコーゲンを細胞質内に含んだ中層細胞が出現している．その中層細胞の周辺に，好中球より小型の赤褐色に染まった真菌の芽胞（矢印）が孤在性に認められる．

右　図：この症例では，出現している細胞に炎症性の変化（核の肥大や核周囲明庭）は認められない．カンジダ感染症で頻度が高いのは，*Candida albicans* 感染である．本来カンジダ感染症の場合，表層，中層細胞の集塊を貫くような仮性菌糸をみつけることで判定が容易となる．本症例では仮性菌糸の出現はみられないが，赤褐色に染まっている物質が真菌芽胞であることに気が付けば，カンジダ感染（NILM）と判定できる．

鑑別診断：トリコモナスは 5〜25μm ほどの大きさで，西洋梨状でライトグリーンに染まり，内部に赤褐色微細顆粒を含んだ虫体がみられる．この虫体が中層細胞を取り囲むような像が特徴的である．コイロサイトーシスは，HPV の影響により，核周囲に大きな空洞を有する細胞であり，この空洞部分と外縁部の細胞質の境界は明瞭である．クリプトコッカスは主に肺炎や髄膜炎の原因菌である．Pap. 染色では，透明または淡いライトグリーン調である．カンジダと同じ真菌類ではあるが，偽菌糸形成は認められず，分芽胞子として出現する．ガードネレラは，小短桿菌のコリネバクテリアによっておこる腟炎であり，中層細胞にこの小短桿菌が均等に付着してみられる．この細胞を clue cell とよぶ．

問 79	年齢 50 歳，女性	
	主訴または臨床症状──腹水貯留，腟部に潰瘍形成	採取部位──子宮腟部
	採取方法，染色法───綿棒，Pap. 染色	倍　率───左 20 倍，右 60 倍

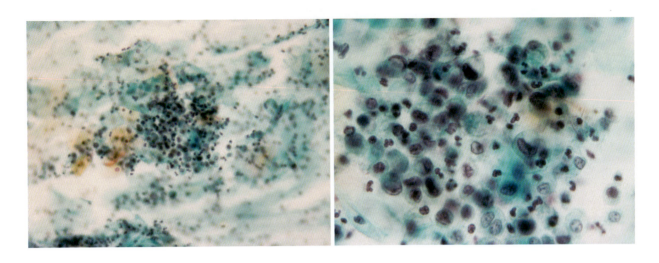

①マクロファージ：NILM　②高度異形成：HSIL　③小細胞癌：Other malig.
④転移性腺癌：Other malig.　⑤悪性リンパ腫：Other malig.

問 80	年齢 49 歳，女性	
	主訴または臨床症状──不正出血	採取部位──子宮腔内
	採取方法，染色法───子宮内膜吸引，Pap. 染色	倍　率───左 10 倍，右 40 倍

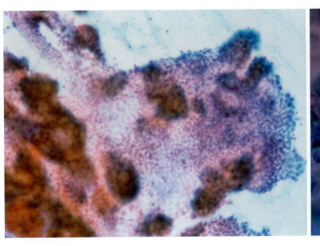 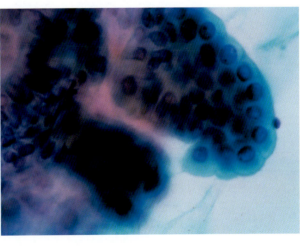

①増殖期子宮内膜細胞　②分泌期子宮内膜細胞　③子宮内膜異型増殖症　④類内膜癌（G2）
⑤類内膜癌（G3）

問79 解答④ 転移性腺癌：Other malig.

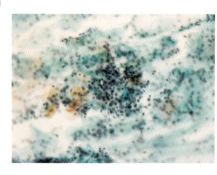
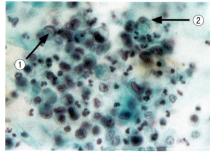

病　　態：年齢は50歳であるが，腹水貯留があることから腹腔内病変の存在を念頭におき判定する必要がある．
左　　図：背景には表層・中層細胞，炎症細胞がみられるが，壊死物質は認められない．中央部分にクロマチン増量が認められる小型細胞の集簇が認められる．これらの細胞は重積性がほとんど認められず，細胞由来の鑑別も困難である．
右　　図：詳細に観察すると，細胞質は淡くライトグリーンに染まり，細胞に重積性はなく，孤在性または緩い結合性ももった小集塊で出現している．個々の細胞はN/Cは50％程度，核は類円形からややひしゃげた形（①）を呈している．クロマチンは顆粒状で増量を示し，核縁がしっかりしている．一部では核小体が認められる．核は偏在傾向を示している．特に一部の細胞では細胞質内に空胞が認められ，核が押しやられるかのように偏在し印環型（②）を呈している．以上より，腺上皮由来の悪性細胞であることが読み取れ，転移性腺癌と判定できる．
鑑別診断：マクロファージの核は類円形や腎形，馬蹄形を呈する．今回の核所見でひしゃげた核をマクロファージでみられる馬蹄形核と間違って同定してしまうと，マクロファージを選択するおそれがある．必ず出現細胞の総合的な判定を行う必要がある．高度異形成では，核は細胞質の中心性に位置してくる．また，核縁の肥厚や核小体がみられることはない．小細胞癌では，裸核様細胞が特徴的なインディアンファイル状配列，木目込み状配列がみられ，鑑別が容易である．悪性リンパ腫は非上皮性悪性腫瘍であり，上皮性の結合性は認められない．

問80 解答③ 子宮内膜異型増殖症

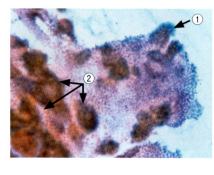
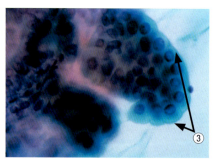

病　　態：年齢49歳，不正出血の主訴より，ホルモン不均衡内膜から悪性腫瘍までといったさまざまな病変を念頭におき判定する必要がある．
左　　図：粘液様物質を背景に，左図右半分には大型細胞集塊から乳頭状集塊が立ち上がるように認められる（①）．左半分には不規則な重積性が認められる乳頭状集塊が出現している（②）．一部では乳頭状に増殖した集塊同士が癒合し，腺腔構造を形成し始めているように観察される．
右　　図：乳頭状集塊の先端部分を強拡にした像である．集塊の重積性は3〜4層程度認められる．乳頭状に増殖した集塊の辺縁部分には間質細胞の付着は認められず（③），この集塊が間質側にある子宮内膜腺ではなく，子宮腔内へ立ち上がった集塊であることが推定される．この集塊を構成している細胞はライトグリーンに淡染し，N/Cは大きくない．核は円〜類円形でほぼ一様である．クロマチンの増量も顕著ではなく，細胞も密に結合しており，辺縁部分から核の突出像も認められない．以上の所見より，類内膜癌（G1）とせず，子宮内膜異型増殖症にとどめるべきである．
鑑別診断：増殖期および分泌期子宮内膜細胞では，出現する細胞は1層でシート状に出現し，重積性を示すことはない．また，体内膜腺が得られている場合，その集塊の辺縁部分に間質細胞の付着がみられる．類内膜癌（G2，3）では，今回のように結合の強い大型集塊での出現はまれであり，細胞および構造ともに異型の強い細胞からなる集塊が出現してくる．

問81　年齢48歳，女性
主訴または臨床症状──不正出血　　　　　　　採取部位──子宮頸部
採取方法，染色法──サイトブラシ，Pap. 染色　　倍　率──左20倍，右40倍

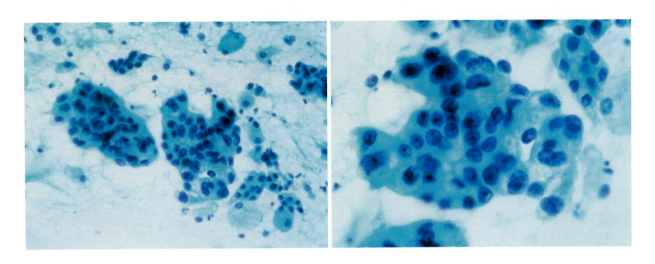

①内頸部腺上皮細胞：NILM　②修復細胞：NILM　③上皮内癌：HSIL　④非角化型扁平上皮癌：SCC
⑤通常型内頸部腺癌：Adenocarcinoma

問82　年齢47歳，女性
主訴または臨床症状──卵巣腫瘍　　　　　　　採取部位──卵巣摘出標本
採取方法，染色法──捺印，Pap. 染色　　　　　倍　率──左40倍，右40倍

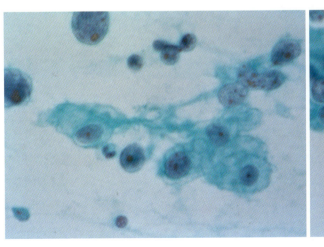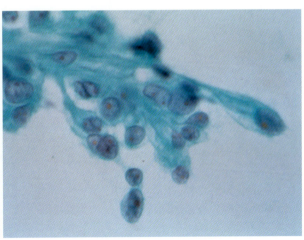

①顆粒膜細胞腫　②ブレンナー腫瘍　③漿液性癌　④粘液性癌　⑤明細胞癌

| 問81 | 解答⑤　通常型内頸部腺癌：Adenocarcinoma |

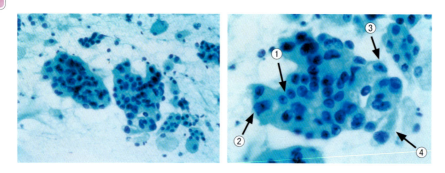

左　図：粘液様物質を背景に，ライトグリーンに好染した中型および小型細胞集塊が，不規則重積性を示し出現している．
右　図：左図中心部右側の集塊の拡大像である．ライトグリーンに好染した細胞が2〜3層の不規則重積性，不均等な核間距離を呈し出現している．核は円〜類円形を示し，大小不同（①と②で比較）が認められる．クロマチンは微細顆粒状で増量し，核縁に肥厚が認められる．また，核は偏在し，著明な核小体が認められ，核の突出像（③）も認められる．以上の所見より，通常型内頸部腺癌（Adenocarcinoma）と判定できる．
鑑別診断：内頸部腺上皮細胞では核の重積性を認めることはなく，必ず1層で出現する．修復細胞は広い細胞質を有する細胞がリボン状配列を呈し出現してくる．修復細胞も重積がみられることはない．上皮内癌，非角化型扁平上皮癌との鑑別であるが，両者とも扁平上皮細胞由来である．今回の細胞像では④の部分を観察すると，細胞は高円柱状を呈しており，腺上皮細胞由来と判定できる．このように，腺癌，扁平上皮癌の鑑別が困難な時は，出現している集塊の辺縁部分を詳細に観察し，腺上皮の性質をもっているのか，扁平上皮の性質をもっているのかの確認が大変重要となってくる．

| 問82 | 解答⑤　明細胞癌 |

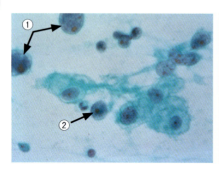 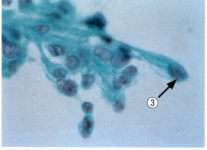

病　態：卵巣腫瘍の細胞像は組織型により大変特徴的であるため，その細胞像の特徴をよくとらえて判定することが必要である．
左　図：ライトグリーンに淡染し，大きく豊富な細胞質を有する異型細胞が平面的配列を呈し出現している．一部の細胞では裸核で孤在性（①）に認められる．核は肥大し，円〜類円形を呈している．クロマチンの増量はあまり著明ではない．大きく明瞭な核小体（②）を有している．
右　図：左図同様の異型細胞が認められる．細胞の配列はほぼ平面的である．一部重積性はみられるが2層程度である．右図だけをみると一見，修復細胞を思わせるような像であるが，明らかに核間距離の不均等，核異型が認められる．また，豊富な細胞質を有しているが，所々辺縁部分で核の突出像（③）が観察される．この突出像をhobnail patternという．以上の所見より，明細胞癌と判定できる．
鑑別診断：顆粒膜細胞腫は腫瘍細胞が孤立散在性に出現し，核には長軸方向の溝であるnuclear grooveがよくみられる．また，Call-exnar bodyの出現をみる．ブレンナー腫瘍では，配列は本症例の明細胞癌と類似し平面的配列を呈し出現するが，N/Cは大きく，細胞境界は明瞭である．また，核の大きさ，形状とも一様で，一部の核に核縦溝（コーヒー豆様核）を呈する．漿液性癌は，腫瘍細胞が不規則重積を呈する乳頭状集塊で出現し，集塊の中に砂粒小体を含有する所見が認められる．粘液性癌では，背景に粘液様物質がみられ，細胞質内にも比較的豊富な粘液を有する腫瘍細胞が乳頭状集塊などで出現してくる．

問83	年齢 65 歳，女性
	主訴または臨床症状──閉経後出血　　　採取部位──子宮内膜
	採取方法，染色法──腫瘤捺印，Pap. 染色　　倍　率──左20倍，右40倍

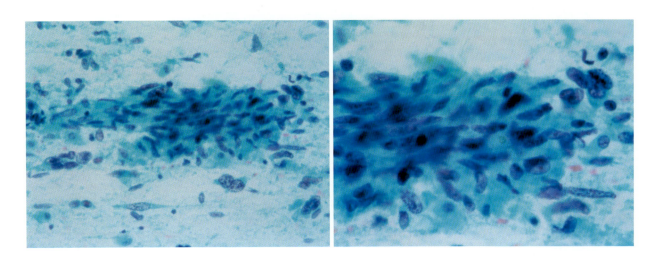

①結核　②扁平上皮癌　③類内膜癌（G3）　④平滑筋肉腫　⑤子宮内膜間質肉腫

問84	年齢 51 歳，女性
	主訴または臨床症状──不正出血　　　採取部位──子宮内膜
	採取方法，染色法──エンドサイト，Pap. 染色　　倍　率──左20倍，右40倍

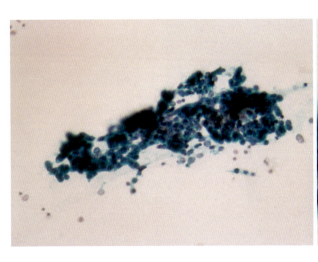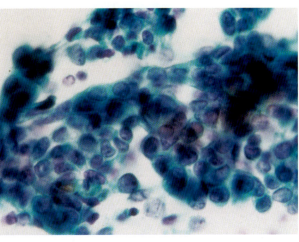

①増殖期子宮内膜細胞　②分泌期子宮内膜細胞　③扁平上皮癌
④扁平上皮細胞への分化を伴う類内膜癌　⑤類内膜癌

問83　解答④　平滑筋肉腫

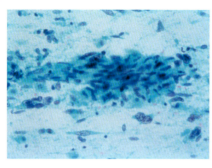 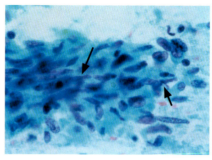

- 病　　態：閉経後出血があることから，悪性腫瘍を念頭におき判定することが必要である．
- 左　　図：壊死性背景のなか，ライトグリーンに淡染した紡錘状または線維状の細胞が結合性の乏しい束状の集団，または孤在性に出現している．束状の集団を構成する細胞は，結合性が緩く，細胞境界は不明瞭で，極性に乱れがある．数個であるが多核細胞の出現もみられる．
- 右　　図：拡大像では，楕円形から長楕円形の核を有する細胞が認められる．集団内の個々の細胞の境界は不明瞭であり，淡く菲薄な細胞質を有している．クロマチンは増加しており，細顆粒状から粗顆粒状で不均等に分布している．核縁は薄く，核の一部が陥入した"核のねじれ"などの異型が強く，大小不同がみられる．また，核小体を有する細胞も出現している．以上の所見から平滑筋肉腫と判定できる．
- 鑑別診断：結核では壊死性背景のなか，多数のリンパ球，Langhans型巨細胞や類上皮細胞が出現してくる．類上皮細胞は形態が一見似ているが，核異型などは認められず，本症例との鑑別は容易である．扁平上皮癌，類内膜癌（G3）は上皮性悪性腫瘍であることから，上皮性の結合性が認められる集塊で出現する．

問84　解答⑤　類内膜癌

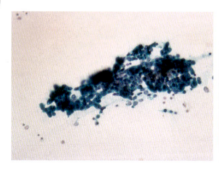 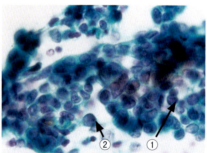

- 左　　図：背景に壊死物質，間葉系細胞は認められない．中央部に不規則重積性を示し，クロマチンの増量が認められる細胞集塊が出現している．集塊に間質細胞の付着は認められない．一部では腺腔構造が認められる．
- 右　　図：細胞質がライトグリーンに染まる小型の上皮細胞が，3～4層程度の不規則重積集塊で出現している．集塊の辺縁部分に間質細胞の付着は認められない．集塊の右側部分では，腺腔様の構造が認められる（①）．腺腔とは，2層以上の上皮がリング状に重なるように配列し腔を形成しているものをいう．このような構造異型を観察することが重要である．個々の細胞はN/Cが大きく，核は円～類円形，大小不同がみられ，クロマチンの増量を認める．核小体が一部の核で確認される（②）．以上の所見から，類内膜癌と判定できる．
- 鑑別診断：増殖期および分泌期子宮内膜細胞といった正常の細胞集塊では，核は1層に規則正しく配列し重積することはない．また，集塊のどこかに間質細胞の付着がみられる．扁平上皮癌だが，本来子宮内膜の扁平上皮癌は『扁平上皮への分化を示す細胞のみが増殖する癌腫である』とされている．つまり，細胞像としては頸部でみられるものと同じで，核中心性で細胞質に重厚感があり，角化を示す細胞や，奇怪形の細胞が出現してくる．以上のことから，本症例では除外される．扁平上皮細胞への分化を伴う類内膜癌であるが，今回の症例では，角化を示す細胞や細胞間橋の認められる細胞の出現はないため，これも除外できる．

問85	年齢58歳，女性　　月経：50歳閉経	
	主訴または臨床症状――不正出血	採取部位――子宮内膜
	採取方法，染色法―――吸引，Pap. 染色	倍　率―――左20倍，右40倍

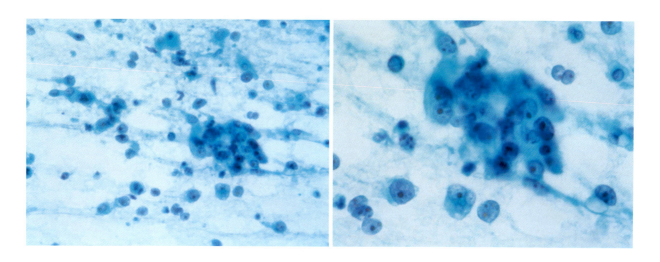

①増殖期子宮内膜細胞　②子宮内膜増殖症　③子宮内膜異型増殖症　④類内膜癌（G1）　⑤類内膜癌（G3）

問86	年齢45歳，女性　　月経：整	
	主訴または臨床症状――検診	採取部位――子宮頸部
	採取方法，染色法―――サイトブラシ，Pap. 染色	倍　率―――左20倍，右40倍

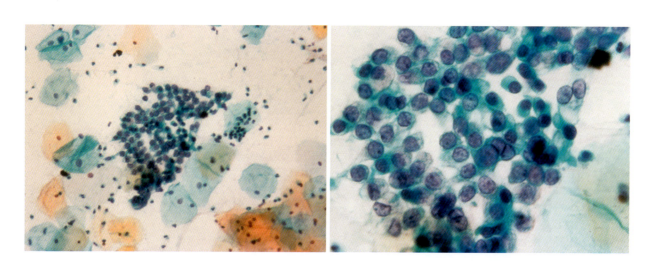

①内頸部腺上皮細胞：NILM　②修復細胞：NILM　③上皮内癌：HSIL　④上皮内腺癌：AIS
⑤明細胞癌：Adenocarcinoma

問85 解答⑤　類内膜癌（G3）

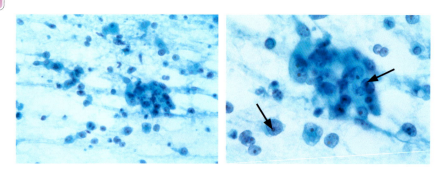

病　　態：58歳で不正出血を主訴に子宮内膜細胞診が施行された症例である．閉経8年を経過しているため，子宮体部腺癌を念頭におき判定するのが望ましいと考える．
左　　図：壊死性背景のなか，ライトグリーンに淡染した異型細胞が結合の緩い小集塊あるいは孤在性に出現している．一部の細胞では裸核状に出現し，集塊では3〜4層程度の重積性が認められる．
右　　図：拡大像では，N/Cの大きい細胞が，ライトグリーンに淡染し出現している．細胞は大小不同を伴い，肥大した核を有する．集塊内では細胞境界は不明瞭である．核は円〜類円形で大小不同がみられ，偏在している．クロマチンは細顆粒状で増量が認められる．また，1〜数個の著明な核小体を有する（矢印）．以上の所見より，類内膜癌（G3）と判定できる．
鑑別診断：本症例は腫瘍性の背景を呈しているため，増殖期子宮内膜細胞，子宮内膜増殖症，子宮内膜異型増殖症は除外される．類内膜癌（G1）であれば，中〜大型の乳頭状集塊や樹枝状集塊が出現し，一部の集塊では腺腔構造を有しback to back様の構造がみられることもある．今回の症例は，類内膜癌（G1）と比べると，細胞の異型が強く，また集塊の結合性の低下も認められることから類内膜癌（G3）と判定できる．

問86 解答①　内頸部腺上皮細胞：NILM

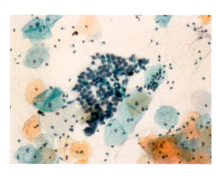 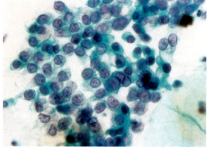

病　　態：集団検診である．
左　　図：月経整であり，細胞像からもホルモン環境が整っていることがうかがわれる．表層〜中層型の扁平上皮細胞，白血球を背景に類円形核を有する細胞集団を認める．集団は平面的で，敷石状配列を呈し，配列は整っている．
右　　図：左図中央部の細胞集団の拡大である．核は小型で，核形不整や大小不同はほとんどみられない．小型の核小体を有し，クロマチンは細顆粒状で均一に分布している．悪性所見は認められない．細胞質に粘液を含有していることから，内頸部腺上皮細胞と判定する．所見の整った典型的な像である．
鑑別診断：修復細胞，明細胞癌は豊富な細胞質を有する点で異なる．上皮内癌は緊満感のあるN/C比の大きい細胞で構成され，粗顆粒状のクロマチンを呈することから否定できる．上皮内腺癌（AIS）は，高円柱状の細胞が柵状配列や花冠状に出現することが特徴所見であり，否定できる．

問87

年齢 65 歳，女性
主訴または臨床症状——子宮癌治療後
採取方法，染色法——サイトブラシ，Pap. 染色
採取部位——子宮頸部
倍　率——左 20 倍，右 40 倍

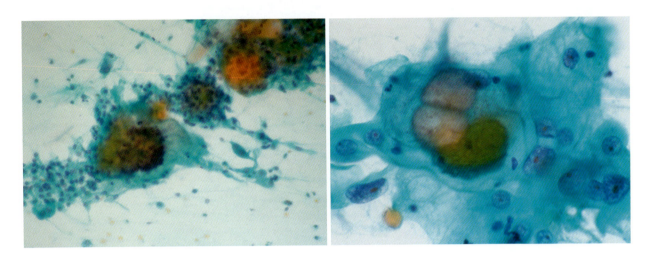

①扁平上皮化生細胞：NILM　②クラミジア感染：NILM　③良性細胞の放射線変化：NILM
④軽度異形成：LSIL　⑤癌肉腫：Other malig.

問88

年齢 26 歳，女性
主訴または臨床症状——検診
採取方法，染色法——綿棒，Pap. 染色
採取部位——子宮腟部
倍　率——左 10 倍，右 40 倍

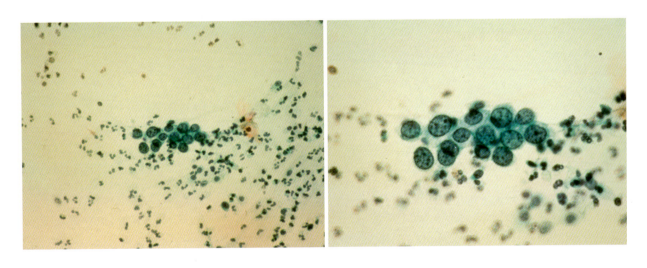

①修復細胞：NILM　②高度異形成：HSIL　③上皮内癌：HSIL　④通常型内頸部腺癌：Adenocarcinoma
⑤粘液性癌：Adenocarcinoma

問87　解答③　良性細胞の放射線変化：NILM

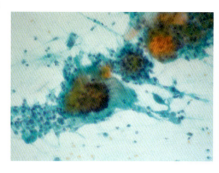
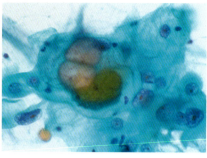

- 病　　態：子宮癌治療後の既往より，手術，化学療法，放射線療法などの治療による影響を念頭に鏡検する必要がある．再発の有無，治療の効果を判定することが重要である．
- 左　　図：白血球，線維芽細胞様紡錘形細胞，多核組織球などがみられ，肉芽の病態であることが示唆される．細胞質の染色性の異常（二染性）所見がみられ，治療の影響がうかがわれる．
- 右　　図：周囲の白血球と比べ，巨大で，核・細胞質の両方の腫大がみられる．細胞質は変性空胞を有している．核小体は明瞭であるが，クロマチン増量，核形不整は認められない．再発を示唆する所見はみられない．選択肢より，良性細胞の放射線変化と判定する．
- 鑑別診断：扁平上皮化生細胞は，ライトグリーン好性の厚い細胞質を有し，敷石状配列を示すことが特徴であり，否定できる．クラミジア感染細胞は，頸管円柱上皮や扁平上皮化生細胞の細胞質に星雲状封入体を形成する．変性空胞と鑑別を要するが，封入体の内部は小顆粒状（砂粒状）を呈する点が異なる．軽度異形成は，表層〜中層型扁平上皮細胞の核腫大とクロマチンの増量を伴う点で鑑別できる．癌肉腫は，癌腫と肉腫の両成分で構成される．肉腫成分は核異型の著明な紡錘形細胞が散在性に出現するため，形態学的に異なる．

問88　解答③　上皮内癌：HSIL

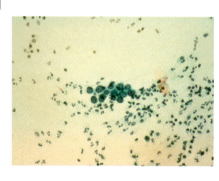
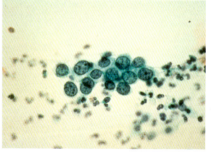

- 病　　態：集団検診であり，特記すべき症状はない．
- 左　　図：炎症性背景に，N/C比の非常に大きい異型細胞が小集団で出現している．
- 右　　図：左図中央部の集団の拡大である．核は類円形で緊満感があり，核縁が肥厚し，クロマチンは粗大顆粒状で不均等分布を呈している．細胞質は辺縁不明瞭で，一部裸核様である．核小体は認めない．背景には壊死はみられない．以上の所見より，上皮内癌と判定する．所見の整った典型的な像である．
- 鑑別診断：修復細胞ではこのような著明なN/C比の増大はみられず，広い細胞質，明瞭な核小体を有する点で鑑別できる．高度異形成は細胞質が保持されており，上皮内癌のように裸核様主体ではない．通常型内頸部腺癌は，高円柱状細胞で構成され，核は楕円形を呈する点で鑑別可能である．画像中には粘液性癌を示唆するような，粘液を含有する細胞は認められない．

問89	年齢56歳，女性	
	主訴または臨床症状──血性帯下	採取部位──子宮腟部
	採取方法，染色法──綿棒，Pap. 染色	倍　率──左20倍，右60倍

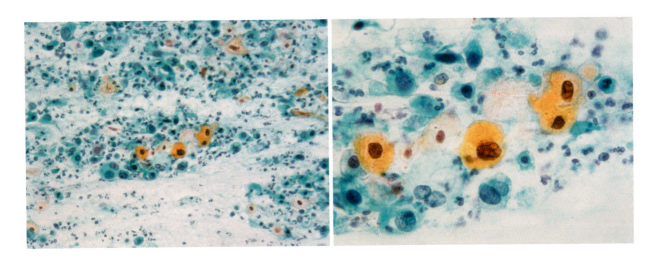

①萎縮性腟炎：NILM　②トリコモナス感染：NILM　③軽度異形成：LSIL　④高度異形成：HSIL
⑤扁平上皮癌：SCC

問90	年齢65歳，女性	
	主訴または臨床症状──検診	採取部位──子宮頸部
	採取方法，染色法──ブラシ，Pap. 染色	倍　率──左20倍，右40倍

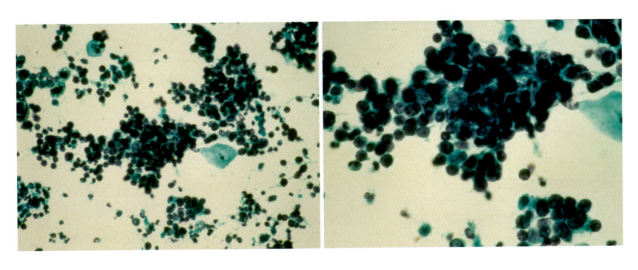

①リンパ球性（濾胞性）頸管炎：NILM　②上皮内癌：HSIL　③小細胞神経内分泌癌：Other malig.
④通常型内頸部腺癌：Adenocarcinoma　⑤悪性リンパ腫：Other malig.

| 問89 | 解答⑤　扁平上皮癌：SCC |

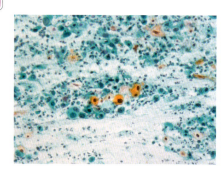
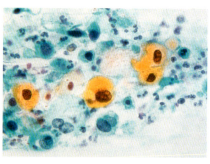

病　　態：血性帯下がある．不正性器出血の可能性が疑われ，子宮および付属器の炎症，子宮筋腫，腫瘍性疾患の可能性がないかどうかを考えて鏡検に臨む必要がある．
左　　図：孤立散在性に多数の異型細胞を認める．角化，変性，壊死を伴っている．
右　　図：左図中央部の拡大である．大小不同が著明で，オレンジG好性細胞，ヘビ状の奇怪（bizzare）な細胞などもみられ，多彩な像を呈している．核所見も様々で，核形不整，濃縮，腫大，多核化などがみられる．以上の所見より，扁平上皮癌と判定する．
鑑別診断：この図ともっとも鑑別を要するのは萎縮性腟炎である．萎縮性腟炎では，傍基底型細胞が主体を占める．核には破砕，融解，脱核などの所見を伴うが，核異型，クロマチン増量はない．核の消失したゴースト細胞（ghost cell）がみられることもあるが，壊死と見誤ってはならない．また，これほど細胞の多彩性に富むことはないので鑑別可能である．壊死がみられることから，トリコモナス感染も鑑別に挙げられる．トリコモナス原虫はライトグリーンに染まる物質として観察される．大きさが5～20μm程度で，西洋梨あるいは楕円形を呈し，一つの核と細胞質内に赤色顆粒を認める．グリコーゲンを栄養とするため，中層型扁平上皮細胞が主体の像を呈する点でも異なる．軽度異形成，高度異形成では，このような著明な壊死物質はみられないことから否定できる．

| 問90 | 解答③　小細胞神経内分泌癌：Other malig. |

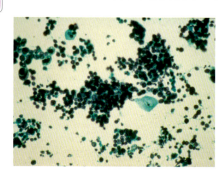
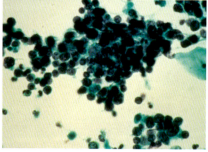

病　　態：集団検診であり，特記すべき症状はない．
左　　図：壊死性背景に，小型で裸核様の細胞が上皮性の結合を伴って出現し，一部木目込み細工様配列・対細胞などの所見がみられる．
右　　図：左図中央部の拡大である．変性・壊死を伴い，充実性集団～散在性にみられる．核は類円形小型で裸核状，クロマチンは濃染性で，核小体は不明瞭である．細胞質は狭小で辺縁は不明瞭．上皮性の結合を有している．以上の所見より，小細胞神経内分泌癌と判定する．所見の整った典型的な像である．
鑑別診断：リンパ球と悪性リンパ腫では，上皮性結合，木目込み細工様配列は示さない．上皮内癌では，緊満感のある核，壊死を欠く点，クロマチンが粗顆粒状であることなどから鑑別できる．通常型内頸部腺癌は高円柱状細胞で構成される点で否定できる．
　　　　　小細胞神経内分泌癌（SCNEC）をはじめ，カルチノイド，非定型的カルチノイドおよび大細胞神経内分泌癌（LCNEC）は神経内分泌腫瘍に分類される．これらの診断には，クロモグラニンA，シナプトフィジン，CD56（NCAM）などの免疫染色が有用である．

年齢 43 歳，女性
主訴または臨床症状――検診
採取方法，染色法――綿棒，Pap. 染色
採取部位――子宮頸部
倍　率――左 20 倍，右 60 倍

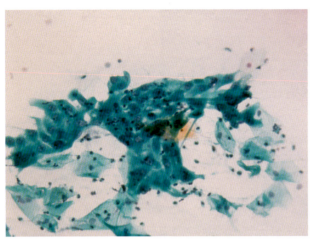
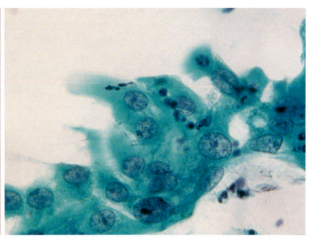

①修復細胞：NILM　②中等度異形成：HSIL　③非角化型扁平上皮癌：SCC
④粘液性癌：Adenocarcinoma　⑤明細胞癌：Adenocarcinoma

年齢 45 歳，女性
主訴または臨床症状――不正出血
採取方法，染色法――エンドサイト，Pap. 染色
採取部位――子宮腔内
倍　率――左 20 倍，右 60 倍

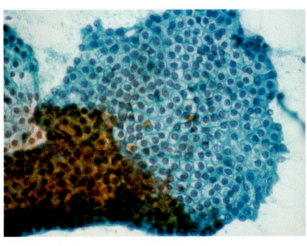
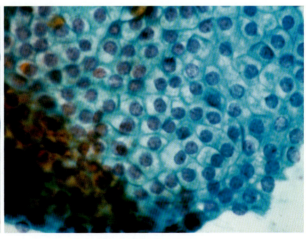

①増殖期子宮内膜細胞　②分泌期子宮内膜細胞　③子宮内膜増殖症　④類内膜癌　⑤明細胞癌

問91　解答①　修復細胞：NILM

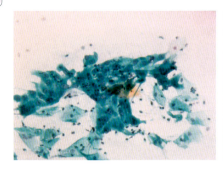 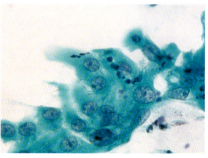

病　　態：集団検診であり，特記すべき症状はない．
左　　図：扁平上皮細胞，白血球を背景にライトグリーン好性の豊富な細胞質を有するシート状の細胞集団を認める．
右　　図：左図の集団左側部の拡大である．核の大小不同，核小体腫大がみられるものの，クロマチン増量や核形不整は認められない．集団内に好中球の入り込み像がみられる．炎症に伴う修復細胞と判定する．平面的な配列と均一で微細なクロマチン構造が重要な所見であり，所見の整った典型的な像である．細菌，真菌，原虫などの，起炎となる特定の微生物は認められない．
鑑別診断：クロマチンの増量がみられないことから，中等度異形成，非角化型扁平上皮癌は容易に否定できる．明細胞癌もこのような豊富な胞体を有するが，ライトグリーン淡染性を呈す．また核異型，クロマチン増量，集団の重積性などがみられないことからも否定できる．粘液性癌は粘液産生性所見がないことからも鑑別できる．

問92　解答②　分泌期子宮内膜細胞

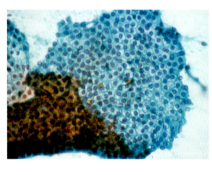 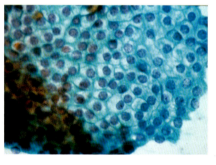

病　　態：不正出血がある．不正（性器）出血は，月経・分娩などの正常な時期以外で起こる女性器からの出血の総称である．器質性出血と機能性出血に大別される．前者は炎症や傷など，子宮，卵巣，腟といった内性器に物理的な病変があり，そこから出血しているもの．後者はホルモン分泌の異常など生殖機能の不調が原因で，月経以外の時期に出血を起こしているものである．原因としては，ホルモンバランスの乱れ，子宮内膜症，感染症，子宮筋腫および腫瘍性疾患など様々なことが考えられる．
左　　図：単層のシート状の細胞集団がみられる．結合性はしっかりしている．
右　　図：左図中央部の拡大である．核は小型類円形で揃っており，大小不同，異型はほとんどみられない．クロマチンは細顆粒状で分布は均一．核小体は小型で目立たない．細胞質は豊富でレース状，細胞境界は明瞭で蜂巣（honey comb）状構造をとっている．分泌期子宮内膜細胞と判定する．
鑑別診断：増殖期内膜は細胞が密に集合し，細胞質は乏しい．核は分泌期に比して小型で，核分裂像が散見される．細胞境界は不明瞭である．また，クロマチンは粗顆粒状で濃染性を示すなどの点で異なる．子宮内膜増殖症，類内膜癌を疑う構造異型はみられない．明細胞癌は，明るく豊富な細胞質と明瞭な核小体，顕著な細胞異型などの所見がみられないことから容易に鑑別できる．

問93　年齢 50 歳，女性
主訴または臨床症状――不正出血　　　　　採取部位――子宮腔内
採取方法，染色法―――エンドサイト，Pap. 染色　　倍　率―――左 20 倍，右 60 倍

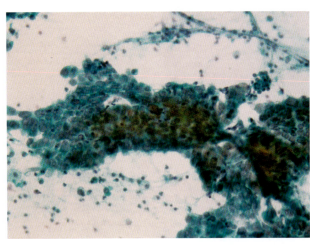 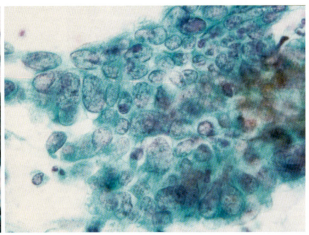

①増殖期子宮内膜細胞　②分泌期子宮内膜細胞　③子宮内膜増殖症　④子宮内膜異型増殖症
⑤類内膜癌

問94　年齢 73 歳，女性
主訴または臨床症状――不正出血　　　　　採取部位――子宮腔内
採取方法，染色法―――エンドサイト，Pap. 染色　　倍　率―――左 10 倍，右 20 倍

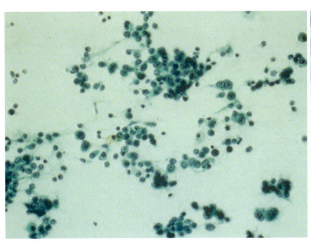 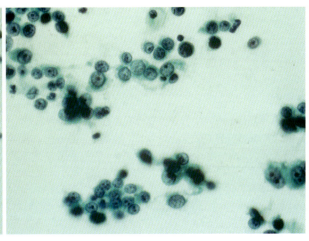

①類内膜癌（G1）　②類内膜癌（G3）　③小細胞神経内分泌癌　④子宮内膜間質肉腫　⑤悪性リンパ腫

問93 解答⑤ 類内膜癌

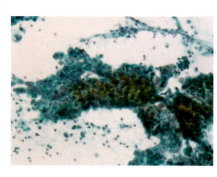
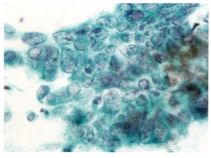

- **病　　態**：不正出血がある．悪性腫瘍を含む様々な疾患を想定して鏡検に臨む必要がある．
- **左　　図**：大型の重積性集団を認める．やや不整な重積がみられるものの，細血管を伴う乳頭状増殖所見や不整腺腔形成などの明らかな構造異型はみられない．
- **右　　図**：左図の集団左側の拡大である．N/C比および核密度が高く，核縁肥厚，核の大小不同および核形不整が顕著にみられる．配列も不規則である．また，集団の最外層からの突出，ほつれなどがみられることより，総合的に類内膜癌（G1）を疑う所見である．選択肢からの消去法で類内膜癌を選ぶ．
- **鑑別診断**：増殖期，分泌期，子宮内膜増殖症では，高度な核異型は認めないことより否定できる．子宮内膜異型増殖症との鑑別が最も問題となるが，集団の辺縁が円滑でないこと，配列の乱れが顕著であることなどの総合的な所見から否定できる．日常業務においても，子宮内膜異型増殖症と類内膜癌（G1）との鑑別には苦慮することが多い．最も重要な鑑別点は細血管を伴う乳頭状増殖所見の有無であり，その他の所見としては，不整腺腔形成，back to back様構造，腫瘍性背景の有無，集団辺縁が円滑か不整か，集団の最外層からの突出，ほつれなどが挙げられる．

問94 解答② 類内膜癌（G3）

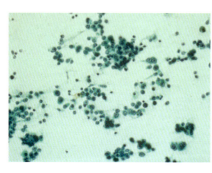
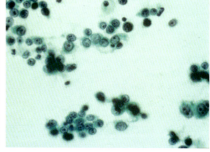

- **病　　態**：不正出血がある．悪性腫瘍を含む様々な疾患を想定して鏡検に臨む必要がある．
- **左　　図**：小集団〜散在性にみられる．ほぼ単一の細胞で構成されている．比較的大型の細胞で，類円形核と著明な核小体を有している．細胞質はライトグリーンに淡染〜不明瞭である．
- **右　　図**：左図下部の拡大である．結合性は弱いが上皮性結合を呈している．核の大小不同が顕著で，大型核小体を単個〜複数個有している．細胞異型の所見より，選択肢からの消去法で，類内膜癌（G3）を選ぶ．
- **鑑別診断**：類内膜癌（G1）は，細胞異型が弱いため，構造異型を主体とした判定基準で細胞判定を行う必要がある．乳頭状増殖所見を見出すこと，すなわち細血管を軸に腫瘍細胞が垂直に配列する所見がG1の判定には最も重要である．細胞形態の相違より，小円形細胞で構成される小細胞神経内分泌癌および紡錘形細胞で構成される子宮内膜間質肉腫は否定できる．また，上皮性結合を有していることから，悪性リンパ腫も否定できる．

問 95	年齢 44 歳，女性	
	主訴または臨床症状――検診	採取部位――子宮頸部
	採取方法，染色法―――サイトブラシ，Pap. 染色	倍　率―――左 20 倍，右 60 倍

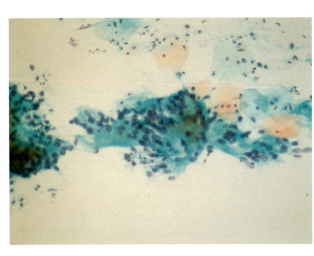 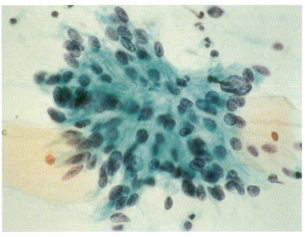

①内頸部腺上皮細胞：NILM　②上皮内腺癌：AIS　③通常型内頸部腺癌：Adenocarcinoma
④類内膜癌（G1）：Adenocarcinoma　⑤転移性腺癌（大腸）：Other malig.

問 96	年齢 37 歳，女性	
	主訴または臨床症状――不正出血	採取部位――子宮頸部
	採取方法，染色法―――サイトピック，Pap. 染色	倍　率―――左 20 倍，右 60 倍

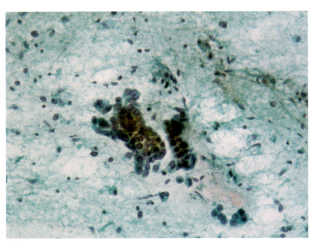 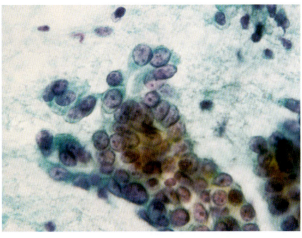

①内頸部腺上皮細胞：NILM　②修復細胞：NILM　③非角化型扁平上皮癌：SCC
④通常型内頸部腺癌：Adenocarcinoma　⑤転移性腺癌（大腸）：Other malig.

問95　解答②　上皮内腺癌：AIS

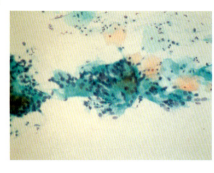 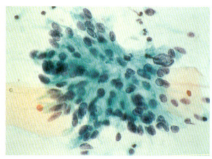

- 病　態：集団検診であり，特記すべき症状はない．
- 左　図：扁平上皮細胞，白血球を背景に楕円形核を有する高円柱状細胞集団を認める．
- 右　図：核異型は弱く正常と鑑別を要するが，クロマチンは細顆粒状密に増量している．核は柵状〜放射状に配列し，いわゆる羽毛様（フェザーリング）とよばれる核が細胞質外へ飛び出す像を認める．これは，核が基底膜に対し不整に配列していることを示す所見である．核の大きさ，形状は均一で，核小体はみられない．壊死もみられないなどの所見から，上皮内腺癌（AIS）と判定する．所見の整った典型的な像である．
- 鑑別診断：内頸部腺上皮細胞は，核の位置が基底膜側に接して一列に規則正しく並ぶ．核間距離は均等で，配列が整う点から鑑別できる．通常型内頸部腺癌ではAISに比べ，集団に著しい重積性や配列，極性の乱れ，核異型などがみられることから否定できる．類内膜癌（G1）は背の低い細胞で構成されること，乳頭状増殖や不整腺腔形成などの構造異型を呈することなどから否定できる．転移性腺癌（大腸）も，高円柱状の細胞が柵状配列，重積性を示す細胞集団で出現する点は共通であるが，通常は核の大小不同，核形不整，明瞭な核小体など核異型が著明であることや壊死を伴うことから鑑別可能である．

問96　解答④　通常型内頸部腺癌：Adenocarcinoma

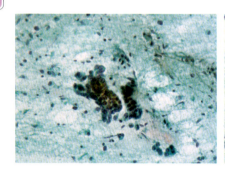 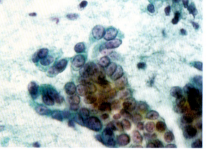

- 病　態：不正出血がある．悪性腫瘍を含む様々な疾患を想定して鏡検に臨む必要がある．
- 左　図：類円形核を有し，核密度の高い細胞が小集団〜散在性にみられる．ほぼ単一の細胞で構成されている．
- 右　図：左図中央部の集団の拡大である．平面的な配列を呈し，核の大小不同，核縁肥厚，明瞭な核小体を認める．クロマチンは細顆粒状密に増量している．細胞質は泡沫状でライトグリーンに淡染し，腺系の悪性細胞と考える．選択肢より，通常型内頸部腺癌と判定する．
- 鑑別診断：鑑別を要するものは内頸部腺上皮細胞と転移性腺癌（大腸）である．内頸部腺上皮細胞は細胞質が豊富であり，このような核の大小不同や著明な核小体はみられない．転移性腺癌（大腸）は，形態学的に高円柱状を呈すること，また壊死を伴うことに加え，臨床所見にないものを積極的に疑うべきではないことから否定する．修復細胞は，ライトグリーン好染の豊富な胞体を有することが特徴で，このようなN/C比の増大はみられない．非角化型扁平上皮癌はクロマチンが粗く不均等分布を示す点，細胞質には厚みがある点などで否定できる．

問97

年齢 53 歳，女性
主訴または臨床症状——下腹部膨満感
採取方法，染色法——吸引，Pap. 染色
採取部位——子宮腔内
倍　率——左 20 倍，右 60 倍

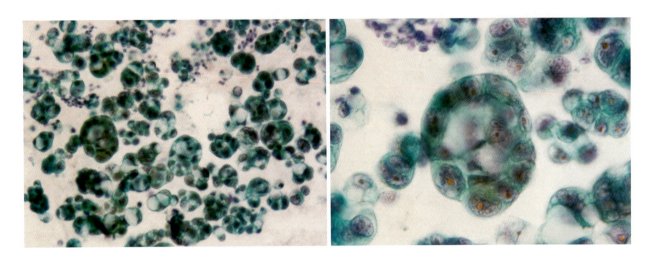

①類内膜癌　②癌肉腫　③子宮内膜間質肉腫　④転移性顆粒膜細胞腫　⑤転移性腺癌（卵巣）

問98

年齢 53 歳，女性
主訴または臨床症状——下腹部腫瘤
採取方法，染色法——腫瘍捺印，Pap. 染色
採取部位——卵巣
倍　率——左 40 倍，右 40 倍

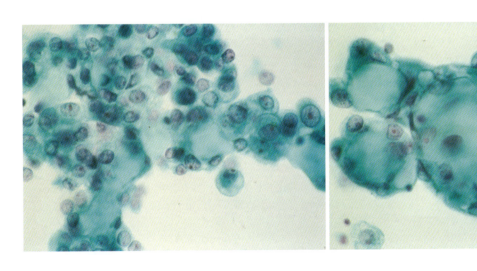

①漿液性癌　②粘液性癌　③類内膜癌　④明細胞癌　⑤胎児性癌（胎芽性癌）

問97　解答⑤　転移性腺癌（卵巣）

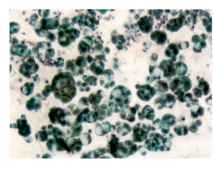 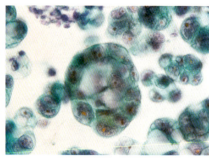

病　　態：下腹部膨満感がある．この症状は婦人科疾患では子宮筋腫，卵巣腫瘍などを第一に考えるが，排便・排尿障害などでも起こりうるため，消化管，泌尿器疾患も含めて考える必要がある．
左　　図：小集団〜散在性に多数みられる．一見して悪性と判定できる細胞像である．
右　　図：左図の拡大である．著明な核小体を有し，大型で核異型の強い細胞である．核は偏在傾向で，粘液様空胞がみられることから，粘液産生性の低分化な腺癌を考える所見である．選択肢より転移性腺癌（卵巣）と判定する．
鑑別診断：粘液産生性を示唆する細胞集団で構成されていることから，類内膜癌は否定できる．紡錘形細胞や異型の強い奇怪な腫瘍細胞などの肉腫といえる成分がみられないことより，癌肉腫，子宮内膜間質肉腫は否定できる．顆粒膜細胞腫は裸核状，散在性に出現し，核は小型でコーヒー豆様溝がみられることが特徴とされる点で鑑別可能である．

問98　解答④　明細胞癌

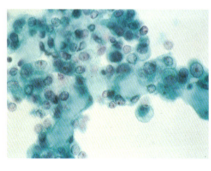 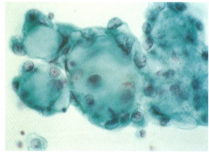

病　　態：下腹部腫瘤がある．婦人科疾患では，子宮筋腫，卵巣腫瘍などが第一に考えられる．
左　　図：背景はきれいである．ライトグリーン好性の豊富な細胞質と著明な核小体を有する細胞集団がみられる．核の大小不同，顕著な核異型を認め，腺癌と考える所見である．
右　　図：細胞集団はライトグリーン好性の無構造の球状物質を中心部に有している．これは膠原線維間質（collagenous stroma）とよばれる細胞外基質で，卵巣の明細胞癌で高頻度に認められることが知られている．他に悪性中皮腫でもみられる．以上の所見より，明細胞癌と判定する．
鑑別診断：卵巣腫瘍は，それぞれに特徴所見があるため，十分に把握しておくことが大切である．漿液性癌，粘液性癌，類内膜癌，明細胞癌はいずれも組織学的に上皮性腫瘍に分類される．明細胞癌の特徴は，グリコーゲンに富んだ淡明な細胞質を有する細胞，あるいはわずかな細胞質と大型核を有する鋲釘状細胞（hobnail cell）および明瞭な核小体である（本画像中には鋲釘状細胞はみられない）．漿液性癌は，乳頭状あるいは樹枝状集団で出現し，細胞異型が強く，ときに集団内に砂粒小体を認めるなどの特徴的所見から否定できる．粘液性癌は粘液産生を特徴とし，細胞内粘液を有し，背景にも粘液成分を伴うなどの点で鑑別可能である．類内膜癌は，このような豊富な胞体を有さない点が異なる．胎児性癌（胎芽性癌）は，胚細胞腫瘍に分類され，大型の未熟な腫瘍細胞で構成される．大型高円柱状で，核腫大，核形不整，核小体腫大など核異型の顕著な細胞が出現するのが特徴である．それぞれの細胞所見を整理しておくことで鑑別することができる．

問99	年齢 66 歳，女性	
	主訴または臨床症状──不正出血	採取部位──子宮腔内
	採取方法，染色法───吸引，Pap. 染色	倍　率───左 20 倍，右 20 倍

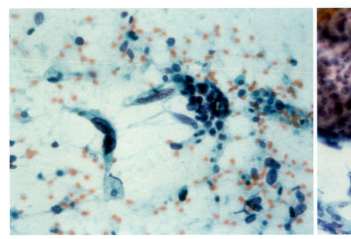 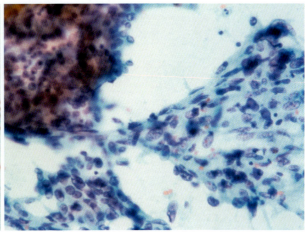

①修復細胞　②子宮内膜異型増殖症　③類内膜癌（G1）　④類内膜癌（G3）　⑤癌肉腫

問100	年齢 70 歳，女性	
	主訴または臨床症状──外陰部腫瘍	採取部位──外陰
	採取方法，染色法───腫瘍捺印，Pap. 染色	倍　率───左 20 倍，右 40 倍

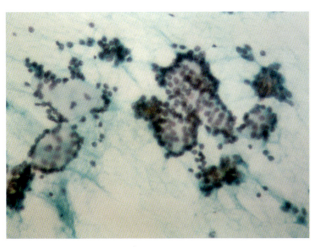 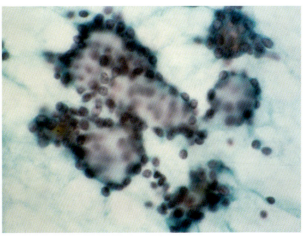

①バルトリン腺嚢胞　②パジェット（Paget）病　③粘表皮癌　④腺様嚢胞癌　⑤腺癌

問99　解答⑤　癌肉腫

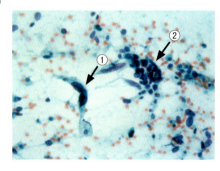
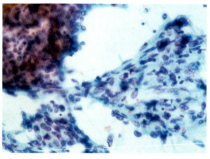

病　　態：不正出血がある．悪性腫瘍を含む様々な疾患を想定して，鏡検に臨む必要がある．
左　　図：形態の異なる2種類の細胞がみられる．一方は，周囲血球に比べ巨大な紡錘形細胞が孤立散在性に出現している（①）．クロマチンの増量，くびれ・ねじれなどの顕著な核形不整を伴う大型核を有し，細胞質はライトグリーンに淡染している．非上皮性悪性腫瘍と推測され，肉腫成分と推定する．これとは別に，類円形核を有し，結合性のある小集団が出現している（②）．腺癌と推測され，癌腫成分と推定する．
右　　図：癌腫と肉腫の両成分が混在した二相性を呈する集団がみられる．以上の所見より，癌肉腫と判定する．
鑑別診断：大型の紡錘形細胞を非上皮性腫瘍細胞と認識できれば，他の選択肢は容易に否定できる．
　　　　　癌肉腫は子宮腔内に大きなポリープ状に突出し，出血，壊死を伴うことが多い．組織学的に，癌腫成分と肉腫成分からなる悪性腫瘍で，子宮固有の組織由来の肉腫（子宮内膜間質肉腫や平滑筋肉腫）からなる場合を同所性癌肉腫という．また，骨・軟骨肉腫や横紋筋肉腫など，本来子宮にない成分からなる肉腫を伴う場合を異所性癌肉腫という．本症例は同所性癌肉腫である．

問100　解答④　腺様囊胞癌

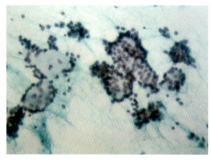
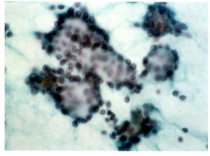

病　　態：外陰部に腫瘍がある．外陰部腫瘍としては，扁平上皮癌，パジェット病，皮膚付属器起源の腫瘍，バルトリン腺腫瘍などの上皮性腫瘍をはじめ，悪性黒色腫を代表とするメラノサイト系腫瘍，非上皮性腫瘍および転移性腫瘍など多岐にわたる．頸部病変とは分けて鏡検に臨む必要がある．
左　　図：小型で濃染した類円形核を有する細胞が，粘液様物質（粘液球）を取り囲むように集団を形成している．
右　　図：左図中央部の集団の拡大である．篩状構造を呈し，内部に粘液様物質がみられる．核は類円形で，異型に乏しい．以上の所見より，腺様囊胞癌と判定する．所見の整った典型的な像である．
鑑別診断：他の選択肢の疾患ではこのような粘液様物質は認めない．本腫瘍は特徴的な構造を呈するため，鑑別は容易である．パジェット病は，アポクリン腺，エックリン腺様の分化を示す大型細胞からなり，著明な核小体を有するのが特徴である．外陰部は乳房外パジェット病の好発部位でもある．粘表皮癌は粘液産生細胞，扁平上皮細胞および中間細胞で構成されることが特徴である．

呼吸器

呼吸器細胞診を学んでいる方へ

　本書の呼吸器分野は第29回（1996年）〜第35回（2002年）細胞検査士資格認定試験出題問題から63題を選択し構成した．出題後に肺癌などの組織分類の改定が2回にわたり行われ，試験出題時の診断名と現在の診断名が異なる症例が存在したため，できるかぎり現在の診断に整合するよう修正を加えた．

　本書の初回出版時（第1版第1刷，2014年4月）においては，肺癌取扱い規約第7版（日本肺癌学会編，金原出版，2010年11月発行）に準拠した組織診断名とした．この版での主な注意点は，1点は，「異型腺腫様過形成（atypical adenomatous hyperplasia：AAH）」であり，もう1点は「大細胞癌」であった．大細胞癌については，以前の大細胞癌（古典的大細胞癌）には，大細胞神経内分泌癌と巨細胞癌なども含まれていた．しかし，組織分類が変わり，新たに大細胞神経内分泌癌が分類され，また，「多形，肉腫様あるいは肉腫成分を含む癌」のカテゴリーが新規に定められた．このため，第36回細胞検査士資格認定試験以降に大細胞神経内分泌癌と多形癌の症例が出題されたことがある．

　その後，2015年刊行のWHO第4版で，主要な組織型の枠組みや定義の変更を含む大改訂がなされ，それに伴い，肺癌取扱い規約第8版（日本肺癌学会編，金原出版，2017年1月発行）も組織分類の改定が行われている．今回の改訂第2版では肺癌取扱い規約第8版に基づいて名称の変更を中心に修正を加えたが，古典的大細胞癌など一部の組織型は修正を最小限にとどめた．

　参考までに，肺癌取扱い規約第8版（日本肺癌学会編，金原出版，2017）の改訂の要点を述べる．

　①肺の悪性上皮性腫瘍は形態学的および免疫組織化学的に診断し，基本的に腺癌，扁平上皮癌，神経内分泌癌の3種類に分類する．

　②上記の3種類の組織型それぞれについて，浸潤性病変以外に前浸潤性病変を分類した．

　③腺癌の亜型であった細気管支肺胞上皮癌の名称は用いないこととなった．

　④腺癌では前浸潤性病変として，異型腺腫様過形成（atypical adenomatous hyperplasia：AAH）と上皮内腺癌（adenocarcinoma *in situ*：AIS）を用いることとなり，さらに微小浸潤性腺癌（minimally invasive adenocarcinoma：MIA）の概念が導入された．

　⑤腺癌の亜分類では混合型腺癌の名称は用いず，優勢な増殖パターンによって置換型，腺房型，乳頭型，微小乳頭型，充実型に亜分類された．また，特殊型として浸潤性粘液性腺癌，胎児型腺癌，コロイド腺癌，腸型腺癌が分類された．これらは，細胞診所見においても特徴をとらえることが可能な場合がある．

　⑥扁平上皮癌においては，乳頭型，淡明細胞型，小細胞型は削除され，角化型と非角化型，類基底細胞型の3種類に亜分類されることとなった．

　⑦小細胞癌，大細胞神経内分泌癌，定型カルチノイド（名称変更），異型カルチノイド（名称変更）は神経内分泌腫瘍としてまとめられた．

　⑧形態学的および免疫組織化学的に腺癌，扁平上皮癌，神経内分泌癌の特徴を欠く未分化な悪性上皮性腫瘍を除外診断的に大細胞癌とした．

　⑨大細胞癌の亜型であった，大細胞神経内分泌癌は神経内分泌腫瘍に，リンパ上皮腫様癌は分類不能癌に，類基底細胞癌は扁平上皮癌に整理された．

　⑩印環細胞，淡明細胞，ラブドイド形質といった細胞形態を表現する亜型は各組織型から削

除された.

⑪硬化性血管腫は硬化性肺胞上皮腫に名称が変更になった.

上記の診断では，腫瘍全体を用いて診断しなければならないが，病理組織診断が容易に行えず，細胞診断が最終診断とならざるをえないことがある．肺癌の治療においては，組織型や遺伝子変異などにより治療方針や薬剤選択が異なっている（EBM の手法による肺癌診療ガイドライン 2016 年版 第 4 版，日本肺癌学会編，金原出版，2016．肺癌診療ガイドライン 2017 年版 Ⅳ期非小細胞肺癌薬物療法，日本肺癌学会編，金原出版，2017）ため，可能なかぎり細胞診断においても推定組織型診断をすべきである.

肺癌取扱い規約第 8 版の細胞診の項目において，肺悪性腫瘍の細胞診断において可能な場合，推定組織型を記載することとされている．ここで，細胞の特徴が明らかな場合は腺癌，扁平上皮癌，小細胞癌と記載する．明らかでない場合は，非小細胞癌との記載にとどめることとされている．また，カルチノイド腫瘍，腺様嚢胞癌，粘表皮癌，肉腫，転移性肺腫瘍など，可能なものでは推定組織型を記載することとされているが，大細胞癌という診断名は用いないこととなっている．悪性病変以外でも，真菌症，ウイルス感染症，結核症などの病変が推定しうる時は当該診断名を記述することとされている.

細胞検査士資格認定試験問題は原則として「肺癌取扱い規約」等に基づいているため，最新の肺癌取扱い規約にも目を通して学んで欲しい.

（野本靖史）

問1

年齢 52 歳，男性
主訴または臨床症状――乾性咳嗽　　　採取方法――喀痰
染色法――――――Pap. 染色　　　　倍　率―――左 10 倍，右 40 倍

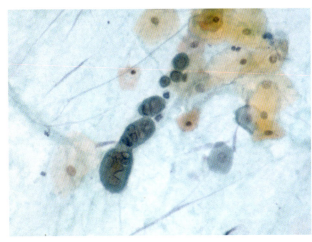
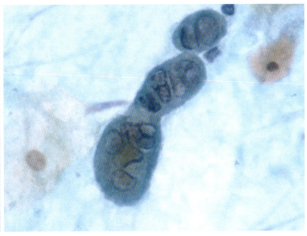

①ウイルス感染　②中等度異型扁平上皮細胞　③高度異型扁平上皮細胞　④扁平上皮癌　⑤腺癌

問2

年齢 63 歳，女性
主訴または臨床症状――胸部 X 線異常影　　採取方法――経気管支的穿刺吸引
染色法――――――Pap. 染色　　　　倍　率―――左 20 倍，右 100 倍

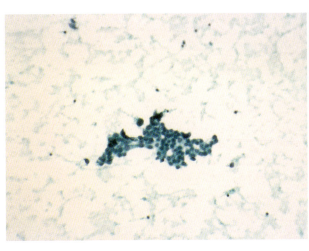
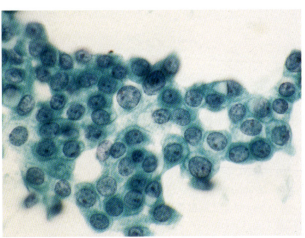

①腺上皮増生　②硬化性肺胞上皮腫　③異型腺腫様過形成（AAH）　④カルチノイド腫瘍　⑤腺癌

問1　解答①　ウイルス感染

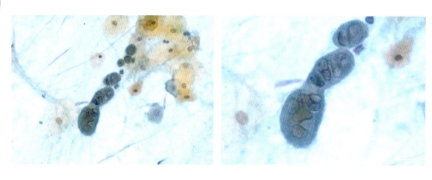

病　　態：乾性咳嗽（かんせいがいそう）を主訴とした喀痰が検体である．咳嗽には湿性咳嗽（しつせいがいそう）と乾性咳嗽があり，咽頭や気管，気管支粘膜の刺激が誘引となって起こる．咳嗽は肺癌，結核などの初発症状である場合もあるが，乾性咳嗽の場合，間質性肺炎，胸膜炎およびウイルス感染などが疑われる．
左　　図：正常の表層型扁平上皮細胞とともに，多核・クロマチンの無構造化（すりガラス様変化）の核を有する細胞が疎結合性を保ち出現している．
右　　図：左図の拡大像であるが，2核〜多核細胞からなり，核形不整を伴い，核の中心部ではクロマチンの無構造化（すりガラス様変化）がみられ，核縁にクロマチンの凝集が認められる．ウイルス感染細胞が推定される．
鑑別診断：喀痰の場合，経時的変性が加わり核の融解に伴い無構造化し，一見すりガラス状にみえることがあるが，多核を伴うことはまれである．
　　　　　図のような多核・すりガラス様の所見は，ウイルス感染細胞として特徴的な所見である．

問2　解答⑤　腺癌

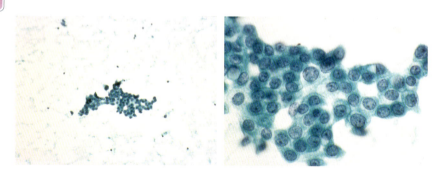

病　　態：胸部X線で異常陰影を指摘された患者の，経気管支的穿刺吸引細胞診（TBAC）によって得られた細胞である．気管支擦過材料ではなくTBACによる検体であることより，肺の末梢病変から採取された可能性がある．穿刺吸引細胞診では，肺原発性腫瘍および転移性腫瘍などあらゆる病態が含まれる．
左　　図：きれいな背景のなか，平面的および軽度重積性を示し出現している．一部，核の腫大した細胞が認められる．
右　　図：左図の拡大像である．平面的結合性を保ち，クロマチンは微細顆粒状で，核縁にクロマチンの凝集もみられ，小型の核小体が1〜数個認められる．一部に粘液様空胞もみられることから腺癌が推定される．
鑑別診断：穿刺吸引細胞診では，腺癌でも平面的結合で出現することがしばしばある．新鮮材料であることよりクロマチンの変性凝集した所見も認められないため，良性腫瘍との鑑別を要することがしばしば発生する．腺上皮増生では，繊毛を有する細胞および杯細胞（goblet cell）が同じ集塊のなかに混在して認められることが多い．硬化性肺胞上皮腫の核は類円形で，細胞質はやや厚く，ヘモジデリンを貪食したマクロファージ（macrophage）が同時に出現することが多い．異型腺腫様過形成（AAH）の場合，集団を構成する細胞量は数〜十数個程度と少なく，核のクロマチンは増量するが，核小体は目立たず，核の切れ込みはまれであり細胞質は乏しい．カルチノイド腫瘍には定型と異型とがあるが，定型では核偏在傾向がみられ核形不整はほとんど認められず，均一な細胞出現パターンを示し，ときには花冠状配列（ロゼット，rosette）がみられる．異型カルチノイドは核の多形性，核分裂像および壊死物質を認めることがある．

年齢64歳，男性

主訴または臨床症状──喀痰集団検診　　　採取方法──喀痰（サコマノ法）
染色法──────Pap. 染色　　　　　　　倍　率──左10倍，右100倍

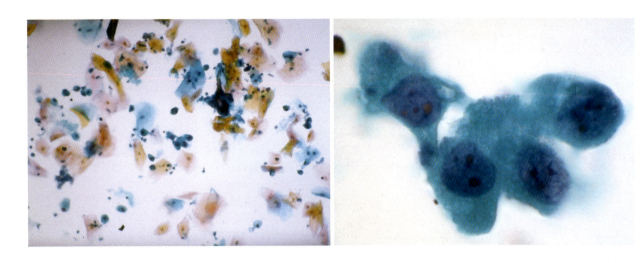

①修復細胞　②中等度異型扁平上皮細胞　③高度異型扁平上皮細胞　④扁平上皮癌　⑤腺癌

年齢46歳，女性

主訴または臨床症状──胸部X線異常影　　　採取方法──喀痰
染色法──────Pap. 染色　　　　　　　倍　率──左10倍，右40倍

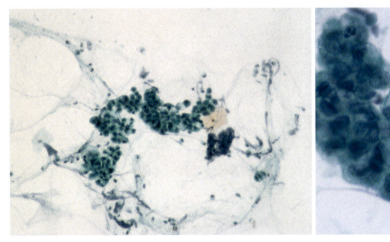
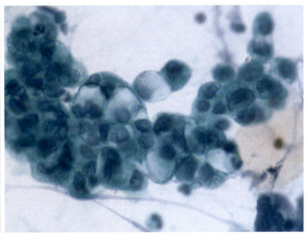

①腺上皮増生　②硬化性肺胞上皮腫　③カルチノイド腫瘍　④腺癌　⑤転移性肺腫瘍（乳癌）

問3　解答⑤　腺癌

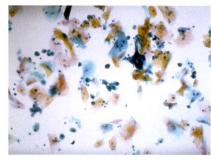
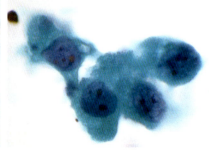

- 病　　態：集団検診で採取された喀痰（サコマノ法）である．喀痰にみられる異型細胞の場合，気管支上皮由来の炎症性病変あるいは腫瘍性病変からの細胞が得られるが，気管支腺由来の腫瘍細胞が出現することはきわめてまれである．集団検診の喀痰細胞診は従来，気管および中枢気管支発生の扁平上皮癌の発見を目的としていたが，近年腺癌の増加により腺癌細胞の検出も多くなっている．
- 左　　図：正常の扁平上皮細胞および組織球とともに，核腫大，核偏在性でクロマチンの増量した異型細胞が疎結合性を保ち出現している．
- 右　　図：左図の拡大像である．大型の細胞でクロマチン増量，核偏在性で腫大した類円形の核小体が数個認められる．細胞質は融合し，細胞間橋はみられず泡沫状であることから，腺癌を推定する．
- 鑑別診断：喀痰中での結合性を保持した細胞の出現は，腺系由来（腺上皮増生，腺癌など）のことが多い．転移性腺癌との鑑別も要するが，壊死物質を伴うことがしばしばある．修復細胞との鑑別は，核の大小不同，核小体の腫大がみられるが，N/C 比は大きくなく，クロマチンの増量は軽度である．扁平上皮由来の異型細胞では細胞質に厚みがあり，孤立散在性に出現し，しばしば細胞質がエオジンあるいはオレンジ G 好染の角化細胞が出現し，扁平上皮癌では壊死物質を伴うことがある．

問4　解答①　腺上皮増生

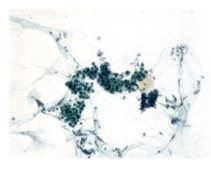
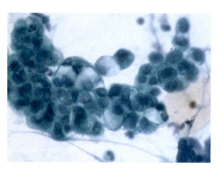

- 病　　態：胸部 X 線で異常を指摘された患者の喀痰である．喀痰中に認められる異型細胞としては，炎症に伴う良性異型細胞から腺上皮過形成，肺癌，転移性肺腫瘍など多彩な細胞が出現する．粘膜下腫瘍の発育形態をとる粘表皮癌，腺様嚢胞癌が喀痰中に出現することはきわめてまれである．
- 左　　図：きれいな背景のなか，粘液様成分とともに孤立性および結合性の保たれた，腺系由来を思わせる細胞集塊が認められる．
- 右　　図：左図の拡大像であるが，結合性の強い細胞集塊として出現している．腺系由来の悪性細胞との鑑別を要する．核の大小不同および核形不整がみられるが，細胞質に厚みのある気管支円柱上皮細胞由来と粘液を有する goblet cell が混在している．明らかな線毛は認められないが，細胞集塊（クラスター，cluster）からの核の突出像もみられず，良性由来の腺上皮増生を推定する．
- 鑑別診断：腺上皮増生では，しばしば前述のように気管支円柱上皮細胞と粘液を有する goblet cell が混在した集塊として出現する．線毛が確認できれば腺上皮増生との診断はやさしいが，集塊辺縁からの核の突出像の有無も腺癌との鑑別に重要な所見である．硬化性肺胞上皮腫では，核は類円形で細胞質はやや厚く，ヘモジデリンを貪食した macrophage が同時に出現することが多い．カルチノイド腫瘍は重積性を伴うことはまれで，大きさがほぼ均一で平面的な配列で出現し，ときには rosette 様配列もみられる．腺癌では構築の乱れや核形不整が強く，クロマチンの増量および核小体の腫大がみられる．転移性肺腫瘍の場合，しばしば背景に壊死物質を認める．

問5

年齢 74 歳，男性
主訴または臨床症状──喀痰集団検診　　　　採取方法──喀痰（サコマノ法）
染色法──────Pap. 染色　　　　　　　　倍　率───左 10 倍，右 100 倍

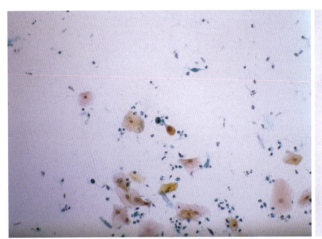 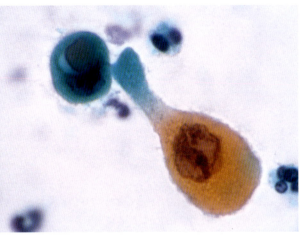

①修復細胞　②軽度異型扁平上皮細胞　③中等度異型扁平上皮細胞　④扁平上皮癌　⑤腺扁平上皮癌

問6

年齢 79 歳，男性
主訴または臨床症状──胸部 X 線異常影　　　採取方法──摘出標本捺印
染色法──────Pap. 染色　　　　　　　　倍　率───左 20 倍，右 100 倍

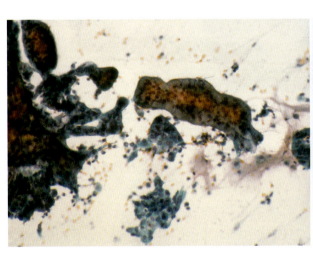 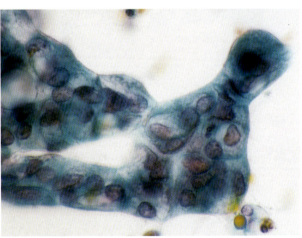

①杯細胞増生　②硬化性肺胞上皮腫　③腺様嚢胞癌　④腺癌　⑤転移性肺腫瘍（大腸癌）

呼吸器

問5　解答④　扁平上皮癌

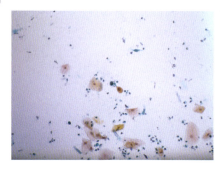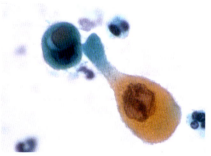

病　　態：喀痰集団検診で採取された細胞である．

左　　図：軽度の炎症性背景を伴い，正常の扁平上皮細胞と変性した気管支円柱上皮細胞が散見される．そのなかに，核腫大し細胞質がライトグリーンおよびオレンジG好染の異型細胞が少数みられる．この写真では，高度異型扁平上皮細胞から扁平上皮癌が疑われる．

右　　図：変性が加わっているが，ライトグリーンおよびエオジンからオレンジGに染まった異型扁平上皮細胞がみられる．核クロマチンは変性により不均一な分布を示し，核縁は不整が強くオタマジャクシ型細胞（tadpole cell）と相互貪食細胞がみられる．いずれも核異型が強く，扁平上皮癌を推定する．

鑑別診断：修復細胞が喀痰中に出現することはまれで，擦過材料でしばしばみられる．細胞質は厚く，核の大小不同および核小体の腫大がみられるが，クロマチンの増量は乏しく均等分布を示す．軽度および中等度異型扁平上皮細胞では，敷石状配列または孤立散在性に出現するが，クロマチンは軽度増量で細胞質はライトグリーンまたはエオジンに染まり，オレンジG好染の光輝性を示すことはまれである．腺扁平上皮癌は，細胞診で腺癌，扁平上皮癌のcomponentが互いに認められるものであり，喀痰で診断できるものではない．

問6　解答④　腺癌

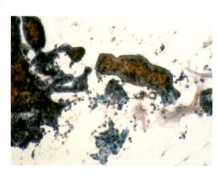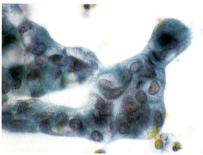

病　　態：胸部X線で異常陰影を指摘された患者の，摘出材料の捺印細胞診である．手術摘出材料の場合，上皮性腫瘍，非上皮性腫瘍，粘膜下腫瘍および転移性腫瘍などの良性，悪性病変が対象となる．

左　　図：平面的結合を示す気管支円柱上皮細胞の集塊と，不規則重積性を示す上皮性結合が保たれた細胞集塊として出現．多量の粘液を有する細胞集塊では，核は細胞集塊の中央部に偏在し，核間距離は不均等である．腺癌を強く疑う所見である．

右　　図：左図の一部の細胞集塊であるが，粘液を有し核形不整，極性の乱れと小型の核小体も確認される．通常，腺癌の場合，核はclusterの辺縁に位置し核の突出像がみられるが，粘液産生性腺癌の場合，核は基底部に位置し，細胞集塊の中央部に偏在する傾向がみられる．

鑑別診断：多量の粘液を有する細胞集塊では，杯細胞増生との鑑別が問題となるが，注意深く観察すると線毛を有する細胞の混在により鑑別できる．硬化性肺胞上皮腫では核は類円形で細胞質はやや厚く，重積性はさほど認められないことが多く，ヘモジデリンを貪食したmacrophageが同時に出現することにより鑑別可能である．腺様嚢胞癌は小型で核の大小不同に乏しい均一な細胞が1～数層，粘液物質を取り囲む腺腔様または胞巣状を示す．転移性肺腫瘍（大腸癌）では，円形から高円柱状の核が柵状に配列し，背景に壊死物質を伴うことが多い．

問7

年齢 67 歳，男性
主訴または臨床症状──胸部 X 線異常影
採取方法──経気管支的穿刺吸引
染色法────────Pap. 染色
倍　率────左 20 倍，右 40 倍

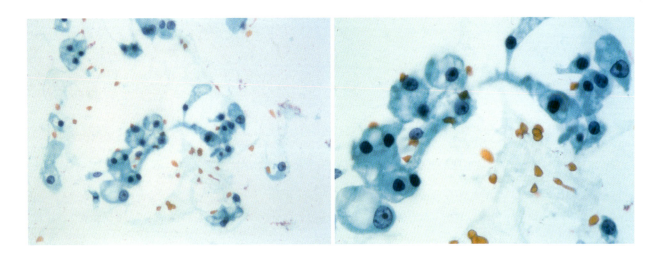

①腺上皮増生　②硬化性肺胞上皮腫　③粘表皮癌　④腺様嚢胞癌　⑤転移性肺腫瘍（腎細胞癌）

問8

年齢 50 歳，男性
主訴または臨床症状──呼吸困難
採取方法──経気管支的穿刺吸引
染色法────────Pap. 染色
倍　率────左 20 倍，右 40 倍

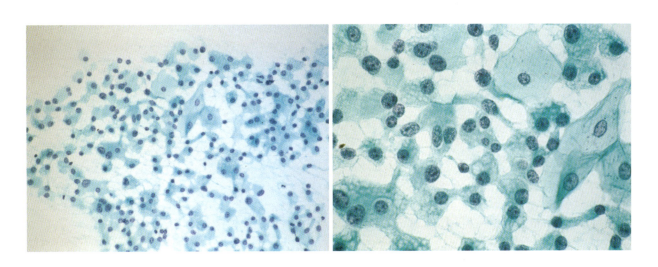

①腺上皮増生　②硬化性肺胞上皮腫　③カルチノイド腫瘍　④腺癌　⑤形質細胞腫

問7　解答⑤　転移性肺腫瘍（腎細胞癌）

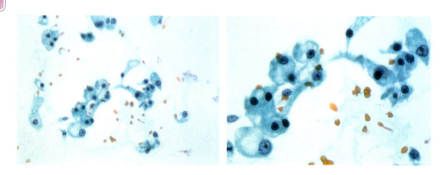

- 病　　態：胸部X線異常影を主訴とし，経気管支的に穿刺吸引細胞診が行われ，採取された細胞であり，末梢肺の異常であると考えられた．
- 左　　図：きれいな背景のなか，赤血球とともに孤立性および疎結合性を示す細胞が得られている．N/C比は大きくはないが，核の大小不同と核クロマチンの濃淡が認められる．
- 右　　図：左図の拡大像である．泡沫状の細胞質を有し，N/C比は大きくない．核濃縮した細胞および核縁に凝集したクロマチンパターンを示し，著明に腫大した核小体を示す細胞もみられる．設問からは転移性肺腫瘍（腎細胞癌）が疑われる所見である．
- 鑑別診断：細胞質が明るく核小体の肥大した細胞では，明細胞癌（clear cell carcinoma）が疑われる．明細胞癌としては，腎臓の淡明腎細胞癌および膀胱腺癌の特殊型としての明細胞癌，子宮内膜癌，卵巣癌などにもまれに発生する．腺上皮増生では結合性が強く，気管支円柱上皮とgoblet cellが混在して出現する．硬化性肺胞上皮腫では，核は類円形で細胞質はやや厚く，ヘモジデリンを貪食したmacrophageが同時に出現することが多い．粘表皮癌では，細胞質がライトグリーンに濃染または淡染する扁平上皮細胞と，空胞状の粘液を有する腺細胞からなる．腺様嚢胞癌は小型均一な細胞が1～数層の腺腔様または胞巣状に配列し，中心部に粘液球を形成する．

問8　解答③　カルチノイド腫瘍

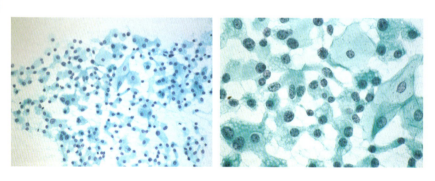

- 病　　態：呼吸困難を主訴とし，経気管支的に穿刺吸引がなされたものである．肺末梢の巨大な腫瘤もしくは中枢気管支の病変が疑われる．
- 左　　図：淡い細胞質を有し核偏在性の細胞が弱い結合性を保ち，単調な細胞が平面的に出現している．
- 右　　図：左図の拡大像である．核は偏在し，類円形で軽度の大小不同がみられる．クロマチンは粗顆粒状で核縁は薄い．小型の核小体が数個認められる．核の異型性は弱く，均一な出現パターンからカルチノイド腫瘍を推定する．
- 鑑別診断：カルチノイド腫瘍には定型と異型カルチノイドがある．この症例は定型カルチノイドに分類される．定型カルチノイドは，核の異型性は弱く類円形で，しばしば花冠状配列（rosette）を示し，神経系由来を示唆する所見も認められる．異型カルチノイドでは，核の多形性，核分裂像および壊死物質も認められることがあり，小細胞癌および扁平上皮癌，腺癌との鑑別を要することがある．単調な出現パターンから形質細胞腫との鑑別を要するが，形質細胞腫に比較し細胞質が広く，上皮性の結合がみられることから鑑別可能である．

問9	年齢 76 歳，男性
	主訴または臨床症状――発熱，咳嗽　　　採取方法――経気管支的穿刺吸引
	染色法――――――――Pap. 染色　　　　倍　率―――左 20 倍，右 100 倍

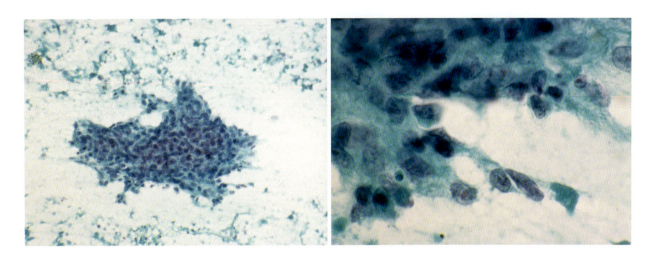

①気管支上皮細胞増生　②肺結核　③腺癌　④扁平上皮癌　⑤転移性肺腫瘍（腎細胞癌）

問10	年齢 64 歳，男性
	主訴または臨床症状――咳嗽　　　　　　採取方法――喀痰
	染色法――――――――Pap. 染色　　　　倍　率―――左 20 倍，右 40 倍

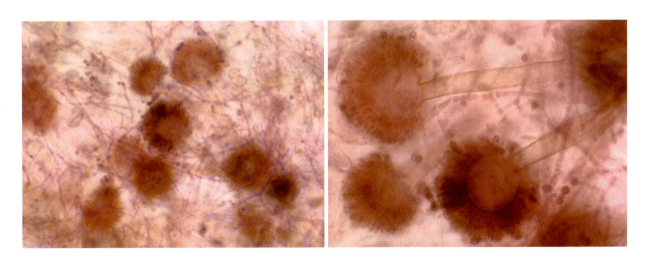

①ニューモシスチス肺炎　②クリプトコッカス症　③アスペルギルス症　④カンジダ症　⑤ノカルジア症

問9 解答④　扁平上皮癌

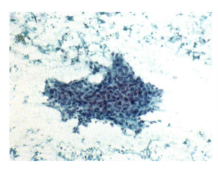 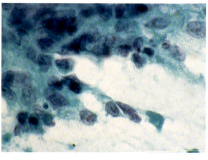

病　　態：発熱，咳嗽を主訴とし，経気管支的に穿刺吸引で採取された細胞像である．臨床情報からは感染症も否定できない．
左　　図：背景に壊死物質を認め，平面的および軽度重積性を示す細胞集団が採取されている．集塊の辺縁では結合性の乏しい細胞も認められることから，扁平上皮癌が疑われる．
右　　図：左図の拡大像である．経気管支的穿刺吸引による新鮮材料のため，核クロマチンの変性所見および核縁の肥厚などは軽度である．淡い細胞質を有し，類円形から紡錘形の核がみられ，核の大小不同，不整な形をした核小体および濃染核も認められることから，扁平上皮癌を推定する．
鑑別診断：腺癌との鑑別が問題となる．壊死物質の存在が鑑別するうえでもっとも重要であるが，核形の多様性および濃染性の核の存在，核小体の形状（多形性）も重要な所見である．しばしば転移性肺腺癌（特に下部消化管）でも壊死性背景を伴うことがあるので注意が必要である．転移性肺腫瘍（腎細胞癌）では，一般的には細胞質が広く核小体が目立つ．肺結核でも乾酪壊死を伴い，Langhans型巨細胞および類上皮細胞が出現するが壊死物質の形状が異なる．気管支上皮細胞増生では壊死物質を伴うことはない．

問10 解答③　アスペルギルス症

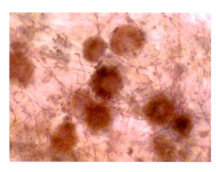 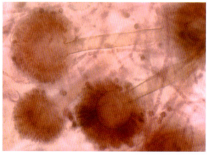

病　　態：咳嗽を主訴とした患者の喀痰材料である．
左　　図：細長い菌糸と球状の分生子頭がみられ，アスペルギルスが疑われる．
右　　図：左図の拡大像である．45度に分岐した細長い有隔壁性の菌糸と分生子頭の辺縁に分生子が散見される．アスペルギルスが疑われる．
鑑別診断：Pap. 染色でも確認できるが，Grocott 染色または PAS 染色でさらに明瞭に識別できる．ニューモシスチス肺炎での *Pneumocystis jirovecii* は，酵母様真菌の一種で，Pap. 染色では識別が困難であり，Grocott 染色，methenamine silver 染色での確認が有効である．クリプトコッカスは，円形で厚い莢膜を有し，喀痰中に孤立散在性および組織球に貪食された状態で出現する．カンジダは，連鎖状の分枝状菌糸で分生芽胞は Pap. 染色で淡褐色に染色される．

問 11	年齢 83 歳，男性
	主訴または臨床症状──咳嗽，喀痰　　採取方法──喀痰
	染色法──────────Pap. 染色　　倍　率───左 20 倍，右 100 倍

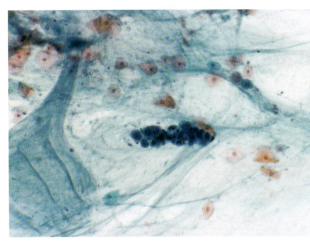
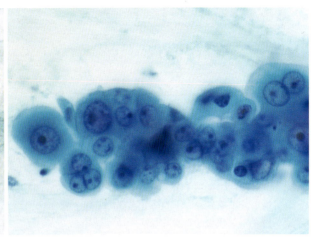

①ウイルス感染　②高度異型扁平上皮細胞　③カルチノイド腫瘍　④腺癌　⑤扁平上皮癌

問 12	年齢 70 歳，男性
	主訴または臨床症状──胸部 X 線異常影　　採取方法──経気管支的穿刺吸引
	染色法──────────Pap. 染色　　倍　率───左 20 倍，右 100 倍

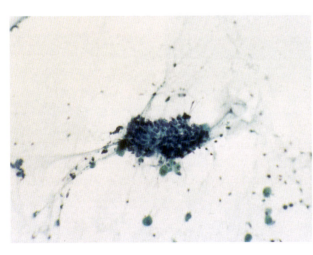
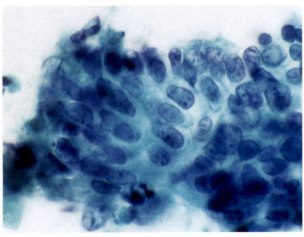

①肺結核　②円柱上皮過形成　③腺癌　④扁平上皮癌　⑤転移性肺腫瘍（大腸癌）

問11　解答④　腺癌

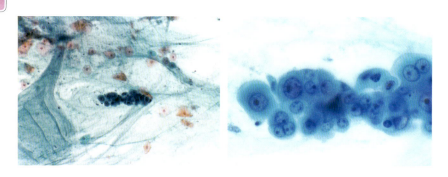

病　　態：咳を主訴とする高齢者の喀痰である．喀痰細胞診検査は，中枢型肺癌の診断に有効とされているが，末梢型肺癌からの細胞も出現することがある．
左　　図：口腔内に由来する扁平上皮細胞とともに，核がヘマトキシリンに濃染し，重積性を示す異型上皮細胞の集塊が出現している．
右　　図：細胞集塊の強拡大である．N/C比の大きい異型上皮細胞が不規則な重積性を示す集塊で認められる．核は中心〜偏在性で大小不同がみられる．核縁の肥厚と核小体の腫大が目立つ．以上の所見から，腺癌が選択できる．
鑑別診断：ウイルス感染の特徴的な核所見は認めず，強い結合性をもつ細胞集塊と核クロマチンパターンからカルチノイド腫瘍は否定される．集塊を構成する細胞にはライトグリーンに濃染する重厚な細胞質がみられるが，角化や層状構造など明らかな扁平上皮への分化はみられない．また，細胞集塊の辺縁が円滑で不規則な重積性がみられるなどの所見から，高度異型扁平上皮細胞や扁平上皮癌と鑑別できる．

問12　解答⑤　転移性肺腫瘍（大腸癌）

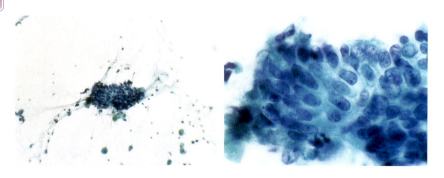

病　　態：経気管支的穿刺吸引細胞診は，気管・気管支の粘膜下病変や気管支壁外の病変やリンパ節，末梢病変に対して有効である．本症例は，胸部X線異常影の主訴から末梢病変が疑われる．
左　　図：少量の壊死様物質とともに，核が濃染した異型上皮細胞集塊が出現している．
右　　図：細胞集塊の強拡大像である．高円柱状細胞が柵状の配列を示す集塊で，N/C比は大きく，核クロマチンは増量し不規則な分布を示す．核形不整は軽度であるが，核縁の肥厚がみられる．以上より，転移性肺腫瘍（大腸癌）がもっとも考えられる．
鑑別診断：壊死様物質は少量認められるが，Langhans型巨細胞や肉芽腫を疑う細胞がみられないことから，肺結核は除外できる．円柱上皮過形成とは線毛の不明瞭さと核異型を伴う上皮細胞集塊の出現で鑑別できる．扁平上皮への明らかな分化傾向がみられず，高円柱状の異型上皮細胞が柵状配列を示す細胞集塊の所見から，扁平上皮癌や一般的な肺腺癌は考えにくい．

問13	年齢 62 歳，男性
	主訴または臨床症状——咳嗽，胸痛　　採取方法——経気管支的穿刺吸引
	染色法————————Pap. 染色　　　倍　率———左20倍，右100倍

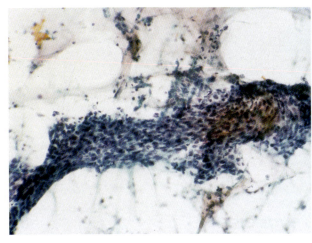
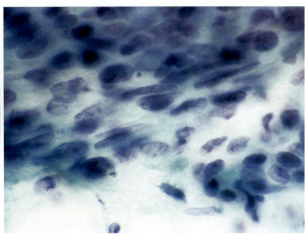

①ウイルス感染　②肺結核　③腺癌　④扁平上皮癌　⑤小細胞癌

問14	年齢 64 歳，男性
	主訴または臨床症状——喀痰集団検診　　採取方法——喀痰（サコマノ法）
	染色法————————Pap. 染色　　　倍　率———左20倍，右100倍

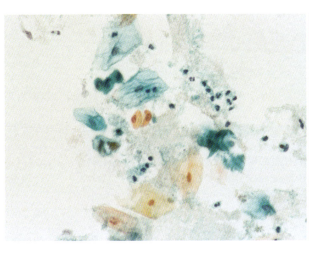
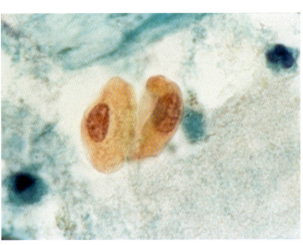

①ウイルス感染　②軽度異型扁平上皮細胞　③中等度異型扁平上皮細胞　④上皮内扁平上皮癌　⑤扁平上皮癌

問13　解答④　扁平上皮癌

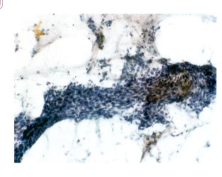 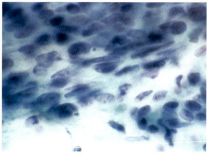

- 病　　態：本症例の主訴（咳，胸痛）から病変の局在は不明であるが，経気管支的穿刺吸引細胞診は，気管・気管支の粘膜下病変や気管支壁外の病変やリンパ節，および末梢病変に対して用いられることが多い．
- 左　　図：円柱上皮細胞を含む粘液性背景に，核濃染性を示す紡錘形細胞が，細胞密度の高い大型の細胞集塊として出現している．
- 右　　図：細胞集塊の強拡大である．核は楕円形〜紡錘形で，核の長軸方向に対して流れるように配列する．N/C比大で，核クロマチンは粗〜細顆粒状に増量し密に分布している．核の大小不同や核形不整がみられ，核小体は小さく，目立つ細胞も認められる．明らかな角化傾向は確認できないが，細胞の配列やクロマチンパターンなどから，扁平上皮癌が推定される．
- 鑑別診断：ウイルス感染に特有なすりガラス状の核所見はみられず，肺結核症に出現する壊死物質や肉芽腫を疑う所見とも相違する．細胞集塊中には腺腔様配列や粘液産生細胞は確認できず，腺癌は否定できる．小細胞癌とは，核の大きさ，細胞質の広さ，核間距離などから鑑別可能である．

問14　解答③　中等度異型扁平上皮細胞

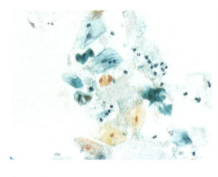 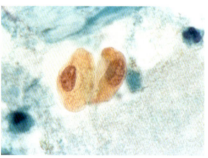

- 病　　態：集団検診時の喀痰（サコマノ法）であり，肺癌を疑う異型細胞，特に異型扁平上皮細胞を見逃さないことが重要である．
- 左　　図：少数の好中球や扁平上皮細胞とともに，軽度核腫大した小型の異型扁平上皮細胞がごく少数出現している．
- 右　　図：異型扁平上皮細胞は，細胞質がオレンジG好性でやや厚い．N/C比は1/3程度と小さく，核クロマチンの増量や核形不整は軽度である．中等度異型扁平上皮細胞に相当する所見である．集検判定区分ではCに相当する．
- 鑑別診断：ウイルス感染に特有なすりガラス状の核や多核化などの所見はみられない．軽度異型扁平上皮細胞との明確な区別は難しいが，中等度異型扁平上皮細胞のほうが核の腫大や大小不同，核形不整，クロマチンの増量などがより目立つ傾向がある（肺癌取扱い規約，第8版，金原出版）．上皮内扁平上皮癌や扁平上皮癌とは，N/C比が小さく角化傾向や核異型も弱いことから鑑別可能である．

年齢 60 歳,男性
主訴または臨床症状──乾性咳嗽　　　　採取方法──経気管支的穿刺吸引
染色法──────Pap. 染色　　　　倍　率───左 20 倍,右 40 倍

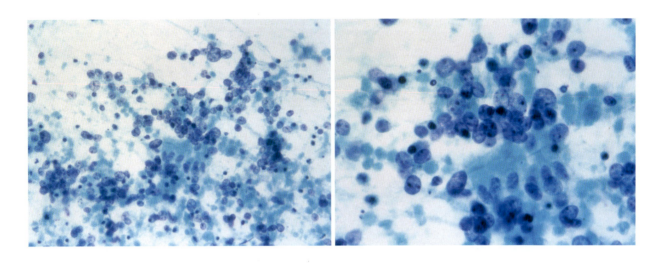

①円柱上皮過形成　②基底細胞増生　③カルチノイド腫瘍　④小細胞癌　⑤悪性リンパ腫

年齢 43 歳,女性
主訴または臨床症状──胸部 X 線異常影　　　採取方法──経皮的穿刺吸引
染色法──────Pap. 染色　　　　倍　率───左 10 倍,右 40 倍

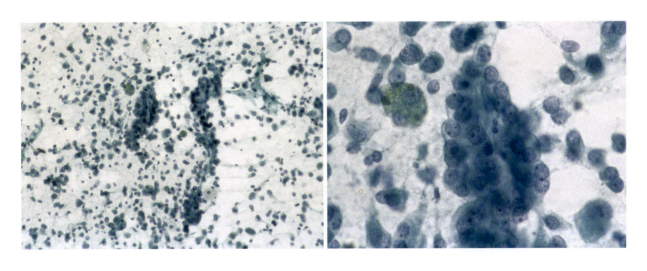

①円柱上皮過形成　②硬化性肺胞上皮腫　③粘表皮癌　④腺癌　⑤転移性肺腫瘍（大腸癌）

問15　解答④　小細胞癌

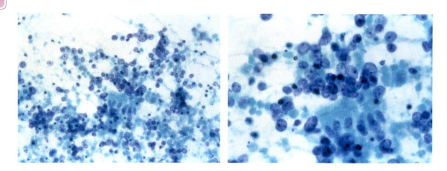

病　　態：乾性咳嗽（かんせいがいそう）とは，喀痰を伴わない乾いた咳のことをいい，喀痰や喀血を伴う湿ったものを湿性咳嗽（しつせいがいそう）とよぶ．乾性咳嗽は，間質性肺炎や異型肺炎，胸膜炎など典型的な肺炎とは異なった肺炎を示唆する所見であるが，肺癌や結核症の初期症状でもある．

左　　図：多量の壊死様物質とともに，線毛円柱上皮細胞やリンパ球様の小型裸核状細胞の集塊が出現している．

右　　図：小型裸核状細胞は，圧排性の結合を示す集塊ないし孤立性にみられる．細胞質は不明瞭，核は円形〜楕円形で，リンパ球の2〜3倍程度の大きさを呈する．線毛円柱上皮細胞と比べ核クロマチンは粗顆粒状に増量し，不規則に分布している．以上から，小細胞癌を選択できる．

鑑別診断：多量の壊死物質とクロマチンの増量した裸核状細胞の出現から，円柱上皮過形成や基底細胞増生は除外できる．同じ神経内分泌腫瘍であるカルチノイド腫瘍との鑑別が問題となるが，壊死物質の多さや小型裸核状細胞の圧排性結合（木目込み細工様配列）を示す集塊の出現などの所見から鑑別可能である．悪性リンパ腫とは，上皮性結合の有無が重要な鑑別点となる．

問16　解答②　硬化性肺胞上皮腫

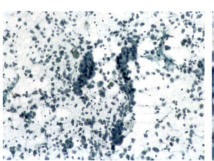 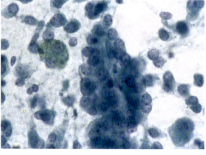

病　　態：本症例は中年女性で胸部X線異常影があり，経皮的穿刺吸引細胞診が行われた．すなわち，気管支鏡では届かない末梢肺野にできた結節性病変に対する細胞診検査と考えられる．

左　　図：背景には多数の組織球様細胞や上皮様細胞が孤立性に出現している．中央には，線維血管性の茎を有する上皮細胞の乳頭状集塊が認められる．

右　　図：強拡大像でみると，背景には緑色調顆粒を含むヘモジデリン貪食組織球や孤立性の立方状〜多辺形の上皮細胞がみられる．中央の重積性を示す無線毛の上皮細胞集塊は，N/C比は大きいが，核クロマチンの増量は軽度で，核形不整や核縁の肥厚は目立たない．核小体は小さく，多くの上皮細胞では不明瞭である．以上の所見と，中年女性で末梢肺野の病変である臨床情報から，硬化性肺胞上皮腫が推定される．

鑑別診断：無線毛の上皮細胞からなる乳頭状集塊であることから，円柱上皮過形成は除外される．粘表皮癌とは，粘液細胞や扁平上皮様細胞が認められないことで鑑別できる．腺癌との鑑別が問題となる．腺癌細胞と比べ，核のしわや核溝などの核形不整や核縁の肥厚，核小体が目立たないなど，核異型が弱い小型細胞からなる集団であることが鑑別点として挙げられるが，背景のヘモジデリン貪食組織球や，年齢，性別，画像所見などの臨床情報にも注目することが重要である．壊死がみられず高円柱状細胞ではないことから，転移性肺腫瘍（大腸癌）は考えにくい．

問 17

年齢 52 歳，男性
主訴または臨床症状──呼吸困難
染色法──────Pap. 染色
採取方法──経気管支的穿刺吸引
倍　率───左 20 倍，右 40 倍

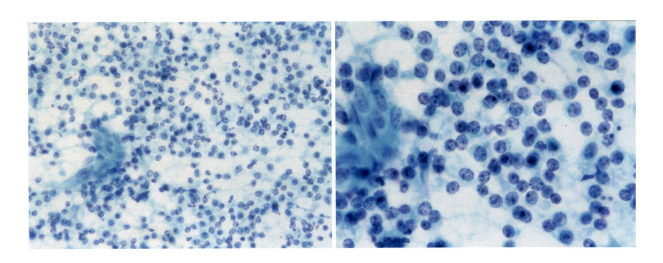

①リンパ球　②基底細胞増生　③カルチノイド腫瘍　④小細胞癌　⑤悪性リンパ腫

問 18

年齢 55 歳，女性
主訴または臨床症状──呼吸困難
染色法──────Pap. 染色
採取方法──経気管支的穿刺吸引
倍　率───左 20 倍，右 40 倍

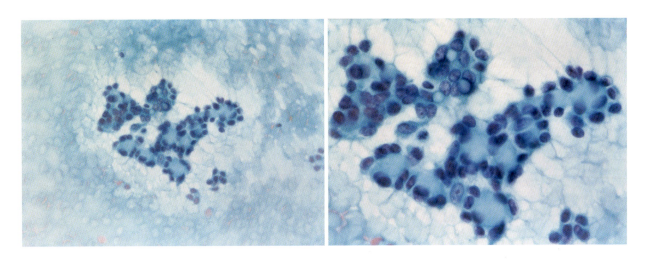

①円柱上皮細胞　②肺過誤腫　③硬化性肺胞上皮腫　④腺様嚢胞癌　⑤腺癌

| 問17 | 解答③　カルチノイド腫瘍 |

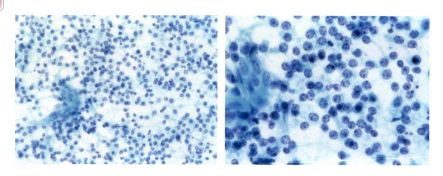

病　　態：呼吸困難という主訴と，細胞採取法として経気管支的穿刺吸引を選択した経緯などから，気管・気管支を塞ぐような中枢気道病変に対する細胞診検査が予想される．
左　　図：線毛円柱上皮細胞の集団とともに，円形核を有する小型の異型上皮様細胞が，結合性の緩いシート状集団ないし孤立性に多数出現している．
右　　図：小型異型上皮細胞の細胞質は淡明・脆弱で，裸核状細胞としても認められる．核は円形で，大きさは線毛円柱上皮細胞の核と同等もしくは小さく均一である．核クロマチンは粗顆粒状に増量し，不均等分布（いわゆる salt and pepper）を呈する．核小体は小さく目立つ．以上の所見から，カルチノイド腫瘍が選択できる．
鑑別診断：リンパ球よりは核が大型で細胞質が広い．基底細胞増生とは結合性の弱さと粗顆粒状のクロマチンパターンから鑑別できる．小細胞癌にみられる不整形の裸核状細胞が圧排性結合を示す所見とは相違する．円形核を有する小型異型細胞ではあるが，弱いながらも結合性がうかがわれる所見や，特徴的な顆粒状のクロマチンパターンなどから，悪性リンパ腫とは鑑別可能である．

| 問18 | 解答④　腺様嚢胞癌 |

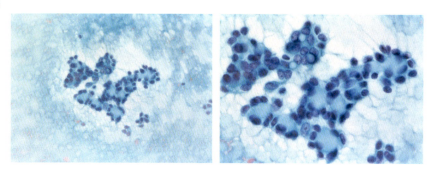

病　　態：本症例も問題17と同様，呼吸困難の主訴と経気管支的穿刺吸引の選択から，気管・気管支を塞ぐように増殖する中枢気道病変の存在が予想される．
左　　図：血性背景に，結合性の強い細胞集塊を認める．
右　　図：細胞集塊はライトグリーン好性の硝子様・粘液様の無構造物質を軸として，N/C比の大きい異型細胞がその周囲を取り巻くように配列している．背景の赤血球を指標にすると小型細胞であることがわかる．細胞質は狭小で，核形不整，核クロマチンの増量が目立つ．以上の所見と病変の存在部位から，腺様嚢胞癌がもっとも考えられる．
鑑別診断：細胞の形，線毛や軟骨基質・軟骨細胞の有無などから，円柱上皮細胞と肺過誤腫は除外できる．背景にヘモジデリン貪食組織球や孤立性の上皮様細胞の出現がないことから，硬化性肺胞上皮腫は考えにくい．腺癌とは，結合性の強さと細胞集塊の配列が真の腺腔ではなく粘液様物質を軸に異型細胞が裏打ちされている形態であることなどから鑑別できる．

問 19

年齢 73 歳，男性
主訴または臨床症状――胸部 X 線異常影　　採取方法――喀痰（サコマノ法）
染色法――――――Pap. 染色　　　　　　倍　率――左 20 倍，右 100 倍

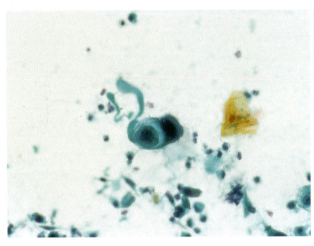
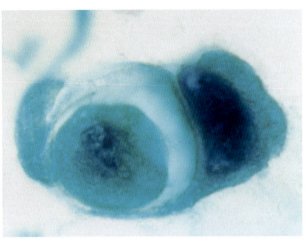

①中等度異型扁平上皮細胞　②高度異型扁平上皮細胞　③扁平上皮癌　④腺癌　⑤大細胞癌

問 20

年齢 70 歳，男性
主訴または臨床症状――胸部 X 線異常影　　採取方法――経気管支的穿刺吸引
染色法――――――Pap. 染色　　　　　　倍　率――左 40 倍，右 40 倍

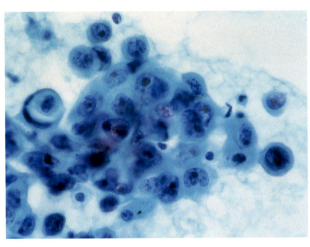
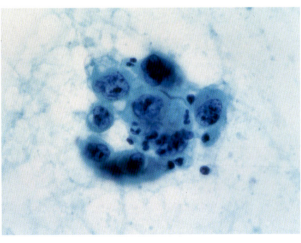

①ウイルス感染　②修復細胞　③粘表皮癌　④大細胞癌　⑤転移性肺腫瘍（肝細胞癌）

問19 解答③ 扁平上皮癌

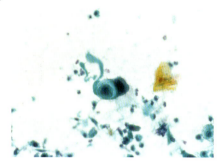
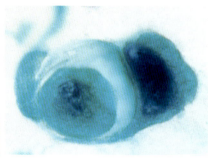

- 病　　態：サコマノ法などによる喀痰の細胞診検査は主に集団検診に用いられ，中枢型肺癌の発見に有効とされている．
- 左　　図：炎症細胞や壊死様物質とともに，不整形の異型扁平上皮細胞を少数認める．
- 右　　図：2個の異型扁平上皮細胞は，相互封入像を呈する．ライトグリーン好性の細胞質は重厚感があり，細胞質に突起があるオタマジャクシ型細胞（tadpole cell）もみられる．核は腫大し中心に位置する．核クロマチンの増量と核形不整が目立つ．以上の所見から，異型細胞の出現数は少ないが扁平上皮癌を考える．
- 鑑別診断：壊死性背景，奇怪な細胞形と相互封入像，N/C比の大きさと核異型などの所見から，中等度・高度異型扁平上皮細胞は除外できる．中心性の核と重厚感のある細胞質など，扁平上皮への分化がうかがわれる所見から，腺癌や大細胞癌は考えにくい．

　　　※大細胞癌については，「呼吸器細胞診を学んでいる方へ」（p.106）を参照してほしい．

問20 解答④ 大細胞癌

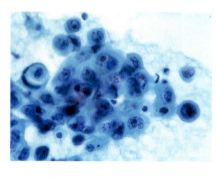
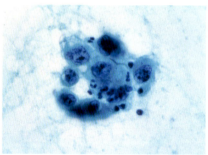

- 病　　態：経気管支的穿刺吸引細胞診は，気管・気管支の粘膜下病変や気管支壁外の病変やリンパ節，末梢病変に対して用いられることが多い．本症例は，胸部X線異常影の主訴から，末梢病変に対する細胞診検査が予想される．
- 左　　図：少数のリンパ球とともに大型異型細胞の集塊を認める．核は中心に位置する細胞が多い．N/C比は大きく，核形不整と核小体の腫大が著明である．核クロマチンは粗顆粒状で増量し，不規則な分布を示す．一部に細胞の相互封入像がみられる．
- 右　　図：左図とは別の細胞であるが，炎症細胞とともに大型異型細胞の集団を認める．左図の異型細胞と同様にN/C比は大きく，核形不整が目立ち，核クロマチンは粗顆粒状で増量し不規則な分布を示す．左右の図にみられる細胞集塊中には一部腺腔様の配列はみられるが，角化や扁平上皮への分化を示す所見はみられない．以上の所見から，低分化腺癌や大細胞癌が疑われるが，選択肢には腺癌がないことから大細胞癌が選択できる．
- 鑑別診断：ウイルス感染細胞に特有なすりガラス状の核はみられない．著明な核形の不整とクロマチンパターンが細胞相互で違う所見などから，修復細胞とは鑑別できる．明らかな粘液産生細胞がみられず，大型の異型細胞であることから粘表皮癌を除外する．細胞質の胆汁色素など肝細胞癌を裏付ける特徴がないことから，転移性肺腫瘍（肝細胞癌）は考えにくい．

　　　※大細胞癌については，「呼吸器細胞診を学んでいる方へ」（p.106）を参照してほしい．

問 21　年齢 64 歳，男性
主訴または臨床症状——胸部 X 線異常影　　　採取方法——気管支擦過
染色法——————Pap. 染色　　　　　　　　倍率————左 40 倍，右 100 倍

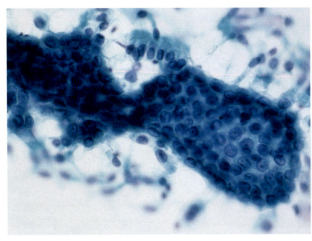
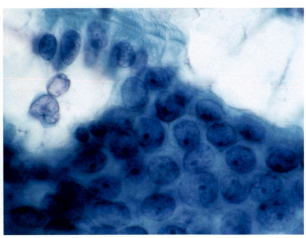

①気管支上皮細胞増生　②腺様囊胞癌　③腺癌　④扁平上皮癌　⑤小細胞癌

問 22　年齢 70 歳，男性
主訴または臨床症状——血痰　　　　　　　　採取方法——気管支擦過
染色法——————Pap. 染色　　　　　　　　倍率————左 20 倍，右 40 倍

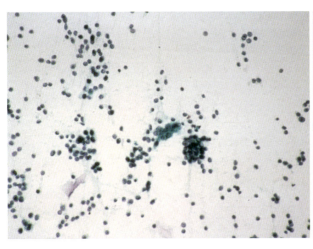
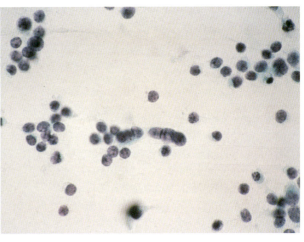

①リンパ球　②カルチノイド腫瘍　③腺癌　④小細胞癌　⑤神経芽腫

問21　解答③　腺癌

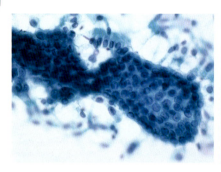 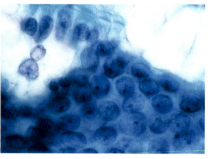

- 病　　態：胸部Ｘ線異常影が主訴の気管支擦過標本．
- 左　　図：気管支上皮細胞，シート状細胞集塊，裸核細胞がみられる．
- 右　　図：シート状細胞集塊の周囲に，結合性緩くほつれた裸核細胞がみられる．これらの細胞は大小不同がみられ，核形不整，核の切れ込みがみられる．クロマチン微細顆粒状，単個の核小体が著明で，クロマチンパターンから腺癌がもっとも考えられる．図上部に位置し線毛がみられる気管支上皮細胞は正常範囲で，異型細胞と比較対照にできる．
- 鑑別診断：気管支擦過材料であることから，気管支上皮細胞は背景に多数みられる．弱拡では一見，結合性強い細胞集塊がみられるが，擦過材料では喀痰の見方はできず，この症例では強拡で集塊からほつれた個々の細胞をみる．腺様嚢胞癌では集塊辺縁に筋上皮細胞の有無がポイントである．扁平上皮癌はクロマチンが粗い．小細胞癌は小型癌細胞が出現する．

問22　解答④　小細胞癌

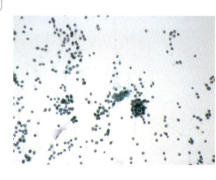 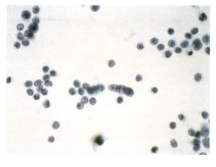

- 病　　態：血痰が主訴の気管支擦過標本．
- 左　　図：小型で裸核状細胞が出現している．一列に並ぶような配列を呈する細胞集塊がみられる．
- 右　　図：indian file 状に配列する細胞集塊は胞体が少なく，裸核様細胞がみられる．クロマチンは細顆粒状で密に充満している．鋳型状所見もみられ，小細胞癌を強く疑う．
- 鑑別診断：小型裸核状細胞は胞体が少ないことからリンパ球に似ているが，結合性が弱いながらもあることが小細胞癌の特徴である．カルチノイド腫瘍では粗大顆粒状クロマチン（いわゆる salt and pepper）が特徴．腺癌は不規則重積性をみる細胞集塊で，クロマチンは細顆粒状を呈する．神経芽腫は年齢的に考えにくい．

問 23	年齢 73 歳，男性
	主訴または臨床症状——咳嗽，喀痰　　採取方法——経気管支的穿刺吸引
	染色法————Pap. 染色　　倍率————左 40 倍，右 100 倍

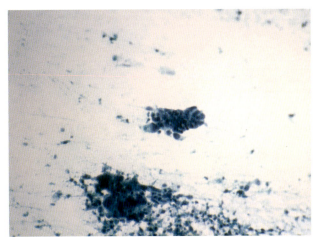
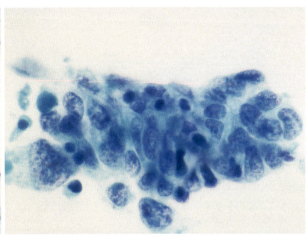

①修復細胞　②硬化性肺胞上皮腫　③扁平上皮癌　④小細胞癌　⑤転移性肺腫瘍（直腸癌）

問 24	年齢 80 歳，女性
	主訴または臨床症状——胸部 X 線異常影　　採取方法——経皮的穿刺吸引
	染色法————Pap. 染色　　倍率————左 20 倍，右 100 倍

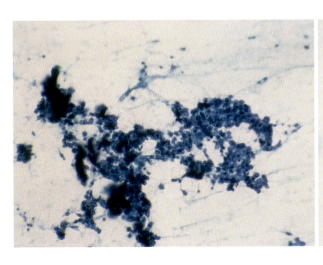
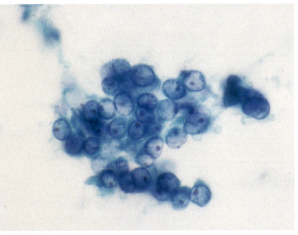

①腺上皮増生　②硬化性肺胞上皮腫　③カルチノイド腫瘍　④腺癌　⑤小細胞癌

問23　解答⑤　転移性肺腫瘍（直腸癌）

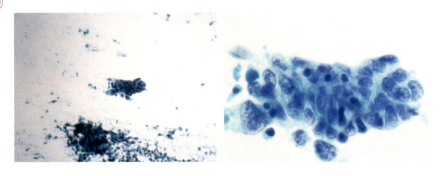

- 病　　態：経気管支的穿刺吸引の細胞診標本.
- 左　　図：背景は汚く，N/C比の大きい細胞集塊がみられる.
- 右　　図：柵状配列，不規則重積性を呈する細胞集塊がみられる．細胞質薄く，核大小不同，クロマチンの不均等分布，1，2個の核小体より腺癌を疑う．選択肢より転移性肺腫瘍（直腸癌）を推定する.
- 鑑別診断：N/C比が大きく，細胞に悪性所見があることから，修復細胞とは鑑別できる．柵状配列の細胞集塊をみることから，腺癌をまず考えたい．硬化性肺胞上皮腫は異型度や年齢的に考えにくく，背景の汚さと管状を思わせる集塊から直腸癌の肺転移が疑われる.

問24　解答④　腺癌

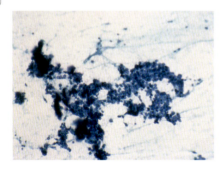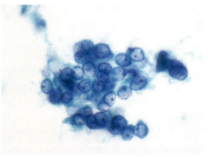

- 病　　態：胸部X線異常影を主訴とする経皮的穿刺吸引材料の細胞診標本.
- 左　　図：背景は汚い．乳頭状細胞集塊がみられ，不規則重積性をみる．中央部には腺腔を思わせる窓所見がみられる.
- 右　　図：ピントが合わない細胞がみられ，不規則重積性の強い細胞集塊が考えられる．核縁は薄く，クロマチンは微細顆粒状，核小体が1～2個みられることから，腺癌を疑う.
- 鑑別診断：背景所見より腺上皮増生は否定できる．硬化性肺胞上皮腫では，血管上皮由来の紡錘状細胞や泡沫細胞，血液成分などが特徴である．カルチノイド腫瘍は rosette が特徴．左図において花冠様所見を呈しているようにみえるが，粗大顆粒状クロマチン（いわゆる salt and pepper）がみられないことからカルチノイド腫瘍は否定できる．胞体が少ない所見は小細胞癌に似ているが，不規則重積性や微細クロマチンがみられること，核小体が明瞭であることから腺癌を考える.

問25	年齢 80 歳，男性
	主訴または臨床症状──胸部 X 線腫瘤影　　　採取方法──喀痰
	染色法──────Pap. 染色　　　　　　　倍率────左 20 倍，右 100 倍

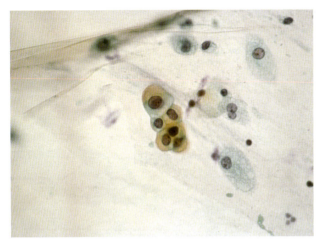
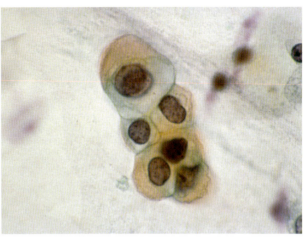

①気管支上皮細胞増生　②杯細胞増生　③中等度異型扁平上皮細胞　④腺癌　⑤転移性肺腫瘍（腎癌）

問26	年齢 83 歳，男性
	主訴または臨床症状──発熱，咳嗽　　　　　採取方法──喀痰
	染色法──────Pap. 染色　　　　　　　倍率────左 20 倍，右 40 倍

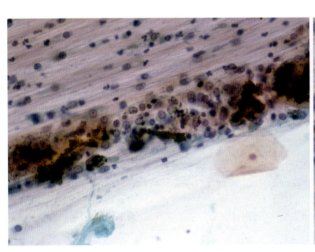
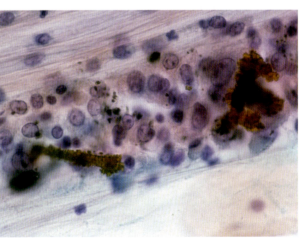

①食物細胞　②ヘモジデローシス　③アスベスト小体　④アスペルギルス症　⑤カンジダ症

| 問25 | 解答④　腺癌 |

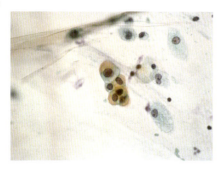
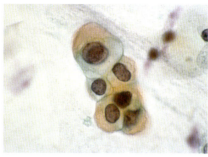

病　　態：胸部 X 線腫瘤影が主訴の患者の喀痰細胞診．
左　　図：背景は粘液所見がみられる．そのなかに数個の細胞からなる集塊がみられる．
右　　図：胞体は広く，扁平上皮細胞のようにみえるが，細胞質を黄色に染めている部分と緑色に染めている部分が存在する．どちらも淡く染まっている．一見，核中心性を呈しているようにみえるが，核をみると 2 つの細胞が重積しており，腺細胞の粘液による核偏在を考えたい．核は大小不同がみられ，膨満感があり，クロマチン微細顆粒状から腺癌を疑う．
鑑別診断：気管支上皮細胞増生では線毛上皮がみられるが，本症例ではみられないことから，良性細胞は除外できる．核クロマチン増量，異型を伴っていることから杯細胞も否定できる．中等度異型扁平上皮細胞では細胞質のオレンジ G 好染が著明．腎癌では細胞質が広く辺縁不明瞭で，核小体が著明である．

| 問26 | 解答③　アスベスト小体 |

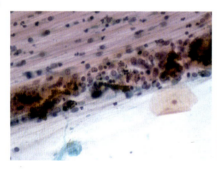
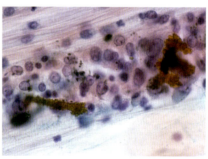

病　　態：発熱，咳嗽が主訴の患者の喀痰細胞診．
左　　図：組織球，多核組織球が粘液とともにみられる．
右　　図：黄緑色〜褐色調に染まる鉄アレイ状の物質がみられるので，アスベスト小体を疑う．吸引したアスベスト（石綿）繊維に鉄を含む蛋白質が付着したものである．中皮腫や肺癌の原因物質の一つとされている．
鑑別診断：食物細胞は野菜など植物由来であれば細胞壁などの特徴所見がみられる．ヘモジデローシスはヘモジデリンが茶褐色に染まるが，鉄アレイ，棍棒状の物質としてみられない．アスペルギルス，カンジダなど，真菌であれば菌糸の所見がみられる．

問27	年齢 46 歳，男性
	主訴または臨床症状──胸部 X 線異常影　　採取方法──経気管支的穿刺吸引
	染色法──────────Pap. 染色　　　　倍率──────左 40 倍，右 40 倍

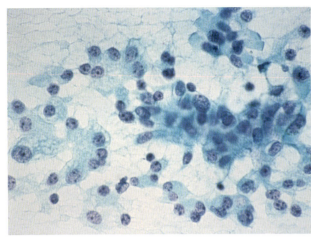 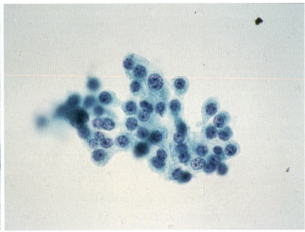

①腺上皮増生　②杯細胞増生　③硬化性肺胞上皮腫　④カルチノイド腫瘍　⑤腺癌

問28	年齢 66 歳，男性
	主訴または臨床症状──労作時の息切れ，咳嗽　　採取方法──気管支擦過
	染色法──────────Pap. 染色　　　　倍　率──────左 20 倍，右 100 倍

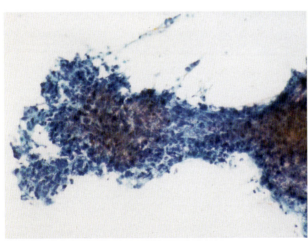 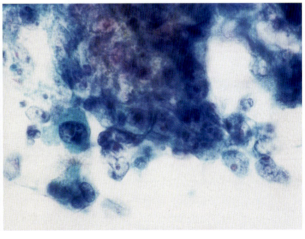

①気管支上皮細胞増生　②腺癌　③扁平上皮癌　④小細胞癌　⑤転移性肺腫瘍（大腸癌）

問27　解答④　カルチノイド腫瘍

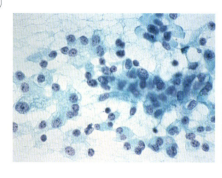
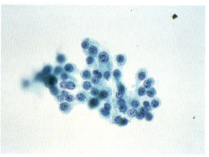

病　　態：胸部X線異常影が主訴の経気管支的穿刺吸引細胞診．
左　　図：背景はきれいで平面的な細胞集塊がみられる．細胞境界は不明瞭であり，線状の結合により網目状の構造がみられる．rosette状細胞配列がみられる．
右　　図：rosette状配列をみる細胞集塊．核は粗大顆粒状クロマチン（いわゆるsalt and pepper）の所見がみられ，カルチノイド腫瘍を考える．
鑑別診断：左図では気管支腺細胞や杯細胞が背景にみられるが，問題の細胞ではない．硬化性肺胞上皮腫であれば，血管上皮由来の紡錘状細胞や泡沫細胞，血液成分などが特徴である．腺癌とは核クロマチンが粗大顆粒状（いわゆるsalt and pepper）であることからカルチノイド腫瘍と鑑別できる．

問28　解答③　扁平上皮癌

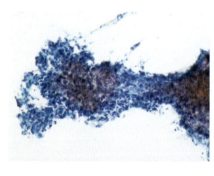
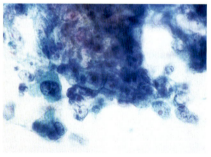

病　　態：労作時の息切れ，咳嗽が主訴の患者の気管支擦過標本．
左　　図：背景に壊死所見がみられ，細胞集塊に流れ（stream）を形成する配列を呈している．集塊辺縁の結合性は弱い．
右　　図：多稜形の細胞質がみられる．胞体は厚く，核辺縁は不規則に肥厚している．クロマチンは粗顆粒状，核小体著明で，扁平上皮癌を疑う．
鑑別診断：結合性が弱い集塊で辺縁に壊死がみられることから，良性は否定できる．角化細胞を認めないことから，組織型の鑑別は困難であるが，腺癌では胞体はレース状に軟らかく，クロマチンは微細顆粒状である点が鑑別ポイントとなる．小細胞癌では胞体が少ない特徴がある．大腸癌は柵状配列集塊で，高円柱状細胞がみられる．

問29

年齢 64 歳，男性
主訴または臨床症状──喀痰集団検診　　　　採取方法──蓄痰（サコマノ法）
染色法──────────Pap. 染色　　　　　　倍　率───左 40 倍，右 100 倍

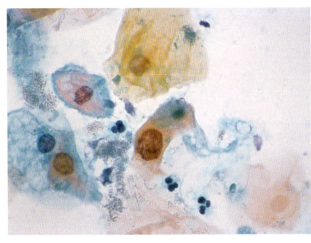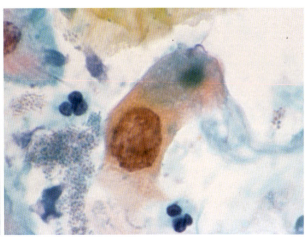

①ウイルス感染細胞　②修復細胞　③軽度異型扁平上皮細胞　④中等度異型扁平上皮細胞　⑤扁平上皮癌

問30

年齢 39 歳，女性
主訴または臨床症状──胸部 X 線右下肺野びまん性陰影　　採取方法──喀痰
染色法──────────Pap. 染色　　　　　　倍率────左 40 倍，右 100 倍

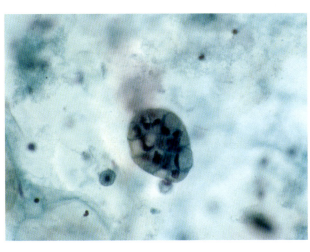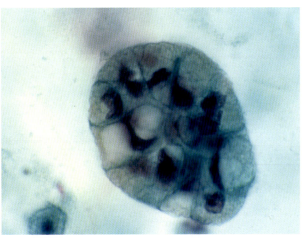

①気管支上皮細胞増生　②杯細胞増生　③硬化性肺胞上皮腫　④カルチノイド腫瘍　⑤腺癌（浸潤性粘液性腺癌）

問29　解答④　中等度異型扁平上皮細胞

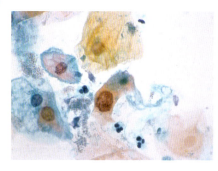 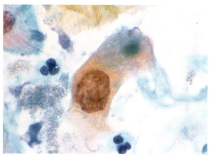

病　　態：喀痰細胞診による集団検診（蓄痰法）で採取されたものである．
左　　図：背景は好中球と細菌の集塊がみられる．好中球など炎症性変化と思われる扁平上皮細胞がみられる．
右　　図：細菌集塊と好中球がみられる炎症性所見である．角化扁平上皮の染色性は一様でなく，オレンジG以外にライトグリーンに染まり染色性は弱い．核辺縁に異型がみられ腫大しているが，核は好中球と対比しヘマトキシリンの染まりが薄く，膨満感はみられない．また，核の内部構造が明瞭で，核縁の肥厚はみられない．したがって，中等度異型扁平上皮細胞が疑われる．
鑑別診断：ウイルス感染細胞は封入体などの特徴所見がみられる．修復細胞はN/C比が小さく，細胞の胞体が厚く，核小体著明である．軽度異型扁平上皮細胞は扁平上皮の異型度が軽度．扁平上皮癌ではオレンジG好染細胞がみられ，黄色の色調が濃い．また，核クロマチンは好中球より染色性が強い．

問30　解答⑤　腺癌（浸潤性粘液性腺癌）

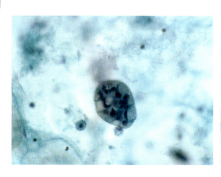 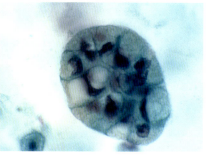

病　　態：胸部X線右下肺野びまん性陰影が主訴の喀痰．
左　　図：汚い背景のなかに粘液をもつ細胞集塊がみられる．
右　　図：粘液が核を圧迫する核偏在所見がみられる．核は異型がみられ，集塊内の核がそれぞれ異なる形を呈している．粘液を産生する浸潤性粘液性腺癌を疑う．
鑑別診断：異型は強くないが核形がそれぞれ異なるため，核異型をもつ集塊と考え，良性は否定できる．硬化性肺胞上皮腫では，血管上皮由来の紡錘状細胞や泡沫細胞，血液成分などが特徴であるが，喀痰中に異型細胞が出現することはない．カルチノイド腫瘍はrosette配列や粗大顆粒状クロマチン（いわゆるsalt and pepper）が特徴であるが，これも喀痰中に腫瘍細胞が出現することはきわめてまれなことから否定できる．

問31	年齢 75 歳, 男性
	主訴または臨床症状――咳嗽　　　　採取方法――喀痰
	染色法――――――Pap. 染色　　　　倍率――――左 40 倍, 右 100 倍

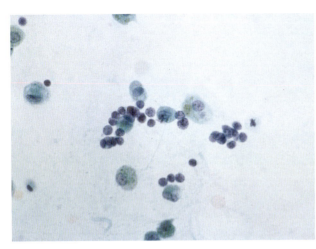
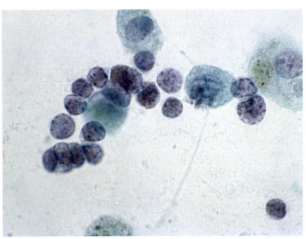

①リンパ球　②小細胞癌　③腺癌　④神経芽腫　⑤悪性リンパ腫

問32	年齢 28 歳, 女性
	主訴または臨床症状――持続する風邪症状　　採取方法――喀痰
	染色法――――――Pap. 染色　　　　倍　率――――左 20 倍, 右 40 倍

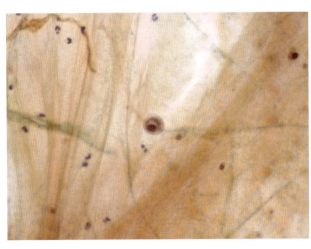
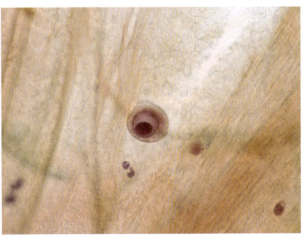

①ヘルペスウイルス感染　②サイトメガロウイルス感染　③花粉　④扁平上皮癌　⑤腺癌

問31 解答② 小細胞癌

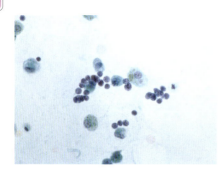 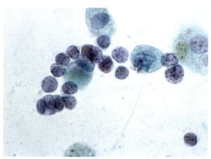

- **病　態**：咳嗽を主訴とする喀痰．
- **左　図**：塵埃細胞（組織球）とともに小型で裸核状細胞が出現している．2 列に並ぶ異型細胞集塊がみられる．
- **右　図**：indian file 状に配列する胞体が少ない裸核様細胞集塊がみられる．クロマチンは細顆粒状で，密に充満しヘマトキシリンに濃く染まっている．以上より小細胞癌を疑う．
- **鑑別診断**：胞体が少ないことからリンパ球に似ているが，弱いながらも結合性があること，indian file 状に配列する点が小細胞癌の特徴である．腺癌は不規則重積性をみる細胞集塊で，クロマチンは細顆粒状を呈する．神経芽腫は年齢的に考えにくい．悪性リンパ腫は非上皮系腫瘍なので結合性がみられない．

問32 解答② サイトメガロウイルス感染

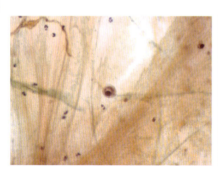 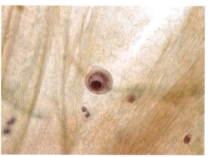

- **病　態**：サイトメガロウイルス（ヒトヘルペスウイルス 5 型）は不顕性感染が多く，成人の 80 ～ 90％がすでに抗体陽性といわれている．したがって，症例は初感染例や再感染例よりも再活性化例が多く，悪性疾患，ステロイド・免疫抑制剤投与，AIDS など免疫能の低下した患者に日和見感染として認められる．感染細胞は巨細胞化し，好塩基性の大型核内封入体が形成される．サイトメガロウイルス感染の標的細胞には，肺胞上皮，腎尿細管上皮などの上皮細胞に加えて，血管内皮細胞がある．
- **左　図**：中央に単核の大型の孤立細胞がみられる．背景の好中球と比較すれば大きさの程度がわかる．細胞は周囲の好中球に比べると約 3 ～ 4 倍の大きさである．
- **右　図**：核は円形，核縁は明瞭で，核内に好塩基性の封入体を有する．核内はすりガラス状で，クロマチンは不明瞭で核縁に凝集してみえる．封入体と核膜との間に明暈（halo）がみられる．核内封入体は，茶褐色調を呈する巨大な核小体様にみえ，形態的に梟の目状（Owl-eye）にみえる（一般社団法人千葉県臨床検査技師会　細胞診アトラス　http://www.chiringi.or.jp/k_library/cyto_atlas/）．
- **鑑別診断**：核内封入体が大きな核小体にみえるので，腺癌細胞との鑑別が必要となる．ヘルペスウイルス感染細胞は多核になり，封入体は赤染することが多い．

問33　年齢50歳，男性
主訴または臨床症状──集団検診（直接法）　　　採取方法──喀痰
染色法──────Pap. 染色　　　　　　　　倍　率───左40倍，右100倍

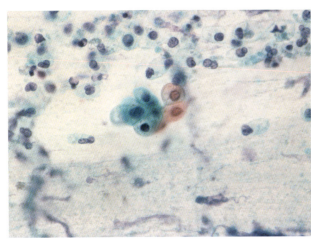
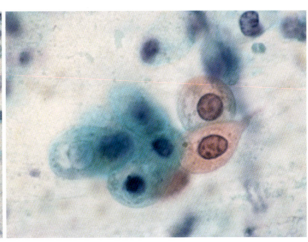

①口腔内の正常扁平上皮細胞　②軽度異型扁平上皮細胞　③高度異型扁平上皮細胞　④上皮内扁平上皮癌
⑤浸潤性扁平上皮癌

問34　年齢64歳，女性
主訴または臨床症状──咳嗽，血痰　　　　　　　採取方法──喀痰
染色法──────Pap. 染色　　　　　　　　倍　率───左40倍，右100倍

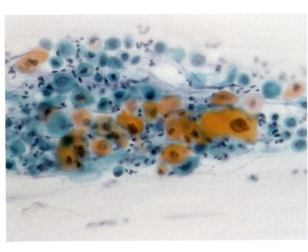
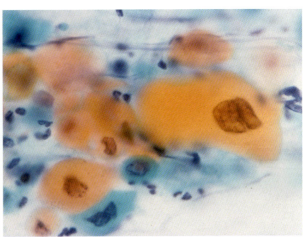

①軽度異型扁平上皮細胞　②中等度異型扁平上皮細胞　③高度異型扁平上皮細胞　④角化型扁平上皮癌
⑤非角化型扁平上皮癌

問33　解答②　軽度異型扁平上皮細胞

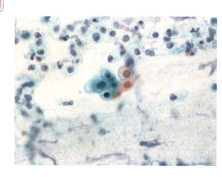 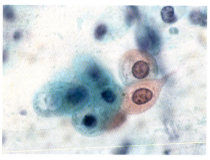

病　　態：異型扁平上皮細胞の判定基準は，細胞異型の程度により，軽度，中等度，高度の3段階に分類される．集団検診における喀痰細胞診では，「肺癌取扱い規約」による異型扁平上皮細胞の判定区分と指導区分が定められている．集団検診における喀痰細胞診の意義は，肺門部早期肺癌の検出である．高度異型扁平上皮細胞と上皮内扁平上皮癌の鑑別はしばしば困難である．軽度異型扁平上皮細胞は扁平上皮癌を疑う所見はなく，臨床的にも病的意義はないと考えられている（肺癌取扱い規約，第8版，金原出版，東京，2017，141-146）．

左　　図：きれいな背景のなかに，平面的敷石状に配列した細胞集塊が認められる．N/C比はやや増大し，大小不同は軽度である．胞体はライトグリーンまたはオレンジG好性で比較的淡染性である．

右　　図：細胞形は多辺形または類円形で，類円形の核を有している．核の大小不同は軽度，核縁はほぼ円滑，肥厚は軽度でクロマチンは細かく疎に分布し，増量はみられない．核小体は不明である．

鑑別診断：扁平上皮細胞の鑑別が必要になる．正常扁平上皮細胞に比べるとN/C比が大きくなっている．高度異型扁平上皮細胞や，早期扁平上皮細胞は輝度が高い細胞質を有する．また，浸潤性扁平上皮癌は背景も壊死性になることが多く，クロマチン増量，細胞異型もみられる．選択肢に中等度異型扁平上皮細胞がないので，軽度異型扁平上皮細胞と診断可能である．

問34　解答④　角化型扁平上皮癌

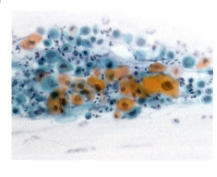 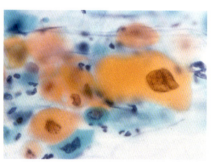

病　　態：原発性肺癌の30〜40%を占め，50〜70歳代の男性に多くみられる．喫煙と深い関係があり，太い気管支に発生することが多いが，近年，末梢に発生する扁平上皮癌も増えてきている．扁平上皮癌の発生は，重層扁平上皮あるいは扁平上皮化生した上皮の基底細胞が悪性化し，異型性，多形性が増し，上皮下結合組織中で増殖する．癌真珠が特徴的所見で，組織学的には，癌細胞の角質形成程度により，角質形成が多い場合を高分化（角化型）扁平上皮癌とする．細胞像として孤立散在性に出現し，集塊として出現する場合は敷石状配列を示す．角化型扁平上皮癌はオレンジGに好染する細胞質を有し，tadpole cell, snake cell, fiber type cellなど多彩な形態を示す．また，ときに癌真珠（cancer pearl）や相互封入像（cannibalism）がみられる．

左　　図：背景には，好中球に混じって核がみられないghost cellの出現がみられる．結合性は認められず，散在性に出現している．細胞形も多彩で，オレンジG好性に染まっているものは角化細胞と思われる．細胞質も重厚感があり，正常の扁平上皮細胞に比べるとかなり大きい．細胞の大小不同もみられる．

右　　図：核は中心性で，N/C比はやや大きく，核クロマチンは粗大顆粒状で，なかには濃縮したものもみられる．2核細胞もみられる．核型不整でクロマチンは不均等分布である．角化型扁平上皮癌では，細胞形は多彩で奇妙な形を呈する細胞がみられることも多い．

鑑別診断：喀痰中に出現するghost cellは扁平上皮癌にみられることが多いが，大腸癌の肺転移の場合にもみられるので注意が必要．扁平上皮癌の場合は大小不同，多形性が強く，また色々な色に染まっている場合が多い．

問35　年齢54歳，男性
主訴または臨床症状——呼吸困難　　　採取方法——気管支擦過
染色法————————Pap. 染色　　　　　倍　率——左20倍，右40倍

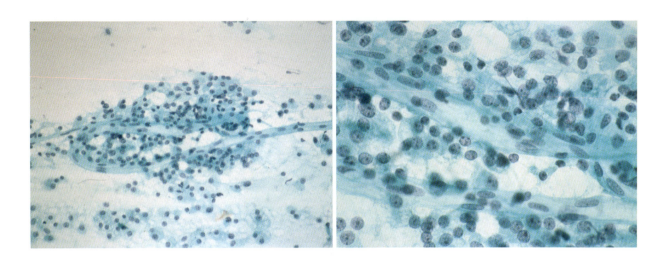

①組織球　②リンパ球　③基底細胞増生　④カルチノイド腫瘍　⑤小細胞癌

問36　年齢63歳，女性
主訴または臨床症状——胸部X線異常影　採取方法——気管支擦過
染色法————————Pap. 染色　　　　　倍　率——左20倍，右100倍

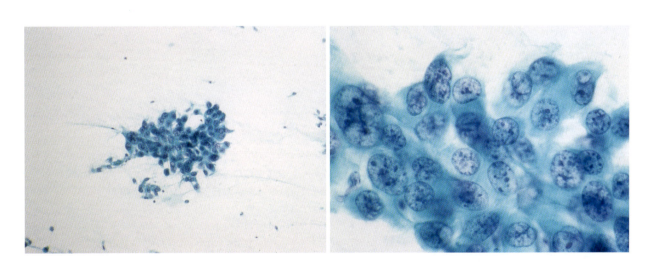

①修復細胞　②乳頭腫　③カルチノイド腫瘍　④腺癌　⑤小細胞癌

問35　解答④　カルチノイド腫瘍

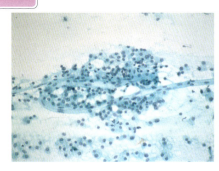 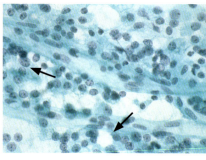 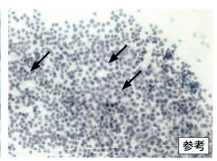

病　　態：カルチノイド腫瘍は，神経内分泌細胞への分化を示す低悪性度の腫瘍で，虫垂，回腸，気管支のほか卵巣などにもみられる．気管支原発のカルチノイド腫瘍は全カルチノイド腫瘍の約20％を占めている．腫瘍は気管支内腔にポリープ状に発育することが多く，粘膜下に発育するため，喀痰中に腫瘍細胞が出現することはほとんどない．

左　　図：細胞集塊は平面的な配列を示し，細胞質は豊富で細胞結合性は弱い．細胞は小型で境界は不明瞭である．核は円～類円形で，大きさや形はほぼ均一である．周辺に円柱上皮細胞もみられるが，単一の細胞集塊であり，腫瘍を疑う所見である．

中　　図：クロマチンは粗大顆粒状（いわゆる salt and pepper）で，核縁はやや肥厚している．細胞質は淡く，ライトグリーンに好染する．辺縁は不明瞭である．一部紡錘形細胞も認める．核小体が中心から少し外れているのも特徴．ロゼット様配列もみられる（矢印）．紡錘形細胞もみられるが，腫瘍を構成している間質と思われる．

右　　図：肺術中捺印標本．57歳，女性．定型カルチノイド症例．小型でN/C比が大きく，均一な細胞集団として出現している．ところどころロゼット様配列がみられる．背景に壊死は認められない．

鑑別診断：リンパ球との鑑別は上皮結合がある点，基底細胞増生はしっかりとした細胞質で結合性は密で円形濃染核が特徴である．集団の周囲に線毛のある細胞がみられることもあるので注意して観察する必要がある．また小細胞癌では，N/C比がきわめて高く，対細胞やインディアンファイル状（indian file-like）配列がみられない点，また核形不整も著しいので除外できる．

問36　解答④　腺癌

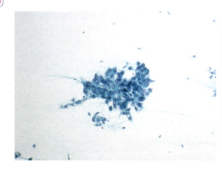 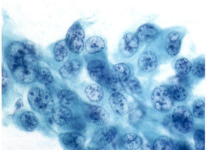

病　　態：腺管への分化あるいは粘液産生が認められる悪性上皮性腫瘍である．腺癌は，扁平上皮癌と並んで高頻度に発生する肺癌で，最近増加している．女性に発生する比率が高く（女性肺癌患者の約60～70％），非喫煙者であることが少なくない．年齢は扁平上皮癌より若く50～70歳代であり，発生部位は95％以上が肺野末梢部である．

左　　図：細胞集塊はやや重積する不規則な配列を示している．細胞質はライトグリーンに淡染し，核は偏在傾向を示す．周りの円柱上皮細胞より大きく，クロマチン増量もみられる．

右　　図：類円形の核を有する細胞が集団で出現している．細胞結合性はみられるがそれほど強くない．クロマチンは細顆粒状で，大型の核小体がみられる．核は偏在性で，クロマチンは不均等分布，核縁の肥厚はあまり目立たない．細胞質はライトグリーン好性で淡い．

鑑別診断：選択肢から修復細胞との鑑別が問題となる．一定方向の流れもみられることから修復細胞と似ているが，核小体が目立つがクロマチン分布が不均等なこと，偏在核であること，核縁不明瞭なことなどから鑑別可能である．

問37
年齢66歳，男性
主訴または臨床症状──胸痛，胸部膨隆　　　採取方法──経皮的穿刺吸引
染色法──────Pap. 染色　　　　　　　　倍　率──左20倍，右100倍

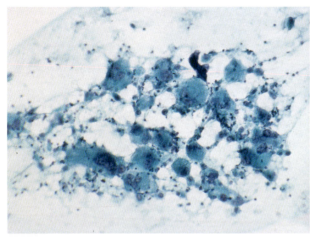
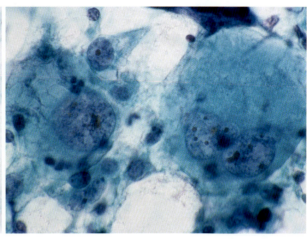

①高分化腺癌　②角化型扁平上皮癌　③大細胞癌　④胸膜悪性中皮腫　⑤脂肪肉腫

問38
年齢36歳，女性
主訴または臨床症状──喘息様症状，胸部X線無所見　　　採取方法──経気管支的生検捺印
染色法──────Pap. 染色　　　　　　　　　　　　　　倍　率──左20倍，右100倍

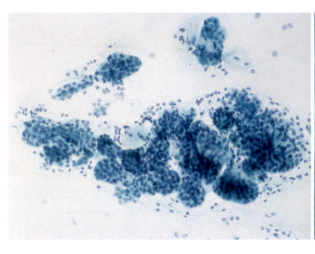
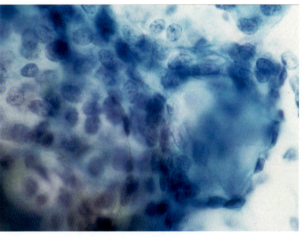

①肉芽腫　②基底細胞増生　③硬化性肺胞上皮腫　④カルチノイド腫瘍　⑤腺様嚢胞癌

問37　解答③　大細胞癌

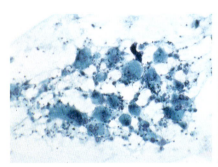 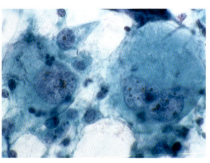

病　　態：新しい取扱い規約では，大細胞癌は形態的だけでなく，免疫組織学的にも分化不明の腫瘍に限定されることになったため，推定組織型には使用しない．
未分化な悪性上皮性腫瘍で，小細胞癌の細胞学的特徴や，腺や扁平上皮への分化を欠き，肺癌全体では5％前後で発症が少ない．細胞診と組織診との一致率は他の組織型に比べると低い．大細胞癌の細胞像は，異型性が強く大型で，核に切れ込みや陥入像がみられる．また，核の大小不同が著明で，大型で明瞭な核小体が数個みられる．好中球やリンパ球を細胞質に認めることもあり，ときに壊死細胞の目立つ例もある．

左　　図：壊死性背景に大型多核細胞と中型単核細胞が散在性に出現している．細胞は多形性で，胞体は豊富で好中球が入っている細胞もみられる．核は偏在傾向を示す．好中球と比べてもかなり大型な細胞とわかる．核形不整も著明でクロマチン増量もみられ，不均等分布である．核小体も大型で目立つ．

右　　図：類円形の核が，単核または多核で大きく，核小体も大型で不整形を呈し，数個みられる．細胞質はライトグリーン好性の淡明な細胞質で，これらの所見をふまえて選択肢から大細胞癌を推測する．以前ならば巨細胞癌も大細胞癌の亜型であったが，現在は多形癌の分類に入っているので鑑別が必要である．

鑑別診断：多形癌は，病理組織学的に紡錘細胞あるいは巨細胞は腫瘍全体の10％以上を占めなくてはならない．細胞診で多形癌と確定するのは困難である．悪性胸膜中皮腫は細胞質が厚く，核が中心性なので除外できる．腺癌（低分化）にしては細胞が大きすぎる．脂肪肉腫の肺転移も可能性はあるが，細胞質に空胞も目立たず，脂肪物質も含んでいないことから除外する．

問38　解答⑤　腺様嚢胞癌

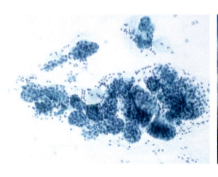 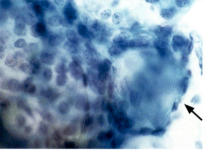

病　　態：腺様嚢胞癌は気管および太い気管支に発生する気管支腺由来の腫瘍であり，腫瘍は多くの場合，正常気道上皮細胞に被覆された粘膜下腫瘍の形で発育する．気管内腔へ隆起し，狭窄，閉塞するため，臨床症状として咳，呼吸困難，喘鳴などの呼吸症状を呈することが多く，喘息と診断されるケースもある．気管支上皮下に腫瘤を形成しつつ進展することから，気管支鏡下による吸引細胞診が有用である．喀痰細胞診で腺様嚢胞癌を発見することはきわめて珍しい．細胞像の特徴として，腫瘍細胞は小型で均一，異型性に乏しい．腫瘍細胞が粘液様物質を取り込んだ球状集塊（mucous ball）がもっとも特徴的な細胞像である（実践細胞診カラー図鑑，医歯薬出版，東京，2003，45）．

左　　図：背景はきれいで，篩状配列を呈し，クロマチンに富む核と少量の細胞質を有する小型細胞が粘液を取り囲むように配列し，小嚢胞を形成している．細胞も核も小型で均一，結合性の密な重積性の顕著な集塊として出現し，細胞境界は不明瞭である．

右　　図：核は円〜類円形で，小型でN/C比が大きく，細胞質は薄い．細胞の大小不同性はなく，異型性に乏しい．クロマチンは細かく，核小体は不明もしくは目立たない．重積性は著明で，フォーカスをずらすと腫瘍細胞の中に粘液様物質を取り込んだ球状集塊（mucous ball）がみられる（矢印）．

鑑別診断：個々の細胞は異型性が乏しく，個々の細胞では癌の判定が難しく，粘液様物質がみられない場合は診断が難しい．Giemsa染色で粘液がメタクロマジーを示し，細胞集団のなかに染まってくる場合があるので注意が必要．また術中スタンプなどでは，alcian blueなどの特殊染色を施行し粘液を証明することも細胞診で診断する助けになりうる．

問39
年齢 70 歳, 男性
主訴または臨床症状——胸部 X 線異常影　　採取方法——摘出標本捺印
染色法——————Pap. 染色　　　　　　　倍　率——左 20 倍, 右 100 倍

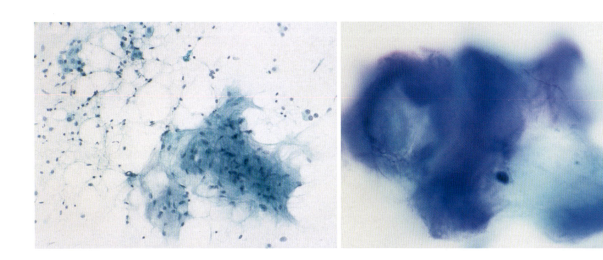

①肺結核　②肺真菌症　③肺過誤腫　④線維腫　⑤脂肪腫

問40
年齢 33 歳, 女性
主訴または臨床症状——胸部 X 線右下肺野腫瘤影　　採取方法——摘出標本捺印
染色法——————Pap. 染色　　　　　　　　　　倍　率——左 20 倍, 右 40 倍

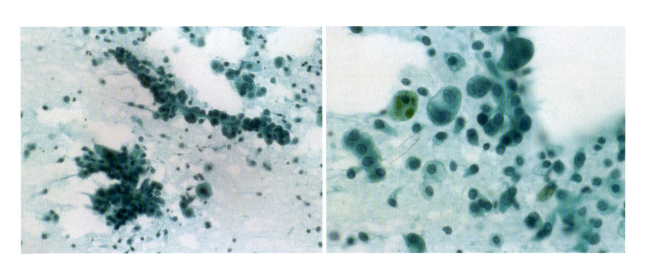

①肺結核　②肺過誤腫　③硬化性肺胞上皮腫　④カルチノイド腫瘍　⑤腺癌

問39 解答③ 肺過誤腫

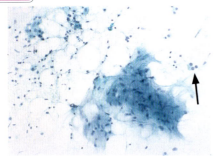 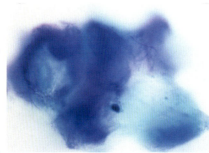 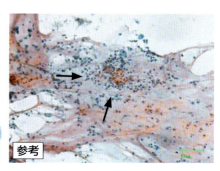

- 病　　態：新しい取扱い規約では，肺過誤腫に名称が変更された．
  肺過誤腫は正常気管支構成成分の異常な混合からなる良性限局性病変で，多くは気管支軟骨と気管支上皮からなる．軟骨，線維性結合組織，脂肪，平滑筋，腫瘍内に取り込まれた気管支上皮が種々の程度に混合して腫瘤を形成する病変である．無症候性の結節性病変として中年期以降に発見されることが多いが，気管支内腔にポリープ状に発育するものもある．
- 左　　図：出現細胞は背景に線維芽細胞を含む粘液腫様の間質成分があり，軟骨基質が認められる．上皮成分として線毛円柱上皮細胞がみられる（左図，右図矢印）．
- 中　　図：青白色を呈する無構造な軟骨細胞がみられる．このような細胞がみられれば診断は可能であるが，捺印しても標本になかなか出現しない場合がある．割面を少し削って捺印する方法も必要である．
- 右　　図：気管支擦過標本．異型のない腺上皮細胞の集団と，粘液腫様の間質成分と軟骨基質がみられる．軟骨細胞がみられないので断定はできないが，軟骨基質から肺過誤腫と推定される．
- 鑑別診断：円柱上皮細胞のシート状集塊，粘液腫様の線維性結合組織，脂肪やマクロファージを含む背景などから推測可能であるが，軟骨細胞がみられない場合は断定できない．既存の気管軟骨が採取される場合があるため判定には注意を要する（細胞診を学ぶ人のために，第5版，医学書院，東京，2011，191）．

問40 解答③ 硬化性肺胞上皮腫

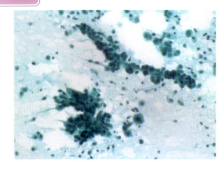 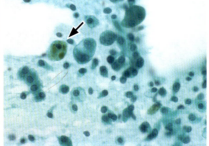 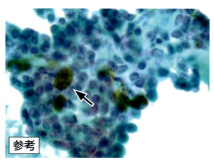

- 病　　態：新しい取扱い規約では，硬化性肺胞上皮腫に名称が変更されたので注意されたい．
  血管腫を思わせる構造を含むことにより命名されたが，現在では上皮性と考えられている良性腫瘍で，Ⅱ型肺胞上皮細胞由来といわれている．中年女性に多く，胸部X線写真で偶然発見されることが多いが，まれに咳嗽，胸痛，血痰を認める．X線写真上では，円形で境界明瞭な均等の陰影を示すことが多い．肉眼的割面は境界明瞭・球形で，出血性の部分と象牙色で充実性の部分が種々の割合で不規則に入り込んでいる．既存の血管や気管支を圧排するが浸潤しない．術前検査では診断が難しく，多彩な細胞像から推定する．肥満細胞を散見することも特徴の一つである（実用細胞診トレーニング，学研メディカル秀潤社，東京，2008，63）．
- 左　　図：出現細胞は多彩で，細胞は円柱上皮様にみえる部分が集団でみられる．血管成分がみられ，背景は出血性である．線維性細胞と思われる細胞や，組織球も認められる．
- 中　　図：立方状の上皮細胞がリボン状配列や，ヘモジデリンを貪食した組織球などの細胞と，紡錘形を呈する線維性細胞がみられる．明るい細胞質を有する大型細胞もみられる．硬化性血管腫は多彩な細胞の出現が特徴であり，大型で淡明な核は，腺癌に比べると核異型やクロマチンの増量に乏しい．
- 右　　図：経皮的穿刺吸引細胞診標本．27歳，女性．
- 鑑別診断：細胞学的には，小型類円形細胞や多辺形細胞がみられ，これらはⅡ型肺胞上皮由来の細胞と考えられる．大型核で核小体の目立つ細胞では腺癌との鑑別が難しいが，ヘモジデリンやそれを貪食したマクロファージ等（中図，右図矢印）がみつけられれば，本腫瘍を疑う手がかりとなる．

問41	年齢47歳，女性
	主訴または臨床症状――胸部X線異常影　　採取方法――喀痰
	染色法―――――――Pap. 染色　　　　　倍　率――左20倍，右100倍

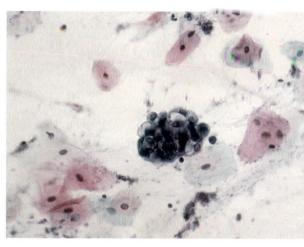 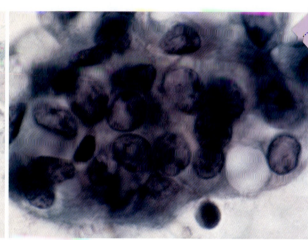

①気管支上皮細胞増生　②腺癌（浸潤性粘液性腺癌）　③腺様嚢胞癌　④転移性肺腫瘍（腺癌）
⑤扁平上皮癌

問42	年齢45歳，男性
	主訴または臨床症状――胸部X線異常影　　採取方法――喀痰
	染色法―――――――Pap. 染色　　　　　倍　率――左20倍，右100倍

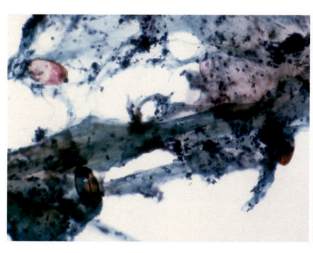 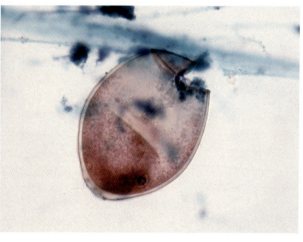

①食物残渣（植物細胞）　②花粉　③肺吸虫卵　④ウイルス感染　⑤アルタネリア

問41　解答①　気管支上皮細胞増生

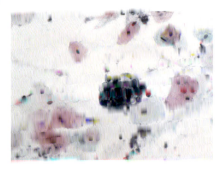 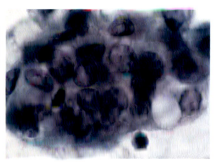

病　　態：喀痰検体は出現細胞に変性が加わることがあり，細胞質には変性空胞をみることがある．一般的には，大型細胞集塊は出現しにくく，細胞が散在性にみられることが多い．気管支細胞増生は気管支喘息や気管支炎などの疾患の患者の喀痰にみられることがあり，腺癌と間違わないように注意が必要である．

左　　図：きれいな背景のなかに比較的結合性の強い細胞集塊がみられる．集塊を構成する細胞はN/C比も大きく，腺系由来を考える．弱拡大では腺癌細胞との鑑別が難しい．腺癌細胞との鑑別は細胞集塊の重積性，核形不整，核小体，立体的な細胞集塊，線毛の有無の確認も重要．

右　　図：細胞質に空胞はみられるが，明らかな粘液を有する所見，クロマチンの増量，核の圧迫像もみられず，核小体も目立たない平面的な細胞集塊で，腺癌とするには所見に乏しい．強拡大で細胞質の辺縁を観察して，線毛や刷子縁の確認も重要な鑑別点である．

鑑別診断：浸潤性粘液性腺癌，転移性腫瘍との鑑別がポイント．浸潤性粘液性腺癌は喀痰に出現する細胞は小さく，スクリーニングで見逃すこともある．強拡大では，細胞質の粘液の有無，不整な核形，偏在核の出現，重積性などがみられる．転移性肺腫瘍は，核小体が目立ち，立体的な構造，腺腔様構造もみられることが多い．また，腺様嚢胞癌は喀痰に出現することは珍しい．

問42　解答③　肺吸虫卵

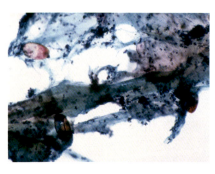 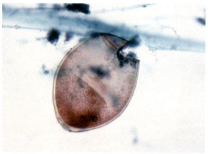

病　　態：わが国における人体に寄生する肺吸虫は，ウエステルマン肺吸虫と宮崎肺吸虫がよく知られている．X線検査での異常陰影から，結核や肺癌と間違えられることがあるが，喀痰や便の中から虫卵を検出することで診断できる．ときには胸水や腹水の中から虫卵を検出することもある．まれではあるが，慢性咳嗽の原因となりうる疾患の一つであり，疑われる場合には胸部CT検査と積極的な気管支鏡検査を行う必要がある．喀痰の色調が鉄さび状を呈することが特徴の一つである．ウエステルマン肺吸虫は東南アジアに広く分布し，虫卵はおよそ$90 \times 50\,\mu m$の大きさでレモン型をしている．好酸球が増加することが多く，シャルコーライデン結晶がみられることがある．

左　　図：炎症性背景の中に，褐色調を呈する虫卵を数個認める．虫卵は比較的大きいので一部の虫卵には蓋を認めるものの，皺がみられるものもあり，詳細な観察は困難である．

右　　図：変性した白血球を背景に大型の虫卵がみられる．卵殻は全周性で平均に厚く，小蓋がみられる．

鑑別診断：花粉や植物細胞と鑑別が必要だが，細胞の染まりが単一性でなく卵内容が観察されている（日臨細胞誌，1997，36：646-647）．

問43

年齢50歳，女性
主訴または臨床症状──咳嗽
染色法──────────Pap. 染色
採取方法──喀痰
倍　率───左20倍，右40倍

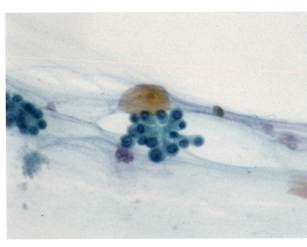
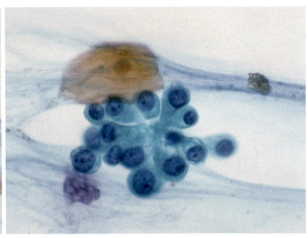

①線毛円柱上皮細胞　②杯細胞増生　③気管支腺細胞　④腺様嚢胞癌　⑤腺癌

問44

年齢67歳，男性
主訴または臨床症状──咳嗽，痰
染色法──────────Pap. 染色
採取方法──喀痰
倍　率───左40倍，右100倍

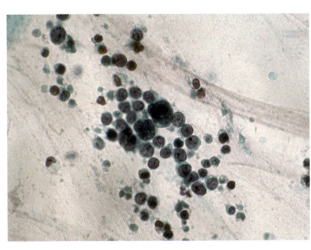
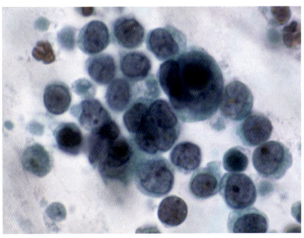

①リンパ球　②基底細胞増生　③カルチノイド腫瘍　④小細胞癌　⑤悪性リンパ腫

問43 解答⑤　腺癌

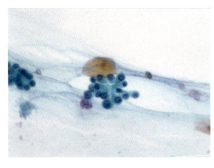 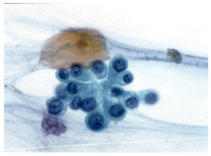

病　　態：痰，咳嗽を主訴としていることより，炎症性疾患，喘息，悪性腫瘍などの可能性が考えられる．

左　　図：きれいな背景に，腺腔形成を示す2つの細胞集塊が出現している．中央の細胞集塊は中心から外側へ放射状に細胞が配列し，核が飛び出すような立体感がある．重積はないが，核は偏在傾向を認める．腺癌の可能性が示唆される．

右　　図：左図の強拡大像である．個々の細胞では，核は円〜類円形で，核縁は円滑，クロマチンの分布異常（不均等分布），核小体が目立ち，細胞質は淡く空胞を認める．喀痰に出現した場合，小型球状集塊の形態をとることが多く，変性により重積，核偏在などの腺癌の特徴的所見が目立つ．核の偏在は，分化の高い腺癌細胞の核が基底膜側によって存在することを反映している．

鑑別診断：線毛円柱上皮細胞は小型の核が偏在し，その対側の細胞膜に線毛を有する．集塊内の核の大小不同，不整形は乏しい．杯細胞では核は粘液により圧排され三日月形となり，細胞質はより明るく空胞状で淡いピンク色に染まる．大小不同は認めない．正常の気管支上皮は線毛円柱上皮や杯細胞の混在を認め，大小不同や核異型，クロマチンの分布異常は認めない．腺様嚢胞癌は核異型に乏しい小型細胞の密な集塊で，篩状構造や粘液様物質を認める．

問44 解答④　小細胞癌

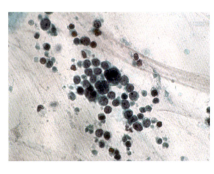 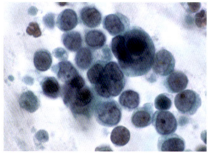

病　　態：高齢の男性患者で，咳嗽，痰などの呼吸器症状を主訴としているため，喫煙者の場合，COPDや肺門部（中枢）の病変の可能性がある．

左　　図：小型類円形の裸核様細胞が集塊を作らず，数珠状に出現している．背景には壊死物質と思われるライトグリーンに染まる無構造な物質が認められる．若干の大小不同はあるが比較的均一で，クロマチンは細顆粒状である．

右　　図：細胞質は乏しく，または不明瞭で裸核状のものが混在している．核は円形〜類円形であり，クロマチンは細顆粒状で，融解状や濃縮状も混在している．核小体は小型かあるいは目立たない．特徴的な相互圧排像，木目込み細工様配列や核線を認めることが多い．WHO第4版で神経内分泌腫瘍が大分類に新しく組み込まれ，肺癌取扱い規約（第8版）でも，小細胞癌は神経内分泌腫瘍の亜型のひとつとして位置づけられている．

鑑別診断：リンパ球は左図左上方に認められるように，好中球よりやや小型円形で濃縮状に染まる．基底細胞増生はやや厚いライトグリーンに染まる細胞質を有し，シート状の集塊を形成し結合は強固である．クロマチンはやや粗造で核は濃染している．カルチノイド腫瘍は，核クロマチンが粗大顆粒状（いわゆるsalt and pepper）で均一，細胞境界は不明瞭だが細胞質は広く，壊死性背景はみられない．悪性リンパ腫は，細胞質は極小だが明瞭で，核形不整，核小体が目立つ．

問 45	年齢 73 歳，女性
	主訴または臨床症状──胸部 X 線肺炎様陰影　　採取方法──喀痰
	染色法──────Pap. 染色　　　　　　　　倍　率───左 20 倍，右 40 倍

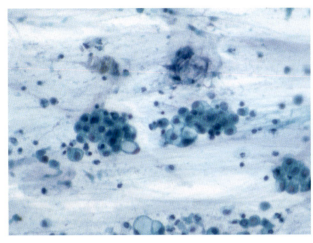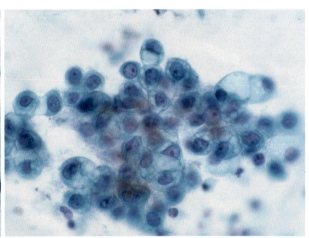

①線毛円柱上皮細胞　②杯細胞増生　③粘液産生性腺癌　④粘液非産生性腺癌　⑤腺様嚢胞癌

問 46	年齢 55 歳，女性
	主訴または臨床症状──呼吸困難　　　　　　採取方法──経気管支的穿刺吸引
	染色法──────Pap. 染色　　　　　　　　倍　率───左 20 倍，右 40 倍

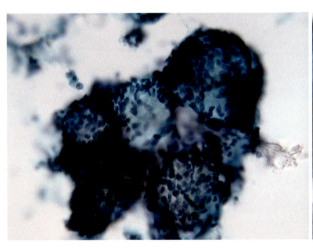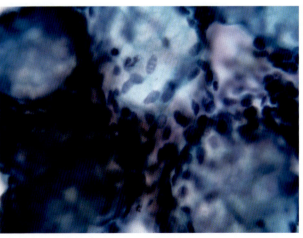

①正常気管支上皮細胞　②腺上皮増生　③硬化性肺胞上皮腫　④腺様嚢胞癌　⑤腺癌

問45　解答③　粘液産生性腺癌

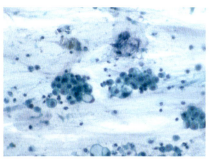 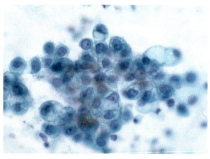

- 病　　態：胸部X線で肺炎様陰影を認めることより，浸潤陰影を示す病態であることが推測される．浸潤陰影は肺炎，気管支肺炎，肺結核などにみられる．一般的に肺癌は結節陰影を示すが，浸潤性粘液性腺癌※など一部に浸潤陰影を呈する肺癌もある．※従来，粘液産生性細気管支肺胞上皮癌に分類されていたものである．WHO第4版および肺癌取扱い規約（第8版）で新たに導入され，浸潤癌の特殊型に分類された．
- 左　　図：背景は軽度の炎症と壊死物質を認める．細胞の大小不同・核形不整に乏しく，細胞結合が密な乳頭状集塊が出現している．ところどころに粘液で核が圧排されている細胞も認める．出現する腺癌細胞の配列については，検体の種類によって若干所見が異なり，喀痰では重積を伴うブドウの房状ないし球状の細胞集塊を形成することが多い．喀痰細胞はすべて剥離細胞であるため，気道内に剥離・喀出されるまでに変性し，その組織型の特徴的所見が強調されることが多い．
- 右　　図：強拡大像で観察すると核は類円形で，好酸性の核小体が目立ち，クロマチンは核縁に凝集して抜けているようにみえる．細胞質内は粘液で充満している．核は偏在傾向を示し，集塊辺縁は不均等で核の方向性も不規則であり，肺腺癌を強く疑う所見である．
- 鑑別診断：線毛円柱上皮は小型の核が偏在し，対側の細胞膜に線毛を有する．集塊内の核の大小不同，不整形は乏しい．杯細胞では核は粘液により圧排され三日月形となり，細胞質はより明るく空胞状で淡いピンク色に染まる．大小不同は認めない．粘液非産生性腺癌とは，粘液の有無で明らかに鑑別可能である．腺様嚢胞癌は核異型に乏しい小型細胞の密な集塊で，篩状構造や集塊内に粘液様物質を認める．

問46　解答④　腺様嚢胞癌

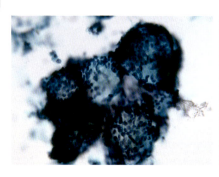 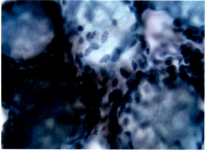

- 病　　態：呼吸困難を主訴として経気管支的穿刺吸引細胞診が施行されていることより，比較的中枢に近い気管または気管支の閉塞症状をきたす気管支腺由来の腫瘍が疑われる．
- 左　　図：核は小型で異型は弱く，細胞質に乏しい密な大型集塊を認める．集塊内部には半透明の粘液様物質を認める．奥には不明瞭な核がみえることより，立体的な球状塊で腺腔形成をしていることがわかる．
- 右　　図：粘液様物質を取り囲むように最外層に紡錘形の核が付着している（筋上皮型細胞で囲まれた偽嚢胞状の腔）．ライトグリーンに好染する硝子物（粘液球；mucous ball）は認めないが，細胞集塊の内部は焦点の差による篩状構造がみられることより，腺様嚢胞癌を強く疑う．
- 鑑別診断：正常の気管支上皮は線毛円柱上皮や杯細胞の混在を認め，大小不同や核異型，クロマチンの分布異常は認めない．腺上皮増生は，クレモナ小体ともいう．気管支炎，肺炎などの炎症や喘息，喫煙などの外的刺激により出現する．細胞にはクロマチンの増量や核異型はなく，集塊の周りには線毛がみられる．硬化性肺胞上皮腫は末梢肺実質の腫瘍で，ヘモジデリンやこれを貪食しているmacrophageを認める．集塊内部に粘液物は認めない．腺癌の拡張管腔も類似した異型の弱い大型集塊で出現する場合があるが，粘液様物質を取り囲む異型の弱い密な集塊の有無で識別する．

問47	年齢73歳，男性
	主訴または臨床症状——咳嗽　　　　採取方法——喀痰
	染色法————Pap. 染色　　　　倍　率———左20倍，右40倍

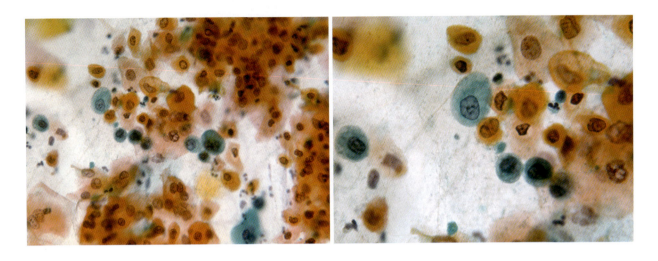

①正常気管支上皮細胞　②軽度異型扁平上皮細胞　③中等度異型扁平上皮細胞　④高度異型扁平上皮細胞　⑤扁平上皮癌

問48	年齢66歳，男性
	主訴または臨床症状——血痰　　　　採取方法——気管支擦過
	染色法————Pap. 染色　　　　倍　率———左20倍，右40倍

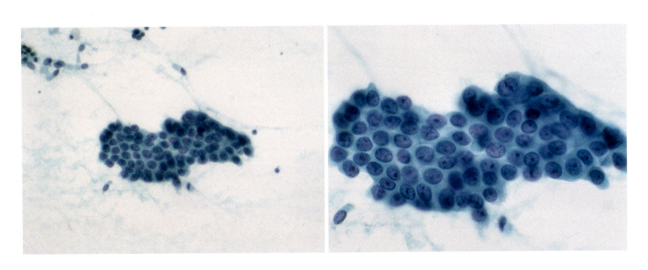

①正常気管支上皮細胞　②腺上皮増生　③硬化性肺胞上皮腫　④腺様嚢胞癌　⑤腺癌

問47 解答⑤ 扁平上皮癌

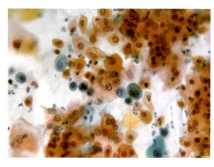
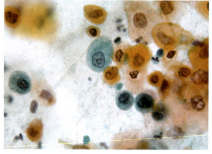

病　　態：高齢の男性患者で，咳嗽などの呼吸器症状を主訴としているため，喫煙者の場合，COPDや肺門部（中枢）の病変の可能性がある．

左　　図：オレンジG好性の基底層から中間層の異型細胞が孤立散在性に多数出現している．細胞形態は不整形で，大小不同性と多形性を示す．N/C比の小さい異型細胞も目立つ．小型でN/C比が大きい細胞は細胞質の輝度も高い．高度異型扁平上皮細胞と扁平上皮癌との鑑別が重要である．

右　　図：左図の強拡大像である．核形不整，核膜は不均等肥厚しており，クロマチンは粗網から顆粒状である．数は少ないが，ライトグリーンに染まる壊死物質を認める．異型細胞の出現数が多く，高度異型扁平上皮細胞よりは扁平上皮癌を考える所見である．高度異型扁平上皮細胞とは，癌の疑いがあるも断定できないほど異型が弱い，あるいは細胞数が少ないものを指し，特異的な細胞所見はない．

鑑別診断：線毛円柱上皮，基底細胞，杯細胞は出現していない．軽度異型扁平上皮細胞は，喫煙や炎症により出現することがあるが，ほとんどは正常の気管支上皮や組織球に混在し，数も少ない．細胞質はライトグリーンを呈することが多く，クロマチンは細網状でN/C比が大きいものは少ない．中等度異型扁平上皮細胞になると出現数も増え，クロマチンは細網状・粗網状でN/C比が大きい細胞が中心となる．細胞質はまだライトグリーンを呈することが多い．高度異型扁平上皮細胞は軽度・中等度と比較すると，顆粒状・液状のクロマチンが増え，細胞質もオレンジG好性となる．早期扁平上皮癌に比べ核膜が円滑な細胞が多く，N/C比が大きい細胞も出現する．

問48 解答⑤ 腺癌

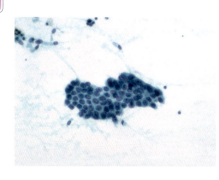
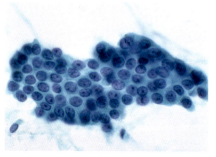

病　　態：血痰は，気道内への慢性的な少量の出血があった場合に出現する．気管支拡張症，肺結核，肺胞出血，肺癌，鼻出血や咽頭出血の誤嚥などで認められる．

左　　図：背景には炎症や壊死などは認められない．辺縁は平滑だが，周囲に線毛を認めない平面的な中規模集塊を認める．左上にみられる線毛円柱上皮の核と比べてもさほど大きくなく，核の大小不同も認めない．

右　　図：左図の強拡大像である．核形不整はほとんどなく円形で，一見均一な核所見にも思える．しかし，クロマチンの凝集が核縁に集まり（核縁の肥厚），中心部が抜けて明るくみえる．ところどころに小さな核溝も認め，腺癌の細胞像として矛盾しない．材料が気管支擦過物など新鮮材料の場合は，変性による所見の強調を欠くため診断に注意しなければならない．

鑑別診断：線毛円柱上皮，基底細胞，杯細胞は出現していない．腺上皮増生はクレモナ小体ともいう．気管支炎，肺炎などの炎症や喘息，喫煙などの外的刺激により出現する．細胞にはクロマチンの増量や核異型はなく，集塊の周りには線毛がみられる．硬化性肺胞上皮腫では，ヘモジデリンやこれを貪食しているmacrophageを認める．異型のない立方状のII型肺胞上皮細胞と思われる集塊の中心部に長楕円形の濃縮核細胞で構成された線維血管隔壁様構造物が走行して集塊を形成する．腺様囊胞癌は粘液様物質を取り囲むように，核異型の弱い篩状構造を呈する重積性のある密な小型細胞の集塊が出現する．

年齢 75 歳，男性
主訴または臨床症状——咳嗽，痰　　　採取方法——気管支擦過
染色法————Pap. 染色　　　　　　倍　率——左 20 倍，右 40 倍

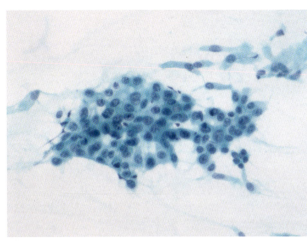
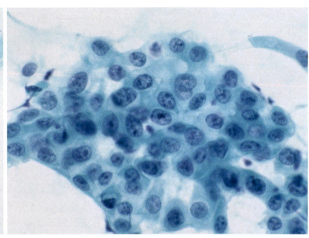

①正常気管支上皮細胞　②修復細胞　③高度異型扁平上皮細胞　④扁平上皮癌　⑤腺癌

年齢 63 歳，女性
主訴または臨床症状——血痰　　　　　採取方法——経気管支的穿刺吸引
染色法————Pap. 染色　　　　　　倍　率——左 20 倍，右 40 倍

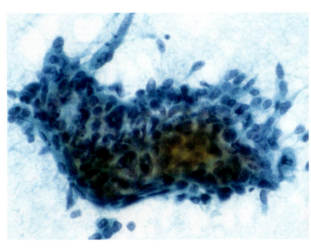
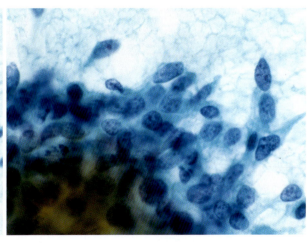

①線毛円柱上皮細胞　②修復細胞　③高度異型扁平上皮細胞　④扁平上皮癌　⑤腺癌

問49　解答②　修復細胞

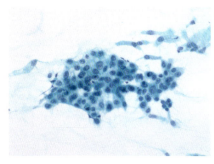
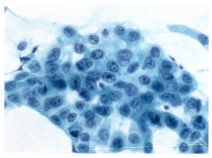

- 病　　態：高齢の男性患者で，痰や咳嗽などの呼吸器症状を主訴としているため，喫煙者の場合，COPD や肺門部（中枢）の病変の可能性がある．
- 左　　図：背景には炎症所見や壊死などは認められない．周囲に線毛円柱上皮が出現しており，核のサイズ・形状に大きな差異は認めない．集塊右端の細胞群は，右上の線毛円柱上皮とほぼ同一のものと思われる．
- 右　　図：左図の強拡大像である．細胞はシート状に出現し，細胞境界は明瞭，個々の核は円形または類円形で右端上の線毛円柱上皮の核と類似している．一部は核腫大し，核小体の著明なものも認められるが，核形不整はなく，クロマチンは顆粒状で均等分布を示し，核縁は薄く円滑である．細胞質は豊富で，集塊辺縁では円柱形で核の偏在がみられる．集塊左下には刷子縁と思われる所見を認め，良性の反応性変化（修復細胞）を疑わせる．
- 鑑別診断：高度異型扁平上皮細胞は，喀痰細胞診に特化した所見であり，気管支擦過には用いない．角化を伴う扁平上皮癌は角化した異型細胞が多彩性に出現するため，鑑別として苦慮はしないが，角化を伴わない場合はどちらも平面的に出現し，敷石状に配列する．鑑別点の一つは，核の濃染性や顆粒状のクロマチンの密な増量であり，細胞質は狭小で厚みがある．喀痰に出現する腺癌細胞は変性・膨化を伴い，集塊の重積，核形不整，核小体，クロマチンの増加などが目立ち鑑別しやすいが，気管支擦過などの新鮮材料の場合は注意が必要である．

問50　解答④　扁平上皮癌

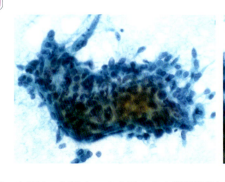
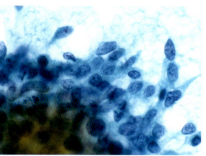

- 病　　態：血痰は，気道内への少量の出血が慢性的にあった場合に出現する．気管支拡張症，肺結核，肺胞出血，肺癌，鼻出血や咽頭出血の誤嚥などで認められる．
- 左　　図：細胞密度の高い細胞集塊がみられる．集塊の辺縁は，ほつれが目立ち，集塊内の核は方向が不規則で類円形から紡錘形まで多彩な像を示している．N/C 比は大きく，集塊の右上方に流れるような配列をしている．
- 右　　図：細胞の核密度が高く，核は紡錘形に伸び，顆粒状のクロマチンが充満している．小型だが核小体も認められる．細胞質はやや厚みがある．以上の所見より，（低分化な）扁平上皮癌が疑われる．
- 鑑別診断：線毛円柱上皮細胞は核が偏在性で，核の対極に線毛あるいは刷子縁がみられる．修復細胞は N/C 比は中等度に大きく，クロマチンは顆粒状，核中心性の細胞がシート状の集塊を形成して出現する．細胞質はやや厚みを帯びるが，核の配列の乱れは認めない．高度異型扁平上皮細胞は喀痰細胞診に特化した分類であり，穿刺吸引細胞診には用いられない．腺癌は，一般的に核は円〜類円形が多く，細胞質は淡く核は偏在し重積性を示す．しかし，分化が低い場合，扁平上皮癌との鑑別が難しい症例もある．特に気管支擦過や経気管支的穿刺吸引などで得られた材料は新鮮なため，それぞれの特徴的所見が見出せない場合がある．分子標的薬の適応により，両者の鑑別には十分注意をしたい．

年齢 48 歳，女性
主訴または臨床症状──胸部 X 線腫瘤影　　　採取方法──気管支擦過
染色法────────Pap. 染色　　　　　　　倍　率────左 40 倍，右 40 倍

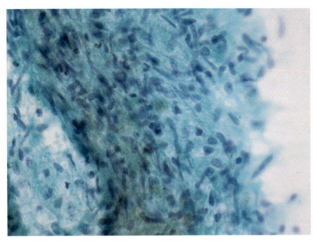
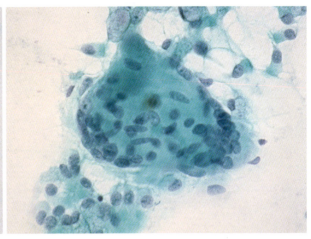

①正常気管支上皮細胞　②肺クリプトコッカス症　③肺結核症　④肺アスペルギルス症　⑤ウイルス感染

年齢 46 歳，男性
主訴または臨床症状──乾性咳嗽　　　　　　採取方法──喀痰
染色法────────Pap. 染色　　　　　　　倍　率────左 40 倍，右 40 倍

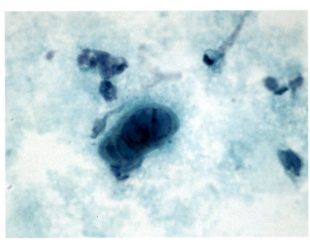
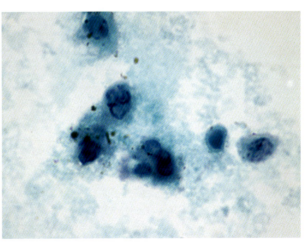

①食物残渣　②ウイルス感染　③修復細胞　④腺癌　⑤扁平上皮癌

問51　解答③　肺結核症

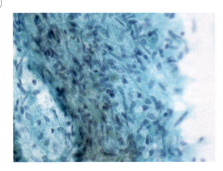
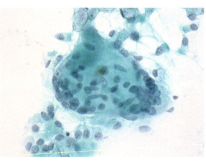

病　　態：胸部X線腫瘤影を認めることより，肺癌（原発，転移），結核腫，クリプトコッカス症，アスペルギルス症，真菌症，器質化肺炎，肺過誤腫などが考えられる．

左　　図：境界不明なライトグリーンに淡く染まる豊富な細胞質内に，細長い紡錘形の核が走行している．核膜は薄く，核クロマチンは淡い．類上皮細胞の集塊と思われる．

右　　図：多核の巨細胞を認める．多核組織球と異なり，核が細胞質辺縁に配列するLanghans巨細胞と思われる．写真にはみられないが，結核症の場合，多くは背景に壊死物質とリンパ球の浸潤を認める．

鑑別診断：肺クリプトコッカス症は，円形小型の酵母型真菌が多核巨細胞内に貪食されて認められる．PAS染色，Grocott染色で莢膜およびhallo部が陽性となる．アスペルギルスの菌糸は隔壁と分枝が特徴で，鋭角（Y字型）に分岐する好塩基性菌糸が同一方向に並ぶ．PAS染色，Grocott染色陽性を示す．ウイルス感染時は核内封入体を形成する．代表例として，ヘルペスウイルスのすりガラス状の核圧排像や，サイトメガロウイルスの大型核小体様の封入体（ふくろうの目）が挙げられる．

問52　解答②　ウイルス感染

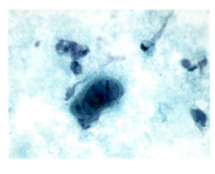
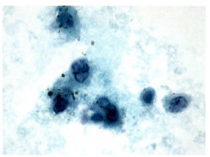

病　　態：咳嗽は，気道の炎症性変化や構造変化，化学的・物理的刺激の吸入により起こる．乾性咳嗽は一次的に発生する病的な咳である．

左　　図：細胞質にやや厚みがある大型の異型細胞を認める．扁平上皮由来の異型細胞との鑑別が重要である．N/C比は大きく，多核である．多核細胞の核内構造は無構造で，すりガラス状（ground glass）を呈し，各々が押し合うような圧排像（nuclear molding）として確認される．ヘルペスウイルス感染に特徴的な所見である．

右　　図：細胞質は不明瞭になっており，単核から2核の核はすりガラス状を呈している．典型的な多核の圧排像が認められないため注意しなければならない．左図同様，ヘルペスウイルス感染に矛盾しない細胞像である．

鑑別診断：食物残渣はシート状に出現することが多く，細胞質は二重になっており，内側は顆粒状，外側は透明な細胞壁が存在する．口腔内からの食物残渣は容易に判断可能であるが，高齢者の嚥下性肺炎からの食物残渣は炎症性反応を伴うため注意をしたい．修復細胞はシート状配列の集塊で出現する．集塊の辺縁には円柱形の腺由来の細胞を認める．腺癌や扁平上皮癌では，低分化や高分化にかかわらず，細胞個々の核内所見は多彩で，核クロマチンは診断に重要な所見となるため，ウイルス感染細胞との鑑別は容易である．

問53	年齢67歳，男性
	主訴または臨床症状——喀痰肺癌検診　　採取方法——喀痰（サコマノ法）
	染色法——————Pap. 染色　　　　　倍　率———左40倍，右100倍

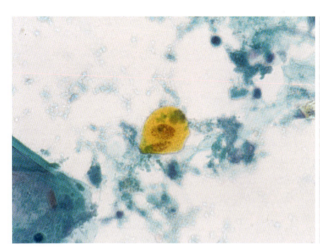
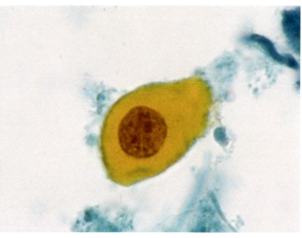

①修復細胞　②軽度異型扁平上皮細胞　③中等度異型扁平上皮細胞　④上皮内扁平上皮癌　⑤進行扁平上皮癌

問54	年齢56歳，男性
	主訴または臨床症状——胸部X線異常影　　採取方法——経皮的穿刺吸引
	染色法——————左Pap. 染色，右Giemsa染色　　倍　率———左40倍，右40倍

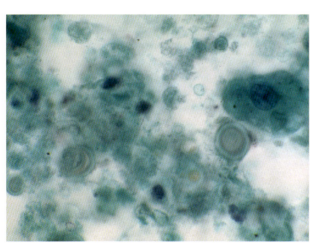
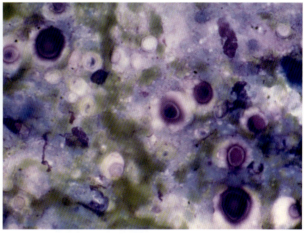

①肺結核　②クリプトコッカス症　③ウイルス感染　④ニューモシスチス肺炎　⑤白血病

問53　解答④　上皮内扁平上皮癌

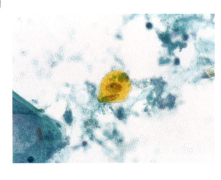
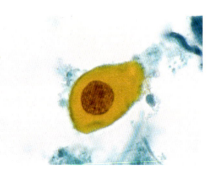

- 病　　態：肺癌集検の喀痰細胞診では，集団検診における喀痰細胞診の判定基準と指導区分・喀痰細胞診における異型扁平上皮細胞の判定基準（肺癌取扱い規約，第8版，金原出版）を理解して判定にあたる．サコマノ法では直接塗抹法に比べ多数の細胞がプレパラート上に出現する．また，細胞が収縮する傾向があるので異型細胞のスクリーニングには注意を要する．
- 左　　図：変性物質を背景に，オレンジGに過染する類円形の異型細胞が孤立性に出現している．2核の楕円形核は核形不整で，一方では核にくびれを認める．核クロマチンは粗顆粒状で濃染している．
- 右　　図：オレンジGに過染する楕円形の異型細胞を孤立性に認める．オレンジGに過染する細胞質は重厚で輝度が高く，いわゆるパンプキンオレンジ色である．核は類円形で，核クロマチンは粗大顆粒状で不均等分布を認める．N/C比は大きく，扁平上皮癌由来の異型細胞と考える．
- 鑑別診断：軽度，中等度異型扁平上皮細胞との鑑別には，喀痰細胞診における異型扁平上皮細胞の判定基準を基にすると，上皮内扁平上皮癌では核異型が強く細胞質も厚い．また，N/C比も大きい．進行扁平上皮癌との鑑別には，左図で背景に壊死物質の出現がないことや，単個の異型細胞であることより，上皮内扁平上皮癌を選択する．

問54　解答②　クリプトコッカス症

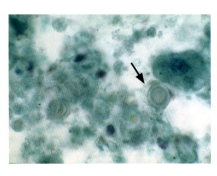
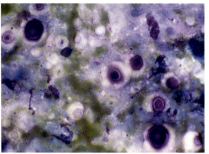

- 病　　態：経皮的穿刺吸引にて得られた検体であるので，結節性あるいは腫瘤性病変を疑う．また，胸部X線で異常陰影があることより，肺癌や肺良性腫瘍，炎症性病変，肺感染症などが推測される．
- 左　　図：多数の壊死物質や変性物質を背景に，大小の円形無構造物質を認める．一部には，壊死物質に混じって小型楕円形の透明状の無構造物質を認める．円形の無構造物質には，二重構造を有する透明な莢膜様構造を認める（矢印）．壊死物質を背景に，このような透明な無構造物質，莢膜を有する所見から，クリプトコッカス症を考える．
- 右　　図：Giemsa染色でも，壊死物質や変性物質を背景に大小の円形無構造物質を認める．大小の円形無構造物質はGiemsa染色不染性で透明な莢膜を認める．左図と合わせてクリプトコッカス症と判定する．
- 鑑別診断：背景に壊死物質を認めることより，結核症やニューモシスチス肺炎との鑑別が必要である．肺結核では，壊死物質のほかに多核巨細胞や類上皮細胞が出現する．ニューモシスチス肺炎に出現する赤血球様の囊子は，小型で比較的均一な真菌である．また，明らかな莢膜構造は認めないので鑑別可能である．白血病細胞は異型有核細胞なので除外される．この図では明らかではないが，クリプトコッカス症では涙滴状の無構造物質や組織球による貪食像もよく認める所見である．

問 55	年齢 70 歳，男性
	主訴または臨床症状——労作時の息切れ，咳嗽　　採取方法——喀痰
	染色法————————Pap. 染色　　　　　　倍　率———左 40 倍，右 100 倍

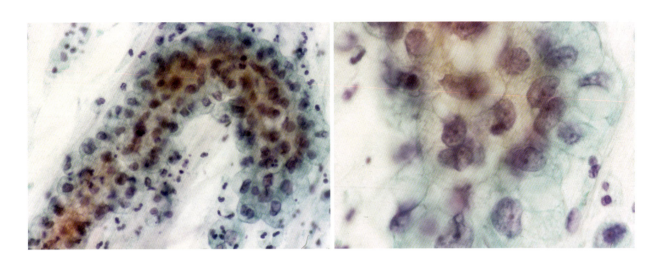

①杯細胞増生　②腺様嚢胞癌　③粘表皮癌　④腺癌（浸潤性粘液性腺癌）　⑤転移性肺腫瘍（腎細胞癌）

問 56	年齢 63 歳，男性
	主訴または臨床症状——咳嗽，四肢脱力感　　採取方法——喀痰
	染色法————————Pap. 染色　　　　　　倍　率———左 20 倍，右 100 倍

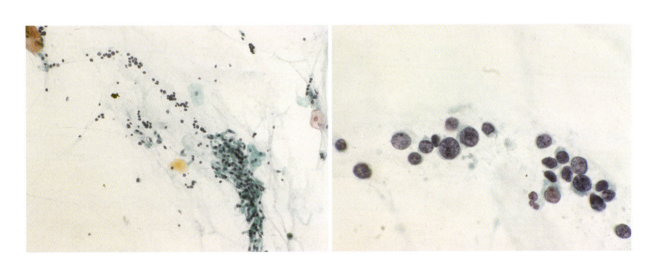

①成熟リンパ球　②カルチノイド腫瘍　③小細胞癌　④悪性リンパ腫　⑤ユーイング肉腫

問55　解答④　腺癌（浸潤性粘液性腺癌）

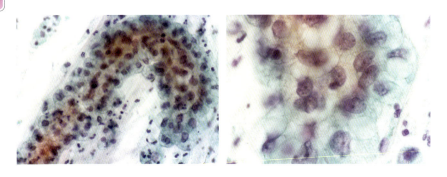

- 病　　態：労作時の息切れ，咳嗽があることより，肺疾患（良性から悪性腫瘍，炎症性疾患など）があると考える．
- 左　　図：好中球やリンパ球，組織球を背景に，乳頭状構造を有する大型異型細胞集塊を認める．異型細胞は核形不整，核クロマチンが濃染する細胞で，細胞密度，細胞重積が高度である．また，細胞質には粘液様物質を認める．一部では好中球の取り込みも認める．異型細胞集塊は結合性が強く立体的であり，腺癌を疑う．
- 右　　図：異型細胞は核が偏在し，細胞質には多量の粘液様物質を認める．核は楕円形で核形不整，核のくびれも認める．核クロマチンは顆粒状で濃染しており，核小体も明瞭である．一部の異型細胞の細胞質ではオレンジ色を呈しており，粘液物質が示唆される．左図，右図から腺癌（浸潤性粘液性腺癌）と判定する．
- 鑑別診断：腺様嚢胞癌や粘表皮癌は気管支腺に由来する腫瘍で，前者では篩状構造を有する組織像を反映した粘液球様の物質を取り囲むように異型細胞が出現する．後者では層構造を有する扁平上皮細胞様の集塊や粘液産生を示す明るい細胞が混在する所見を認める．いずれの腫瘍細胞も喀痰中に出現するのはまれである．転移性腎細胞癌は既往病変が存在するのか，そして，細胞像では細胞質が豊富で明るく，N/C 比も小さい．この設問でもっとも鑑別が重要となるのは杯細胞増生である．浸潤性粘液性腺癌の核異型は比較的弱いといわれているが，核形不整や核のくびれ（核溝）や核クロマチンの濃染など高分化腺癌としての所見を認める．

問56　解答③　小細胞癌

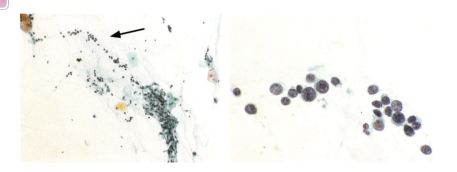

- 病　　態：咳嗽，四肢脱力感があり，進行した肺疾患（肺炎，肺結核，肺癌，肺感染症など）を考える．
- 左　　図：左上部に裸核様細胞の集簇を認める（矢印）．出現形態は数珠状あるいは indian file-like 配列で，核は周りに出現している成熟リンパ球よりやや大きく，小型から中型核である．核クロマチンは濃染し細胞結合を有している．小細胞癌を疑う像である．
- 右　　図：核は小型から中型の円形から楕円形核で，核の大小不同を認める．核形は不整で核クロマチンは細顆粒状で濃染している．また，顆粒状の核クロマチンは不均等分布を示しており，細胞質はわずかにあるか，あるいは裸核状である．N/C 比がきわめて大きく細胞結合も認めることより，小細胞癌と判定する．
- 鑑別診断：カルチノイド腫瘍では比較的均一な小型円形細胞で，核は小型で細胞質も豊富である．ユーイング肉腫の好発年齢，好発部位は10歳代で骨や軟部組織であり，臨床像が一致しない．また，細胞像は小型で類円形の細胞が上皮様配列で認める．成熟リンパ球は核の大小不同や核形不整などの核異型は認めない．悪性リンパ腫がもっとも鑑別を要する疾患であるが，小細胞癌の核クロマチンは軟らかい印象があり，悪性リンパ腫のような硬さはない．また，小細胞癌では細胞結合や細胞の相互圧排像（木目込み細工様配列）を認める．

問57	年齢 76 歳，男性
	主訴または臨床症状——胸痛，乾性咳嗽　　採取方法——経気管支的穿刺吸引
	染色法——————————Pap. 染色　　　　倍　率———左 20 倍，右 100 倍

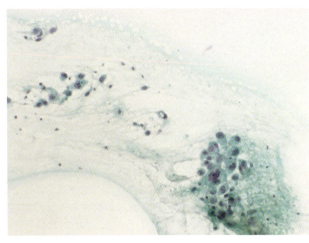 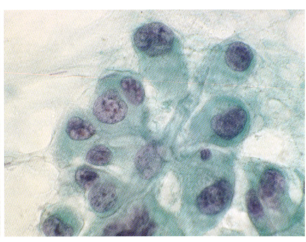

①ウイルス感染　②扁平上皮癌　③腺癌　④大細胞癌　⑤転移性肺腫瘍（大腸癌）

問58	年齢 78 歳，男性
	主訴または臨床症状——喀痰（胸部放射線治療施行中）　採取方法——気管支擦過
	染色法——————————Pap. 染色　　　　　　　　倍　率———左 10 倍，右 40 倍

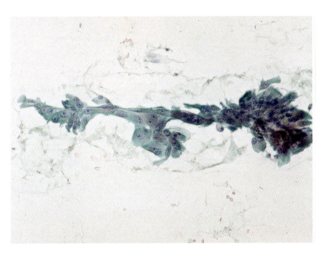 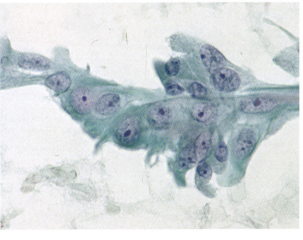

①修復細胞　②中等度異型扁平上皮細胞　③粘表皮癌　④扁平上皮癌　⑤腺癌

問57　解答③　腺癌

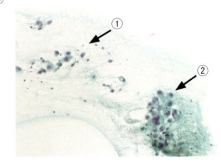 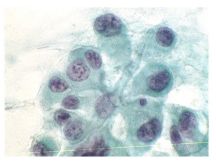

病　　態：胸痛と乾性咳嗽があることより，間質性肺炎，胸膜炎など典型的な肺炎とは異なった肺炎が示唆されるが，経気管支的穿刺吸引にて得られた検体であるので，気管支下に結節性病変，腫瘤性病変があることが示唆される．

左　　図：背景に粘液や壊死物質を認める．左上部（①）や右下部（②）で大型核，核が偏在した大型の異型細胞を認める．また，②の大型異型細胞は小乳頭状集塊で辺縁には壊死物質を認める．腺癌を疑う細胞像である．

右　　図：左図の右下部（②）の拡大像である．小乳頭状集塊の中心部には，血管を軸に大型紡錘形の異型細胞が血管軸に対して垂直に結合している．異型細胞の核は大型円形から楕円形で，著しい核の切れ込みや湾曲などの核形不整を認める．また，多数の大型核小体や核の大小不同，核クロマチンの濃染と不均等分布を認める．核は偏在し，泡沫状の細胞質を有している．左図と合わせて腺癌と判定する．

鑑別診断：ウイルス感染細胞，DNAウイルス感染細胞ではハロー状またはすりガラス状の核内封入体を形成する．扁平上皮癌では主に核は中心性で，核クロマチンは粗顆粒状，細胞質はライトグリーンに好染する．大細胞癌では核異型の強い大型細胞で結合性が弱く，孤立散在性に出現する．転移性肺腫瘍（大腸癌）では楕円形核で，柵状配列した高円柱状の背の高い細胞が出現する．以上から鑑別可能である．

※大細胞癌については，「呼吸器細胞診を学んでいる方へ」（p.106）を参照してほしい．

問58　解答①　修復細胞

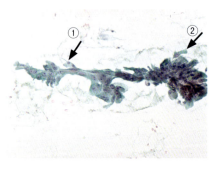 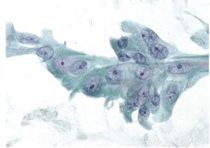

病　　態：胸部放射線治療施行中とあるので，肺癌に対する放射線治療を行っていることが推測される．放射線治療の経過観察目的に施行した気管支擦過細胞診であると推測される．

左　　図：図の左側にある細胞集塊（①）と右側の細胞集塊（②）は連続した細胞集塊である．①の細胞集塊に比較して②の細胞集塊では核腫大した大型核の細胞と核の大小不同が目立つ．また，②の細胞集塊の一部には線毛を認め，気管支上皮の線毛円柱上皮細胞であることが示唆される．

右　　図：①の部分の拡大像である．腫大した核は楕円形で小型核小体を認めるが，核クロマチンの濃染や核形不整は認めない．また，核縁はスムーズで肥厚はない．細胞質は泡沫状で細胞境界が不明瞭である．N/C比は小さく，再生上皮や修復上皮にみられる細胞像である．修復上皮と判定する．

鑑別診断：中等度異型扁平上皮細胞では，円形から類円形の細胞境界が明瞭な細胞が孤立散在性に出現する．粘表皮癌は扁平上皮細胞様の集塊や粘液を有する明るい細胞が混在する．腺癌や扁平上皮癌では核クロマチンの濃染や核形不整を認め，また，N/C比も大きい．

問59　年齢72歳，男性
主訴または臨床症状——咳嗽（結核の既往あり）　　採取方法——喀痰
染色法——————————Pap. 染色　　　　　　　　倍　率———左10倍，右40倍

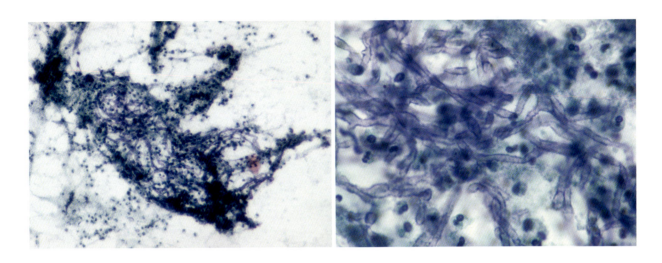

①クリプトコッカス　②ブラストミセス　③アスペルギルス　④カンジダ　⑤ヒストプラズマ

問60　年齢65歳，男性
主訴または臨床症状——咳嗽，胸部放射線治療施行中　　採取方法——気管支擦過
染色法——————————Pap. 染色　　　　　　　　倍　率———左40倍，右40倍

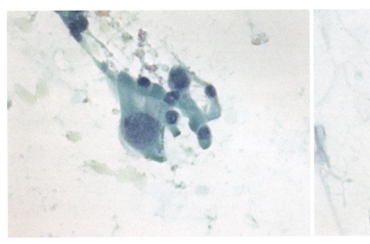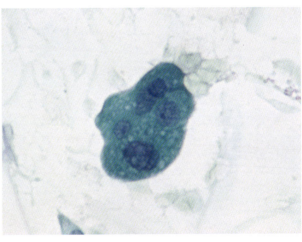

①修復細胞　②円柱上皮の放射線による変化　③扁平上皮癌の放射線による変化
④腺癌の放射線による変化　⑤大細胞癌の放射線による変化

問59　解答③　アスペルギルス

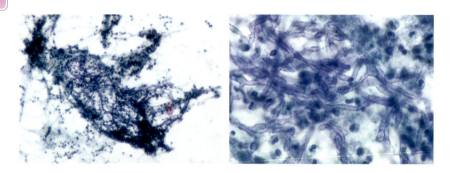

- 病　　態：72歳で咳嗽を主訴とし，結核の既往がある．結核の治療後には肺実質の障害により様々な後遺症が生ずる．感染症や結核の再燃，加齢による日和見感染などが推測される．
- 左　　図：壊死物質や好中球を背景に，中央の集塊内に菌糸状の物質を認める．
- 右　　図：左図，中央部の拡大像である．隔壁をもった多数の菌糸を認める．菌糸の周りには好中球を多数認める．菌糸は一部で約45度でY字型に分岐しており，アスペルギルスと判定する．細胞外寄生性のアスペルギルスが好中球反応を誘導する所見と合致する．
- 鑑別診断：クリプトコッカスは円形の酵母型真菌で，厚い莢膜が菌周囲にハローを形成する．ブラストミセスはアメリカ北部の一部地域における風土病であり，ブラストミセス胞子の吸引により発症する．菌は達磨状で厚い細胞壁をもつ．カンジダでは枝状の仮性菌糸と発芽胞子を認める．ヒストプラズマは土壌真菌で，ヒバリ，コウモリなどの糞に好んで発育する．通常菌糸状で発育するが，感染組織内では酵母状発育をする（二形性真菌）．酵母細胞は球形または卵円形，直径2～4μmである．著しい肉芽腫性炎症反応が特徴的である．

問60　解答②　円柱上皮の放射線による変化

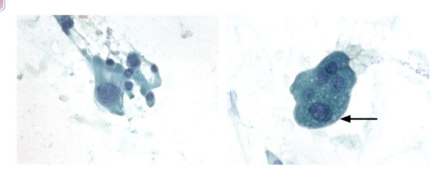

- 病　　態：胸部放射線治療施行中とあるので，肺癌に対する放射線治療を行っていることが推測される．また，放射線治療の経過観察目的に施行した気管支擦過細胞診であると推測される．
- 左　　図：変性物質を背景に，円柱状の背の高い細胞集塊をみる．また，一部には大型核細胞も認める．いずれの細胞も細胞境界が不明瞭である．N/C比は小さい．
- 右　　図：多核（4核）の大型細胞をみる．細胞質には小空胞を認め，泡沫状である．細胞内の核は小型から中型で，核クロマチンの濃染や核形不整など核異型は認めない．また，下部の大型核（矢印）には核内に変性空胞を認める．また，N/C比は小さい．臨床経過，左図と合わせて，円柱上皮の放射線による変化と判定する．
- 鑑別診断：修復細胞の核は核小体が明瞭である．また，核腫大した細胞もみるが，核内の空胞変性や核の融解像は認めない．放射線による変化（細胞が腫大，細胞質内空胞，細胞質の多染性）は癌細胞にも非癌細胞にもみられるが，癌細胞の方が変化が著しいが，N/C比は変わらず保たれる．したがって，癌細胞ではN/C比が大きい．また，核クロマチンは非癌細胞では著変はないが，癌細胞では凝集する傾向がある．扁平上皮癌や腺癌，大細胞癌の放射線による変化とは以上の点で鑑別できる．

問61	年齢 70 歳，男性

主訴または臨床症状——集団検診　　　採取方法——喀痰（サコマノ法）
染色法——————Pap. 染色　　　　倍　率——左20倍，右100倍

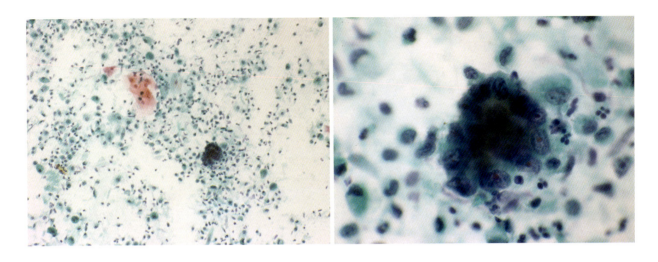

①肺結核　②中等度異型扁平上皮細胞　③カルチノイド腫瘍　④扁平上皮癌　⑤腺癌

問62	年齢 52 歳，男性

主訴または臨床症状——発熱，白血球増多　　採取方法——経気管支的穿刺吸引
染色法——————Pap. 染色　　　　倍　率——左20倍，右100倍

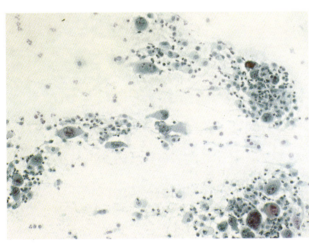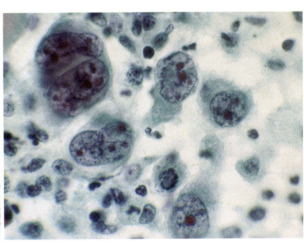

①扁平上皮癌　②腺癌　③大細胞癌　④癌肉腫　⑤ホジキンリンパ腫

問61　解答⑤　腺癌

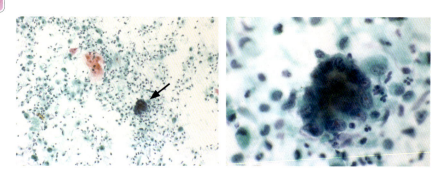

病　　態：集団検診時の喀痰（サコマノ法）検体である．サコマノ法では直接塗抹法に比べ細胞量が多く，なおかつ細胞が収縮する傾向がある．異型細胞のスクリーニングには注意を要する．
左　　図：背景に多数の組織球と好中球の浸潤をみる．中央部右側に小集塊状の細胞（矢印）をみる．核クロマチンの濃染する細胞である．
右　　図：矢印部の拡大像である．集塊内の細胞は大型核，核形不整で大型核小体を認める．一部には核のくびれも散見する．核クロマチンは粗大顆粒状で濃染している．また，細胞集塊は小腺管様構造であり，細胞密度，細胞重積が高度で細胞極性の乱れも認める．腺癌と判定する．
鑑別診断：肺結核症では炎症細胞と巨細胞や類上皮細胞がみられる．中等度異型扁平上皮細胞では，円形から類円形の細胞境界が明瞭な異型細胞が孤立散在性に出現し，腺管様構造の集塊は認めない．カルチノイド腫瘍では円形から類円形核細胞がシート状に出現する．扁平上皮癌の出現形態はシート状，敷石状で，腺管様構造の集塊は認めない．また，核も中心性で厚い細胞質を有している．

問62　解答③　大細胞癌

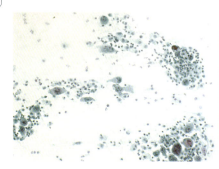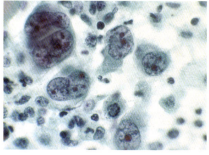

病　　態：発熱と白血球の増多があることより，活動性の炎症性反応が示唆される．経気管支的穿刺吸引細胞診検体であることより，腫瘍性の病変を考える．
左　　図：散在性に大型細胞を孤立性に認める．大型細胞は紡錘形で細胞結合は緩く，核小体が明瞭な大型核を有している．核形不整が著しく，核異型の強い大型細胞である．一部には多核化した細胞も認める．
右　　図：非常に大型で核異型の強い細胞を孤立性に認める．大型細胞の核は核形不整が著しく，核の切れ込みや陥入を認める．また，一部の核は分葉状である．いずれの細胞も大型核小体を多数認める．核クロマチンは粗顆粒状で濃染し，不均等分布を示す．細胞質は豊富でライトグリーンに淡染して上皮細胞様である．また，一部には多核の大型細胞も認める．大型の異型性の強い細胞が孤立散在性に出現しており，上皮様の細胞ではあるが，明らかな扁平上皮癌や腺癌の特徴を認めないことより，大細胞癌を選択する．
鑑別診断：非角化型扁平上皮癌や低分化な腺癌でも大型細胞が出現するが，細胞や細胞集塊の一部には扁平上皮（核中心性でシート状，敷石状配列など）や腺組織（小乳頭状から腺管様配列など）としての特徴をみる．癌肉腫でも大型の核異型の強い細胞が出現するが，大型核の核縁は一般に薄く軟らかい．核縁に核クロマチンの付着は著明ではない．細胞質も上皮細胞に比べて淡く薄い．ホジキンリンパ腫でも大型の異型性の強い細胞が出現するが，これだけ集簇した大型異型細胞をみることは少なく，大型細胞の周辺には小型リンパ球や形質細胞や好酸球も混在する．低分化な腺癌や癌肉腫との鑑別は，細胞像からは困難な場合がある．
※大細胞癌については，「呼吸器細胞診を学んでいる方へ」（p.106）を参照してほしい．

問63

年齢54歳，男性

主訴または臨床症状──胸部X線異常影 採取方法──経気管支的鉗子生検捺印

染色法──────Pap. 染色 倍　率──左20倍，右100倍

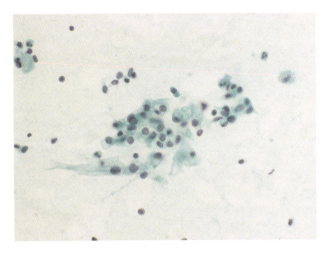
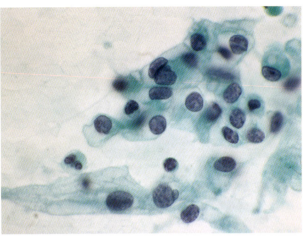

①杯細胞増生　②中等度異型扁平上皮細胞　③扁平上皮癌（非角化型）　④腺癌（浸潤性粘液性腺癌）
⑤転移性肺腫瘍（腎細胞癌）

問63 解答⑤　転移性肺腫瘍（腎細胞癌）

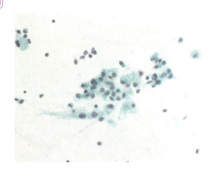 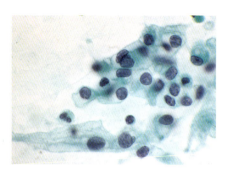

病　　態：胸部X線異常陰影，経気管支的鉗子生検捺印検体である．肺に腫瘍性病変があり，確定診断のため生検組織診を施行したと考える．
左　　図：小型で濃染した円形核を有する細胞集塊を認める．細胞集塊は平面状で，個々の細胞の細胞質は淡く組織球様である．
右　　図：左図の拡大像である．小型円形細胞集塊はシート状配列で，核は小型円形から楕円形で核形不整や核クロマチンの濃染を認める．また，核の大小不同も認める．核は中心性から偏在性で細胞質は淡く，または透けてみえる．細胞質には空胞様の構造も認める．以上より，転移性肺腫瘍（腎細胞癌）を選択するのが妥当と考える．
鑑別診断：杯細胞増生では，核形不整や核クロマチンの濃染は認めない．中等度異型扁平上皮細胞では，細胞質の厚い境界明瞭な異型細胞が散在性に出現する．また，核は小型で核クロマチンの濃染は認めない．非角化型扁平上皮癌では，大型楕円形核を有するシート状，あるいは敷石状の細胞集塊を認め，細胞質も厚い．浸潤性粘液性腺癌でも小型異型細胞が出現するため，この疾患ともっとも鑑別を要すると考える．浸潤性粘液性腺癌では，一般に核は偏在し，細胞質には粘液物質を認める．抜けたように透けた細胞質は腎細胞癌に特徴的な所見である．

消化器

消化器細胞診を学んでいる方へ

　本書の消化器分野は，第26回（1993年）～第35回（2002年）細胞検査士資格認定試験問題から構成されている．古い過去問題であるため，それ以降，2018年7月現在までには口腔癌取扱い規約（2019年第2版），食道癌取扱い規約（2015年第11版），胃癌取扱い規約（2017年第15版），大腸癌取扱い規約（2018年第9版），肝臓癌取扱い規約（2015年第6版），胆道癌取扱い規約（2021年第7版），膵臓癌取扱い規約（2016年第7版）の初版あるいは改訂にともない組織分類が一部変更となり，出題時の診断名と現在の診断名が異なる症例が存在しているため，できるかぎり現在の組織型に整合するよう修正を加えている．

　また，当時と比較しても消化管の診断はほぼ内視鏡による生検が最終診断として行われていることにかわりはないが，最近では口腔癌の早期発見のため細胞診が重要視され普及するとともに，唾液腺病変に対する穿刺吸引細胞診が一般的になっている．さらに，以前から胆汁や膵液による細胞診断が実施されてきたが，近年，食道や胃の粘膜下病変，膵の腫瘍性病変などに対しては超音波内視鏡下による穿刺吸引細胞診（EUS-FNAC）が急速に普及しているのが特筆すべきことである．そのため，現在の臨床現場では，口腔内病変の細胞診，唾液腺の穿刺吸引細胞診，胆汁や膵液，超音波内視鏡下穿刺吸引細胞診における細胞採取，標本作製，細胞像とその鑑別診断，基本的な病理像に関しては，細胞検査士を目指すうえで必ず学んでおかなければならない重要な項目といえる．

　第38回（2005年）～第50回（2017年）細胞検査士資格認定試験問題の解答は，日本臨床細胞学会雑誌の巻末に掲載されており，すべての受験者が参考にできる．この項目をみると本問題集以外では，口腔では扁平上皮癌（平面的，厚い細胞質，角化異常細胞，N/C比の増大，クロマチンの増量などの細胞所見）や粘液瘤（粘液様背景，泡沫状の組織球，炎症細胞などの細胞所見）など，食道では顆粒細胞腫（平面的，大型の多辺形細胞，細胞質内顆粒などの細胞所見）や悪性黒色腫（孤立散在性，核不整，明瞭な核小体，メラニン顆粒などの細胞所見）なども出題されている．また，胃，腸では類似した疾患が繰り返し出題されている傾向にあるが，日常業務ではあまりみる機会の少ない消化管病変の捺印細胞像に関しても，重要な疾患に関しては基本的な細胞像を理解しておく必要がある．肝・胆・膵病変に関しても今回の問題集と同様の傾向があるが，胆汁では小細胞癌（疎な結合性，相互封入像，N/C比大，クロマチン増量などの細胞所見），膵臓では膵管内乳頭粘液性腺腫（IPMA，粘液様背景，大型細胞集塊，配列の乱れなし，クロマチンの増量なしなどの細胞所見）なども出題されている．

　以上，消化器の細胞像は本問題集を参考にしながら学んでいただくと同時に，細胞診専門医や細胞検査士に指導を受けながら実際の標本をみることを忘れてはならない．写真はあくまでも細胞診断における基礎知識を涵養するためのものであり，受験生には常にその先にある細胞検査士としての日常業務を意識しながら勉強していただきたい．

（羽場礼次）

問1

年齢 68 歳, 男性
主訴または臨床症状——肝右葉 2cm の腫瘤
採取方法——穿刺吸引
染色法——————Pap. 染色
倍　率———左 10 倍, 右 40 倍

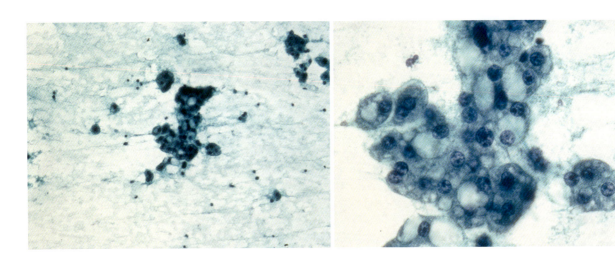

①肝硬変症　②肝細胞腺腫　③肝細胞癌　④粘液嚢胞腺癌　⑤脂肪肉腫

問2

年齢 71 歳, 男性
主訴または臨床症状——右耳下部腫脹
採取方法——穿刺吸引
染色法——————Pap. 染色
倍　率———左 10 倍, 右 20 倍

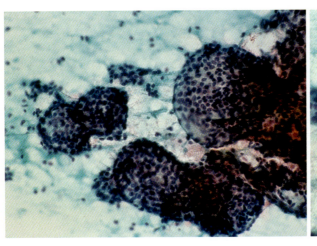 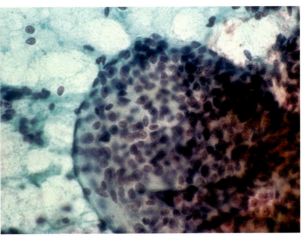

①多形腺腫　②ワルチン腫瘍　③粘表皮癌　④腺様嚢胞癌　⑤高分化型腺癌

問1　解答③　肝細胞癌

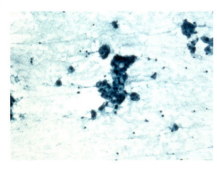 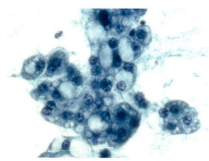

- 病　　態：肝臓の腫瘍には，肝細胞癌，肝内胆管癌，細胆管細胞癌，粘液嚢胞腺癌※，肉腫，転移性肝腫瘍などの悪性病変とともに，肝細胞腺腫，肝内胆管腺腫などの良性病変，あるいは肝硬変症による大型再生結節や，高度異型結節などがあり，原発性肝癌取扱い規約を参照して組織型を知っておくことが必要である．
- 左　　図：右上にみられる細胞集塊，中央の細胞集塊ともに核は小型均一で，中央の細胞集塊には胞体内に空胞がみられる．まず，この細胞がどの組織由来かを考える．胆汁色素や好酸性顆粒（ミトコンドリア）はみられないが，小型円形の核と細胞配列から推察すると，腺上皮の配列ではなく肝細胞由来と考えられる．その良悪性に関しては，核は小型であるが，核密度が増大し，N/C比もやや大きくなっていることより，悪性の可能性が高い．
- 右　　図：左図の拡大であるが，胞体内の空胞は粘液の見え方とは異なり，組織球（大食細胞など）の核より大きいことより，脂肪あるいは脂肪変性によるものと考える．脂肪肉腫では，粘液型，円形細胞型，高分化型のいずれも核は紡錘形〜類円形で，このような小型円形とはやや異なる．以上より，肝細胞由来で，悪性の可能性が高く，胞体内の脂肪変性様所見などより，高分化型肝細胞癌をまず考える．
- 鑑別診断：肝硬変症による大型再生結節ではときに巨大核がみられるが，N/C比は小さい．また，肝硬変症も肝細胞腺腫も核密度はもっと低く，脂肪変性はほとんどみられない．粘液嚢胞腺癌とは，空胞が粘液ではないことより鑑別可能である．

　※第1版設問の選択肢にあった胆管嚢胞腺癌は，原発性肝癌取扱い規約（第6版，2015年7月）より，胆管と交通がなく，壁に卵巣様間質が認められるものを粘液嚢胞腺癌とし，胆管と交通があり，壁に卵巣様間質がみられないものは浸潤性胆管（道）内乳頭状腫瘍に変更された．

問2　解答④　腺様嚢胞癌

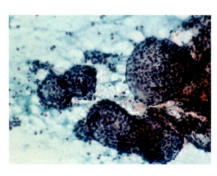 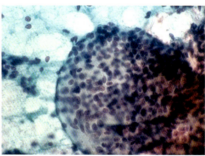

- 病　　態：高齢者男性の耳下腺より発生していることより，そこから発生する唾液腺腫瘍を念頭におく必要がある．
- 左　　図：淡い粘液様物質と小円形または短紡錘形の裸核状細胞が孤立散在する背景に，腫瘍細胞は大小のボール状配列を示して連なるような細胞集塊として出現している．右側の細胞集塊はいくつかのボール状細胞集塊が連なる篩状配列を示しているようにもみえる．
- 右　　図：集塊を構成する細胞は，単一な小円形から短紡錘形核で異型は乏しい．背景に散在する裸核状細胞も同様で，この集塊から剥離しているようにみえる．また，細胞はボール状集塊のなかにきれいに収まるが，細胞質は明瞭ではない．ボール状配列のなかには半透明の液が含まれているようにもみえる．集塊辺縁の境界は明瞭である．
- 鑑別診断：唾液腺腫瘍のなかで，このようにきれいなボール状細胞集塊を形成してみられるものとして腺様嚢胞癌が考えられる．ただし，選択肢のなかで鑑別を要するものは，高分化型腺癌，特に粘液癌であろう．その細胞は，明らかな粘液性背景に管状または乳頭状配列を示す細胞集塊として出現し，個々の細胞異型もある程度みられることより鑑別は可能である．腺様嚢胞癌の臨床的な好発は40〜60歳代の男性に多く，耳下腺，顎下腺および小唾液腺（特に口蓋）などに好発する．

問3　**年齢 69 歳，女性**
主訴または臨床症状――黄疸
染色法――――――Pap. 染色
採取方法――胆汁
倍　率―――左 10 倍，右 40 倍

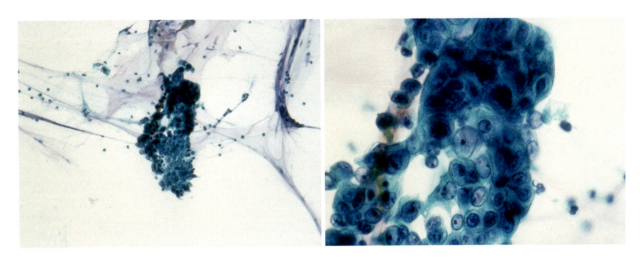

①過形成性胆管上皮細胞　②神経内分泌腫瘍　③肝細胞癌　④肝内胆管癌（胆管細胞癌）　⑤扁平上皮癌

鑑別上，重要な細胞像の供覧

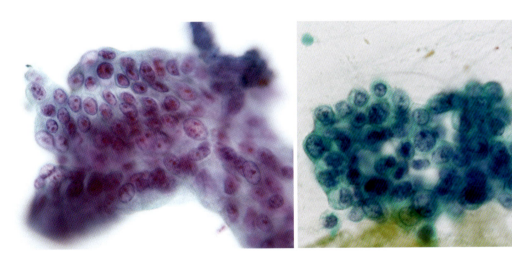

採取方法――――胆汁（PTCD）法
染色法――――Pap. 染色（40 倍）

採取方法――――胆汁（PTCD）法
染色法――――Pap. 染色（40 倍）

| 問3 | 解答④　肝内胆管癌（胆管細胞癌） |

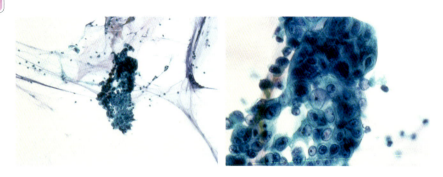

病　　態：黄疸が出現していることから，肝内または肝外胆管のどこかに閉塞や狭窄があり，その上流の胆管の拡張が考えられる．推定疾患として，肝内胆管癌（胆管細胞癌），肝外胆管癌，肝細胞癌や胆嚢癌または膵癌の胆管浸潤，胆管胆石，原発性硬化性胆管炎，慢性膵炎（腫瘤形成性膵炎），肝門部リンパ節腫大などが考えられる．

左　　図：粘液や炎症細胞を背景に腺系配列を示す細胞集塊を認める．貯留胆汁細胞診の判定基準（日臨細胞誌，2010，49：7-14）を参考にすると，細胞集塊の判定基準では，不規則な重積，核の配列不整（核の極性や核間距離の不整），集塊辺縁の凹凸不整（辺縁からの細胞の不整突出：細胞の結合性の低下を示す）のいずれの所見も目立ち，腺癌が疑われる．

右　　図：細胞集塊は左図の拡大である．個々の細胞の判定基準では，核腫大（核の大小不同を含む）や核形不整（切れ込み，核溝）が目立ち，大型核小体も認める．ただし，クロマチンの増量は軽度で，核は明るくみえる．以上の各所見から腺癌が推定される．

鑑別診断：過形成性胆管上皮細胞は通常，再生上皮からなり，平面的配列で，核の大小不同は目立たない．神経内分泌腫瘍は小型類円形の均一核で，結合性は乏しく，細胞境界は不明瞭である．肝細胞癌，扁平上皮癌では腺系配列は示さない．

解答　原発性硬化性胆管炎

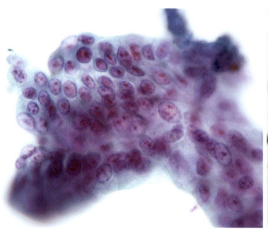

解説：この病変では，しばしば異型を伴う再生上皮細胞が出現する．図の例では一部に不規則な重積や核の配列不整を認めるが，集塊辺縁の凹凸不整はない．ときに，核腫大やクロマチンの軽度増量を示すが，核形不整は目立たない．核小体は大型のことが多い．

解答　肝外胆管癌

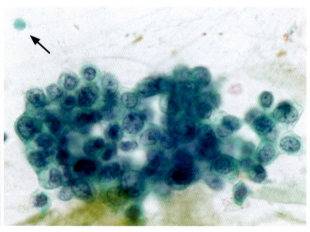

解説：しばしば胆管癌細胞は胆嚢癌細胞と比べ，クロマチン増量が目立たないことがある．図の例では，不規則な重積，核の配列不整（核間距離不均等），集塊辺縁からの細胞の不整突出を示している．少量でも壊死物質（矢印：重厚感があり境界明瞭）の存在は悪性を示唆する．

問4

年齢 67 歳，男性
主訴または臨床症状——食道下端の潰瘍　　　採取方法——生検塗抹
染色法——————Pap. 染色　　　　　　　　倍　率———左 20 倍，右 40 倍

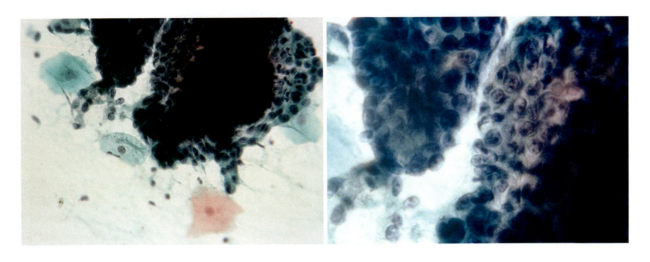

①扁平上皮細胞　②異所性胃粘膜細胞　③腺癌　④扁平上皮癌　⑤平滑筋肉腫

問5

年齢 46 歳，男性
主訴または臨床症状——膵腫瘍　　　　　　採取方法——穿刺吸引（EUS-FNAC）
染色法——————Pap. 染色　　　　　　　　倍　率———左 10 倍，右 40 倍

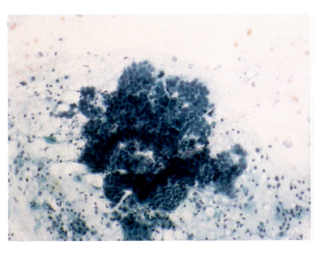 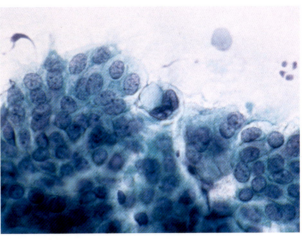

①正常膵管上皮細胞　②反応性過形成上皮細胞　③浸潤性膵管癌（腺癌）　④腺房細胞癌　⑤神経内分泌腫瘍

問4 解答② 異所性胃粘膜細胞

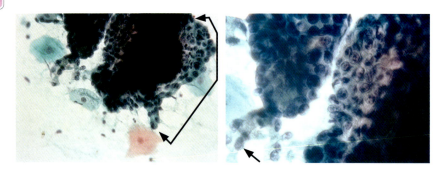

病　　態：食道下端のびらん・潰瘍は，逆流性食道炎や腫瘍性疾患などにより生じることが多い．潰瘍の原因となる疾患相互の鑑別とともに，潰瘍辺縁の再生上皮などを鑑別することが必要である．

左　　図：きれいな背景に，表層型の扁平上皮と大きな細胞集塊が認められる．細胞集塊は結合性が強く，重積性があるようにみえるが，集塊辺縁に平面的に配列するライトグリーン好染の円柱状細胞が認められる（矢印の範囲）．核は表層型扁平上皮の核と同等の大きさで，N/C 比はそれほど大きくない．また，核の大小不同は軽度である．

右　　図：重積性の目立つ細胞集塊であることから，腺系の細胞が示唆される．核は類円形で，一部の細胞に小型の核小体が認められる．核クロマチンの性状はほぼ揃い，クロマチンの増量は明らかではない．辺縁からの核の突出がみられるが，集塊辺縁は滑らかである．周辺には，異型が乏しい円柱状細胞がみられる（矢印）．

鑑別診断：細胞重積を示し，細胞相互の結合性が強い細胞集塊である．集塊中央部では評価が難しいが，辺縁には核が偏在する円柱状の細胞がみられる．扁平上皮集塊ではなく，腺上皮系の細胞集塊と判断できる．核小体の肥大や核の大小不同，核形の不整などはほとんどなく，核異型は軽度であり，腺癌や扁平上皮癌の可能性は低い．平滑筋肉腫は，クロマチンの繊細な葉巻たばこ状の核を有する紡錘形の細胞が特徴とされているので除外できる．検体の採取部位を考慮して，異所性胃粘膜細胞を選択する．

問5 解答③ 浸潤性膵管癌（腺癌）

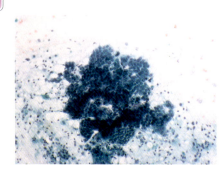 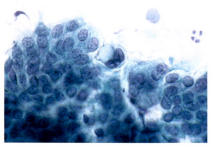

病　　態：膵腫瘤があり，穿刺吸引検体であることから，腫瘤形成性膵炎，良性または悪性の腫瘍が考えられる．

左　　図：細胞密度の高い腺腔様配列を示す大型の細胞集塊をみる．背景には細胞集塊を構成する細胞に類似した小型細胞が散在性に出現している．

右　　図：細胞質は泡沫状で，細胞質境界不明瞭．核の大きさは比較的そろっているが，N/C 比は大きく，不規則な配列，不規則な重積を示す．核縁は薄く，核クロマチンは細顆粒状を示す．細胞質内に粘液様物質を有し，核には溝もみられる．

鑑別診断：腺腔様配列を示す大型の細胞集塊で出現している．細胞集塊を構成する細胞は細胞質境界不明瞭で，N/C 比が大きい．細胞は不規則な配列，一部不規則な重積を示す．核クロマチンは細顆粒状で密に増量していることから腺癌を考える．反応性過形成上皮細胞は大型集塊で出現することもあるが，平面的な配列を示し，不規則な配列や重積は認めないので除外できる．神経内分泌腫瘍の細胞は粘液を有することはなく，裸核で出現することが多い．また，クロマチンは粗顆粒状（いわゆる salt and pepper）の核クロマチンが特徴的であるので除外できる．腺房細胞癌の細胞も腺腔様配列または房状配列を示し，細胞の大小不同は少ない．細胞質内に粘液を有することはなく，顆粒状物質を有し，核クロマチンは細顆粒状であるが大きく明瞭な核小体を認めるのが特徴であるため除外できる．浸潤性膵管癌の多くは腺癌である．明らかな核異型，核クロマチン異常など認めなくとも，細胞質に粘液を有し，不規則な配列，不規則な重積を示す所見は鑑別点となる．

問6

年齢55歳，男性
主訴または臨床症状──胃病変
染色法──────Pap. 染色
採取方法──生検塗抹
倍　率──左20倍，右40倍

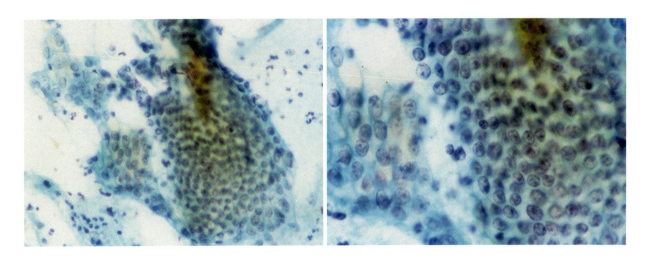

①再生上皮細胞　②腸上皮化生細胞　③高分化管状腺癌　④印環細胞癌　⑤粘液癌

問7

年齢34歳，男性
主訴または臨床症状──発熱（39度），腹痛，肝腫瘤
染色法──────左 Pap. 染色，右 PAS 染色
採取方法──肝の穿刺吸引
倍　率──左100倍，右100倍

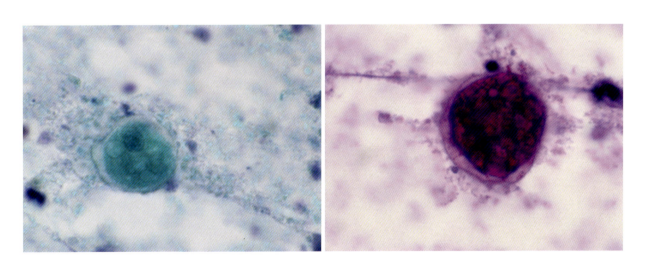

①赤痢アメーバ　②異物型多核巨細胞　③肝細胞癌　④転移性肝癌（腺癌）　⑤転移性肝癌（扁平上皮癌）

問6　解答②　腸上皮化生細胞

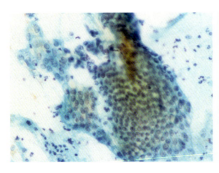 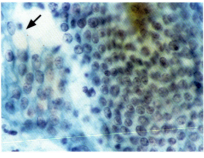

病　　態：胃の生検組織の塗抹標本である．良性から悪性までのすべての疾患が鑑別対象になる．正常の胃粘膜細胞や慢性胃炎などの良性細胞と悪性細胞との形態学的な違いを理解することが必要である．

左　　図：背景に好中球と粘液様物質がみられる．細胞集塊は，結合性の強固な，細胞重積のない平面的なシート状である．核はほぼ均等に分布し，細胞密度の偏りはなく，配列は規則的である．

右　　図：集塊の構成細胞は，核クロマチンの均等な分布を示す円形から卵円形の核と淡染する円柱状の細胞質を有する．核小体は小型で不整形のものが多く，円形の大型核小体は認められない．遊離縁側に大きな分泌空胞を有する杯状の細胞（杯細胞）が混在している（矢印）．右側の細胞集塊には，焦点の合わない細胞群があり，細胞が重積しているようにもみえるが，左図を参照するとシート状の細胞集塊の折り重なりとして理解できる．杯細胞の混在する良性の細胞集塊であることから，腸上皮化生が推定できる．

鑑別診断：再生上皮細胞は，規則正しい配列を示す大きな細胞集塊として出現するため，一見腸上皮化生細胞集塊と類似している．核クロマチンは均等に分布し増量はみられないが，核の大型化と不整樹枝状の大きな核小体が認められる．再生上皮細胞とは，核の性状により鑑別可能である．背景に多量の粘液がないことから粘液癌を，細胞内粘液により圧排された三日月状の異型核を有する印環型細胞がみられないことから印環細胞癌を除外できる．管状腺癌としては，核異型や構造異型を欠いている．

問7　解答①　赤痢アメーバ

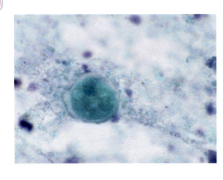 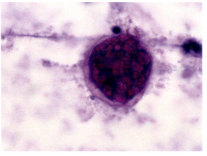

病　　態：アメーバ性肝膿瘍は，腸管に感染したアメーバ原虫が腸壁より血行性に肝臓に移行することで形成される．通常，肝膿瘍中に認められるものは栄養型である．アメーバ性肝膿瘍の発生には性差が影響することが知られており，女性での発生は男性に比べまれである．感染のリスクとして性感染症（STD）の側面を持ち合わせており，生活歴（海外渡航歴など），既往歴の確認も大切である．

左　　図：壊死性背景に少数の炎症細胞をみる．類円形で，ライトグリーンに淡染する泡沫状の細胞質を有する組織球様の原虫をみる．細胞質にはライトグリーンに淡染する小空胞が混在し，またその辺縁には帯状の不染部分をみる．ヘマトキシリンに染色される核は偏在している．核周囲細胞質（エンドプラズム）はライトグリーン好性だが，周辺部（エクトプラズム）は染色性に乏しい．

右　　図：細胞質は PAS 反応に強陽性を示している．細胞質の辺縁を環状に取り巻く部分は中心部に比べ反応は弱い．

鑑別診断：アメーバ性肝膿瘍からの穿刺吸引材料は茶褐色ないし赤褐色の粘稠性の液体で，その中に存在するアメーバの絶対数は決して多くない．組織球や剥離した肝細胞との形態学的な鑑別が難しいとされている．赤痢アメーバはグリコーゲン含量が多いので，PAS 反応に強陽性を示す染色態度（細胞辺縁部は不染性）から，その鑑別は比較的容易である．

問8	年齢 55 歳，男性
	主訴または臨床症状──結腸腫瘍　　採取方法──生検塗抹
	染色法────────Pap. 染色　　倍　率────左 20 倍，右 100 倍

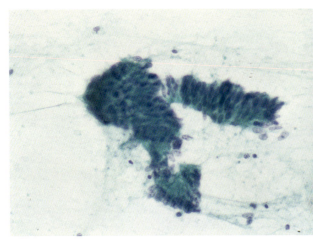 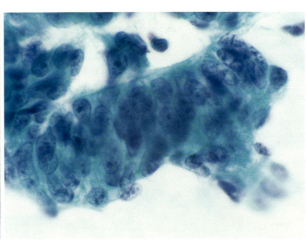

①潰瘍性大腸炎由来の細胞　②管状腺腫　③カルチノイド腫瘍　④腺癌　⑤扁平上皮癌

問9	年齢 40 歳，女性
	主訴または臨床症状──左顎下部腫瘍　　採取方法──切除標本擦過塗抹
	染色法────────Pap. 染色　　倍　率────左 10 倍，右 40 倍

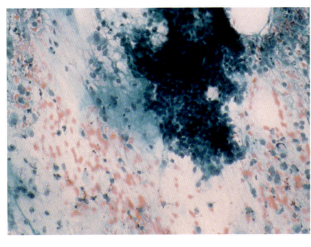 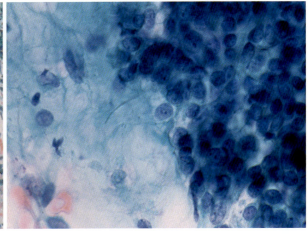

①多形腺腫　②ワルチン腫瘍　③腺様嚢胞癌　④粘表皮癌　⑤腺房細胞癌

問8　解答②　管状腺腫

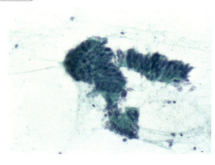
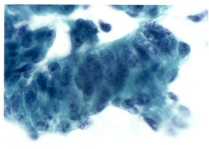
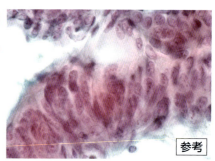

参考

病　　態：結腸からの生検塗抹標本である．結腸で生検される疾患には，炎症性病変や過形成などの非腫瘍性疾患，腺腫などの良性腫瘍，腺癌をはじめとする種々の悪性腫瘍などが対象となる．大腸癌取扱い規約などを参考に，これらの疾患の基本的な組織像と細胞像を把握しておくことが重要である．

左　　図：楕円形から長楕円形の核を有する円柱状細胞の柵状配列を示す密な大型集団を認める．集団の折れ曲がりによると思われる重積性の目立つところもあるが，核の大小不同は乏しく，基底側に直交する規則的な柵状の配列を示しており，まず腺腫を考える像である．背景に炎症細胞や壊死性変化は乏しい．

中　　図：左図とは違う部位の強拡大像である．管腔側の直線的な細胞膜と核との距離は比較的均一で，核の突出や極性の乱れは乏しい．核は類円形から楕円形でクロマチンは軽度増量しているが，分布は比較的均一で核縁の肥厚も軽度である．癌とするには構造異型，細胞異型とも弱く，腺腫を考える．

鑑別診断：潰瘍性大腸炎の場合，一般に炎症細胞を背景に平面的な配列を示す再生性上皮が出現する．高円柱状細胞の密な細胞集団の出現から，カルチノイド腫瘍（粗大顆粒状クロマチンを有する均一な類円形核細胞の緩い結合性集団）と扁平上皮癌は容易に否定できる．高分化腺癌との鑑別が問題である．高分化腺癌（参考）の場合，核の極性の乱れ（不規則な核の配列）など構造異型と核の類円化，核クロマチンの増量や核の大小不同など細胞異型が高度であるが，やはり境界的な病変もあり，判断に迷うこともある．本例は核の類円化傾向があるものの，極性は比較的保たれており，核異型の程度は癌とするには弱く，腺腫を選択することになる．

問9　解答①　多形腺腫

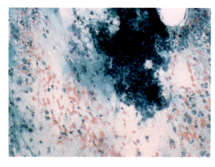
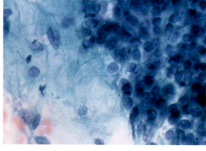

病　　態：中年女性の唾液腺より発生することを特徴とした腫瘍である．

左　　図：粘液様物質と，孤立散在性に小円形から短紡錘形核の裸核状細胞を背景にみる．散在する細胞は，中央の細胞集塊から剥離したようにみえる．細胞集塊の中心では重積性を示し結合性があるようにみえるが，辺縁では緩くなっている．

右　　図：左側の粘液様物質辺縁の境界は不明瞭で，羽毛状のような所見を示す．右側の集塊を形成する腫瘍細胞は小円形から短紡錘形単一で異型は乏しく，背景に出現したものや粘液内にみられるものと一致する．細胞質内に粘液を貯留する所見は認めない．

鑑別診断：背景にみられる粘液様物質（粘液腫様間質物質）の出現と，腫瘍細胞が小円形から短紡錘形単一で異型が乏しいこと，さらに結合性の強弱がみられて出現することは，多形腺腫の一つの特徴である．粘液様物質は腫瘍細胞が産生しているが，細胞質内に貯留するような所見はみられない．選択肢のなかで鑑別を要する腫瘍は，腺様囊胞癌と粘表皮癌であるが，腺様囊胞癌でみられるボール状配列の辺縁とは明らかに異なり，腫瘍細胞と粘液様物質の出現形態が異なる．また，粘表皮癌で出現する粘液は，腫瘍細胞の細胞質内に必ず貯留する所見がみられる．

問10	**年齢 56 歳，男性**

主訴または臨床症状──黄疸　　　　採取方法──胆汁
染色法──────Pap. 染色　　　倍　率──左10倍，右40倍

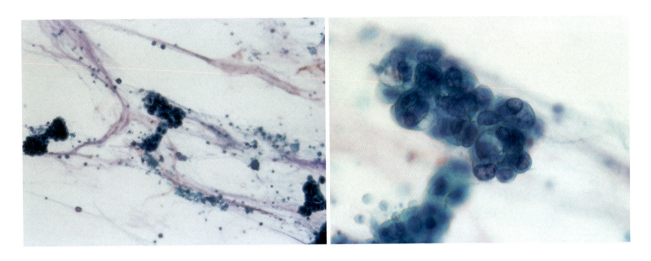

①正常胆管上皮細胞　②再生上皮細胞　③胆道内乳頭状腫瘍（腺腫）　④腺癌　⑤扁平上皮癌

鑑別上，重要な細胞像の供覧

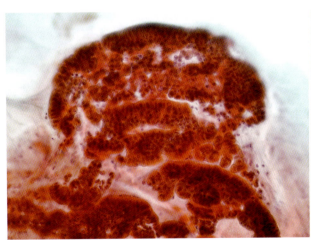
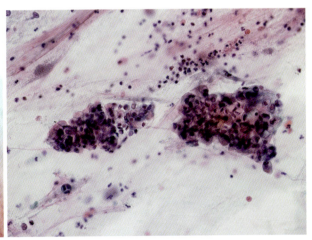

採取方法──────胆汁（PTCD法）　　採取方法──────胆汁（PTCD法）
染色法──────Pap. 染色（20倍）　　染色法──────Pap. 染色（40倍）

| 問10 | 解答③　胆道内乳頭状腫瘍（腺腫） |

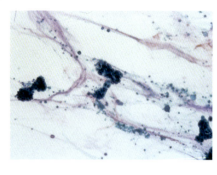 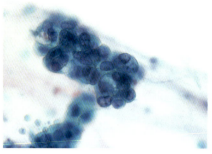

病　態：背景に豊富な粘液を認めることから，粘液産生を伴う隆起性病変があり，胆管が閉塞や狭窄し黄疸が出現していると思われる．推定疾患として，肝内または肝外胆管癌，高度過形成を伴う胆囊または胆管結石，粘液性囊胞腫瘍，胆道内乳頭状腫瘍などが考えられる．

左　図：炎症細胞や壊死物質を伴う豊富な粘液を背景に，乳頭状集塊のほか，数個の細胞よりなる小集塊や多数の単個細胞を認める．貯留胆汁細胞診の判定基準（日臨細胞誌，2010，49：7-14）を参考にすると，細胞集塊の判定基準では，不規則な重積や核の配列不整（核の極性不整）が目立つが，集塊辺縁の凹凸不整は目立たない．

右　図：細胞集塊は左図の拡大である．腺系配列で細胞質は粘液性を示す．個々の細胞の判定基準では，核形不整が目立つが，核腫大（核の大小不同）やクロマチンの増量は目立たない．以上から，粘液産生の著明な腺癌や囊胞性病変が考えられ，粘液性囊胞腫瘍，胆道内乳頭状腫瘍が推定される．

鑑別診断：正常胆管上皮細胞の核はリンパ球程度の均一な小型円形で，蜂巣状配列を示す．再生上皮細胞，扁平上皮癌では背景所見が異なる．核異型度より腺癌は否定される．粘液性囊胞腫瘍と本腫瘍の細胞像は類似するが，前者では上皮細胞数は一般的に非常に少ない．なお，囊胞性病変では良性でも壊死物質が多数出現する．

解答　胆囊結石（高度過形成）

解答　胆道内乳頭状腫瘍　Intraductal papillary neoplasm of the bile duct（IPNB），noninvasive（2013年の胆道癌取扱い規約，第6版よりWHOの分類が採用され，正式名称となっている）．

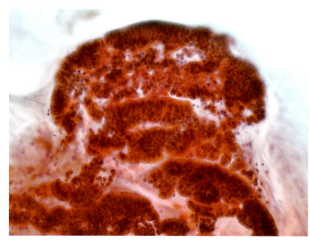 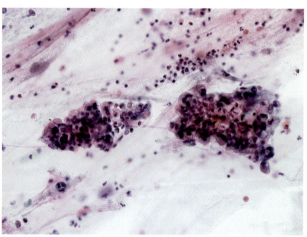

解説：高度過形成では，再生上皮細胞からなる大型の乳頭状集塊が多数出現する．深層側では，ときに粘液細胞に変化するため，厚い粘液性背景を示す．判定基準により良性とできる．

解説：問題症例と同様の背景の中に，不規則な重積や配列，核異型（核形不整や核濃染）を示す粘液細胞からなる乳頭状集塊を認める．癌でも核は小型・均一のことが多い．本腫瘍の細胞像は膵の膵管内乳頭粘液性腫瘍（IPMN）と類似する．

問11　年齢64歳，女性
主訴または臨床症状——膵臓病変
染色法——————————Pap. 染色
採取方法——穿刺吸引（EUS-FNAC）
倍　率———左40倍，右100倍

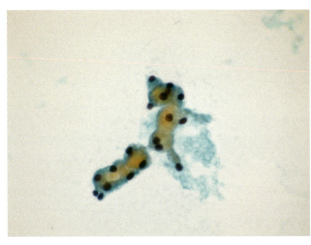
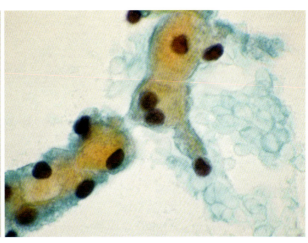

①腺房細胞　②ラ氏島細胞　③神経内分泌腫瘍　④腺癌　⑤扁平上皮癌

問12　年齢31歳，女性
主訴または臨床症状——食道粘膜びらん
染色法——————————Pap. 染色
採取方法——内視鏡下擦過塗抹
倍　率———左10倍，右40倍

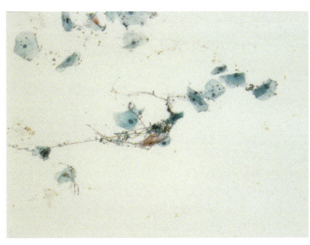
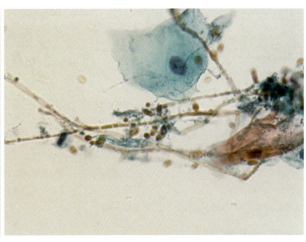

①アスペルギルス症　②カンジダ症　③クリプトコッカス症　④ノカルジア症　⑤ヒストプラズマ症

問11　解答①　腺房細胞

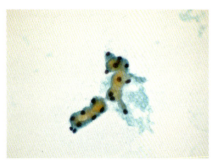 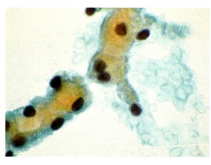

病　　態：現在，膵臓の腫瘍性病変に関しては，超音波内視鏡下の穿刺吸引細胞診（EUS-FNAC）が行われている．この時，針先が通過する胃の腺窩上皮や膵の正常組織（膵管上皮や腺房細胞）が標本上に混在し，浸潤性膵管癌（腺癌）と鑑別が難しい場合があるので注意が必要である．特に EUS-FNAC では，常に高分化腺癌や神経内分泌腫瘍，腺房細胞癌の鑑別が重要である．

左　　図：採取された細胞は少量で，約 10 ～ 20 個程度からなる小型細胞集塊が認められる．平面的な配列で，重積性や細胞集塊辺縁の凹凸不整はみられない．背景もきれいで，壊死や孤立散在性細胞も認められない．

右　　図：核は小型類円形で，N/C 比は小さく，クロマチンは細顆粒状で均等に分布している．核の大小不同や不整，核分裂像はみられず，核小体は目立たない．細胞質はライトグリーンに好染し，顆粒状の物質（チモーゲン顆粒に相当）が認められる．一部で不明瞭ながら管腔様構造がみられる．左右の写真から腫瘍は否定的で，腺房細胞と判定する．

鑑別診断：ラ氏島細胞は，類円形核を有する細胞が小集塊を形成して認められる．クロマチンは粗大顆粒状（いわゆる salt and pepper）を呈し，核形不整はみられない．通常，穿刺吸引でラ氏島細胞が採取されることはない．腺癌でみられる核の重積性，配列の乱れ，核腫大や核形不整はみられない．扁平上皮癌を示唆する異常角化細胞はない．神経内分泌腫瘍はシート状の配列，粗大顆粒状のクロマチンを有することから鑑別される．なお，腺房細胞癌は細胞量が多く，腺房構造や腫大核，明瞭な核小体，豊富な細胞質が認められる．

問12　解答②　カンジダ症

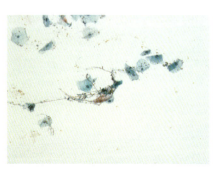 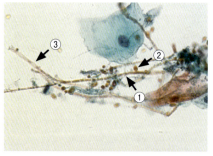

病　　態：若年女性のびらんからの擦過検体である．食道の真菌症は，カンジダによるものが圧倒的に多く，口腔カンジダ症に続発する頻度が高い．まれにはアスペルギルスの感染がみられる（日消誌，1986，83：2341-2350）．代表的な真菌の形態学的特徴を理解しておくことが必要である（Med Mycol J, 2013, 54：27-37）．

左　　図：表層から中層の異型のない重層扁平上皮が散在性にみられる．それらに混じって，淡赤褐色調の糸状と胞子状の真菌が認められる．背景に炎症細胞はほとんどみられない．

右　　図：淡赤褐色調の菌糸（①）とそれから発芽した胞子（②）が認められる．表層扁平上皮の一部を貫いているようにみえる．菌糸に染色性の乏しい節状の部分があるが，真の分節ではなく，連結部がくびれた仮性菌糸である（③）．

鑑別診断：アスペルギルスは，比較的均一な太さの隔壁を有する菌糸で，分岐角がほぼ 45 度の Y 字状分岐を示す．シュウ酸カルシウムの沈着が菌塊周囲組織や壊死物質内にみられることがある．クリプトコッカスは，莢膜多糖体の形成を特徴とする酵母状真菌である．莢膜多糖体は，Alcian blue 染色により青色，mucicarmine 染色で赤色に染まり，これらの染色は鑑別に有用である．ノカルジアは，フィラメント状の細長い Gram 陽性桿菌である．放線菌に類似するが，好気性で菌塊は作らない．ヒストプラズマは，小型の酵母状真菌で，単一出芽により増殖する．通常，組織球に取り込まれた状態で観察される．

問13	年齢 68歳, 男性
	主訴または臨床症状──肝右葉 5cm 大の腫瘤　　採取方法──穿刺吸引
	染色法──────────Pap. 染色　　　　　　　倍　率───左 10 倍, 右 40 倍

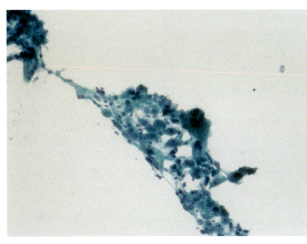 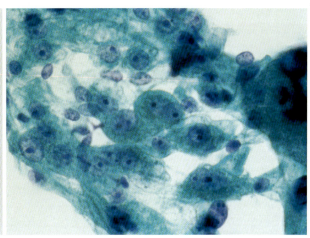

①肝硬変症　②肝細胞腺腫　③肝細胞癌　④転移性肝癌（腺癌）　⑤転移性肝癌（悪性黒色腫）

問14	年齢 48歳, 女性
	主訴または臨床症状──食欲不振, 胃腫瘤　　採取方法──生検材料捺印塗抹
	染色法──────────Pap. 染色　　　　　　　倍　率───左 40 倍, 右 100 倍

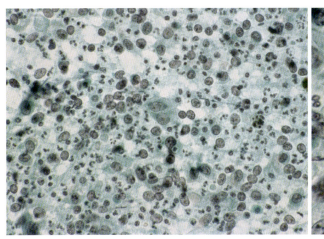 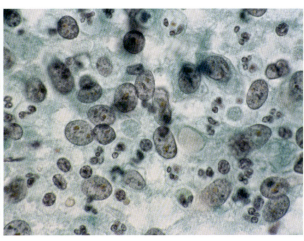

①慢性炎症細胞　②再生上皮細胞　③カルチノイド腫瘍　④低分化型腺癌　⑤悪性リンパ腫

問13　解答③　肝細胞癌

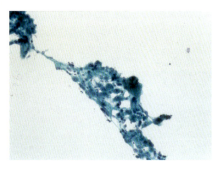 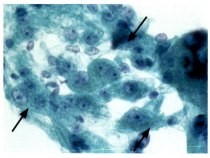

- 病　　態：肝臓の腫瘍には，肝細胞癌，肝内胆管癌，細胆管細胞癌，粘液囊胞腺癌※，肉腫，転移性肝腫瘍などの悪性病変とともに，肝細胞腺腫，肝内胆管腺腫などの良性病変，あるいは肝硬変症による再生結節や，高度異型結節などがあり，原発性肝癌取扱い規約を参照して組織型を知っておく．
- 左　　図：壊死物質のない背景に，一部多稜形の細胞質をもち，ルーズな結合を示す集塊がみられる．明瞭な核小体やその細胞配列から，腺上皮や扁平上皮由来，あるいは非上皮性腫瘍などは考えにくい．胆汁色素や好酸性顆粒（ミトコンドリア）などははっきりとはみられないが，肝細胞由来の可能性を考える．
- 右　　図：胞体内をよく観察すると，矢印で示すように胞体内に顆粒様陰影（ミトコンドリア：糸粒体）が推測されることより，肝細胞由来細胞が考えられる．良悪性の鑑別としては，核の大小不同，核縁肥厚，クロマチンの不均等分布，大きな核小体，N/C 比の増大などより悪性を考える．以上より，肝細胞由来の悪性病変である肝細胞癌を考える．分化度に関しては，核が小型均一ではなく，著明な核異型もないことより，中分化型肝細胞癌を考える．
- 鑑別診断：肝硬変による大型再生結節や肝細胞腺腫では N/C 比が小さく核も小さい．ただし，肝硬変では巨大核もみられるが胞体も大きいことより鑑別可能である．細胞配列より転移性腺癌は考えにくい．悪性黒色腫ではもう少し細胞の結合が緩い．また，メラニン顆粒はみられない．ただし，メラニン顆粒のない悪性黒色腫は鑑別が困難であるので，注意が必要である．

※問題1の解説を参照．

問14　解答④　低分化型腺癌

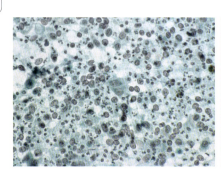 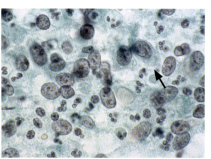

- 病　　態：胃内視鏡検査にて観察された腫瘍が，どのような性状であったかによって鑑別する疾患が変わってくる．食欲不振もあり，癌の可能性を最初に考えるが，ポリープ状であれば，再生上皮や腸上皮化生，過形成性上皮，腺腫などの鑑別が必要であり，粘膜下腫瘍様であれば，GIST（Gastrointestinal stromal tumor）やカルチノイド腫瘍，悪性リンパ腫などの可能性が高くなる．
- 左　　図：好中球やリンパ球など炎症細胞を背景に，レース状の胞体と類円形からやや楕円形の核よりなる，N/C 比の比較的大きい，核の偏在傾向を示す異型細胞が孤在性，あるいはやや緩いが，上皮性と判断できる結合性小集団として出現している．2〜3倍程度の核の大小不同もみられる．細胞の出現様式から，まず腺癌を考えるべきである．
- 右　　図：左図の中央下部の強拡大像である．個々の細胞をみると，増量は高度ではないが，不均等な分布を示す細から粗網状のクロマチンや不規則な核縁の肥厚がみられ，小型から中型の円形から不規則な形状の核小体を1〜数個認める．核の切れ込みや不整を示す細胞（矢印）もみられ，腺癌と判断できる異型細胞である．また，孤在性の細胞が多く，低分化型が推定される．
- 鑑別診断：上皮様配列がみられ，慢性炎症細胞や悪性リンパ腫は容易に否定できる．また，カルチノイド腫瘍はその特徴的な細胞所見（均一な類円形核，顆粒状胞体，粗大顆粒状のクロマチン）がない点から，これも否定できる．再生上皮細胞は核の腫大やクロマチンの増量がみられることがあるため注意が必要であるが，一般的に，平面的な大型細胞集団として出現し，核所見が均一で，核形の不整に乏しく，不整樹枝型の核小体を有することが多いとされている．

| 問 15 | 年齢 60歳，女性
主訴または臨床症状──閉塞性黄疸
染色法──────Pap. 染色 | 採取方法──胆汁
倍　率───左 10 倍，右 40 倍 |

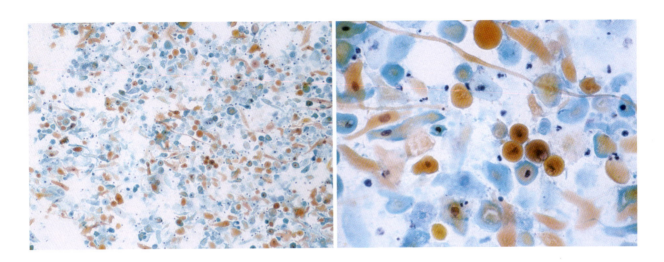

①肝硬変症　②化膿性胆管炎　③肝細胞癌　④扁平上皮癌　⑤横紋筋肉腫

| 問 16 | 年齢 46歳，男性
主訴または臨床症状──十二指腸粘膜下腫瘍
染色法──────左 Pap. 染色，右 Giemsa 染色 | 採取方法──切除標本擦過塗抹
倍　率───左 40 倍，右 40 倍 |

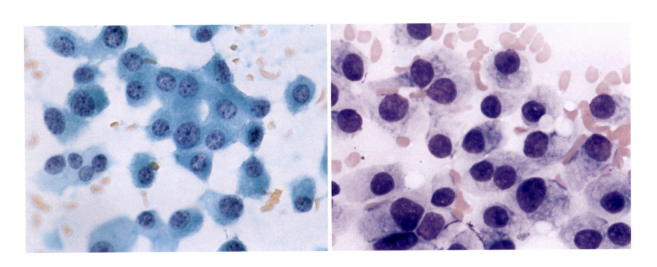

①ブルンネル腺腺腫　②カルチノイド腫瘍　③低分化型腺癌　④GIST（Gastrointestinal stromal tumor）
⑤悪性リンパ腫

問15　解答④　扁平上皮癌

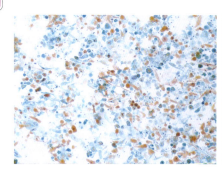 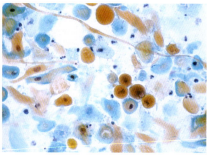

病　　態：黄疸が出現していることから，肝内または肝外胆管のどこかに閉塞や狭窄があり，その上流の胆管の拡張が考えられる．推定疾患として，肝内胆管癌（胆管細胞癌），肝外胆管癌，肝細胞癌や胆嚢癌または膵癌の胆管浸潤，胆管胆石，原発性硬化性胆管炎，慢性膵炎（腫瘤形成性膵炎），肝門部リンパ節腫大などが考えられる．

左　　図：壊死性の背景のなかに，オレンジG好染性で高輝度の角化を示す円形や紡錘形の細胞や，広い多辺形細胞質のライトグリーン好染性細胞が多数出現している．結合性はなく，すべて散在性に出現しており，扁平上皮系の細胞と思われる．背景に腺系細胞は認めない．

右　　図：左図の拡大像である．角化した細胞は重厚なオレンジ色の光沢を示し，核の濃染や核形不整が認められる．また，ライトグリーンに染まる細胞もN/C比は小さいが，厚い細胞質や核の濃染を示している．いずれも多数の無核細胞を認める．以上の各所見から，純粋な扁平上皮癌が推定される．

鑑別診断：肝硬変症，肝細胞癌，横紋筋肉腫はともに散在性の出現傾向を示すが，強い角化は示さないことから否定される．化膿性胆管炎では，再生上皮細胞が出現するが，腺系細胞がみられないことから否定される．図からは，肝や胆道原発か転移性かの推定は困難である．肝や胆道原発の場合，純粋な扁平上皮癌は非常にまれであり，また，ほとんどが高分化型（角化型）である．なお病因的には，純粋な扁平上皮癌では腺癌の扁平上皮癌化説は否定的で，扁平上皮化生細胞からの癌化説が支持されている．一方，腺扁平上皮癌では扁平上皮癌成分は進行癌でみられることが多いため，腺癌の扁平上皮癌化説が支持されている．

問16　解答②　カルチノイド腫瘍

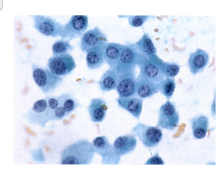 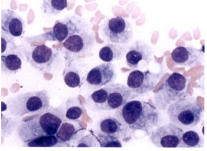

病　　態：カルチノイド腫瘍（NET G1）は神経内分泌腫瘍で緩徐な発育を示す粘膜下腫瘍であり，わが国では胃や十二指腸からの発生頻度が高い．このカルチノイド腫瘍は発生部位によりある程度の特徴をもっている．十二指腸では組織学的に索状，吻合様リボン状構造が主体で，銀反応は好銀性である．

左　　図：疎な結合性を示し，平面的な細胞集団がみられる．一部にロゼット様の配列がみられる．個々の細胞は類円形で，大小不同もなく単調に出現している．その細胞質は一部がライトグリーンに濃染する．核は偏在性で類円形であり，核縁は薄くクロマチンは顆粒状で均等に分布（いわゆるsalt and pepper）し，小型の核小体がみられる．核分裂像はみられない．

右　　図：Pap. 染色（左図）とほぼ同様な所見を認める．結合性は弱く，平面的な均一形態を示す細胞集団をみる．細胞質がやや淡染性で，Pap. 染色に比べ細胞辺縁は不明瞭である．

鑑別診断：腺腫の腫瘍細胞では，結合性の強い円柱上皮系の細胞が出現する．低分化腺癌は孤立散在性に出現する．細胞質に粘液を有する腫瘍細胞もみられ，細胞異型も強い．GISTでは核密度が高く，細胞質はライトグリーンに淡染性で，境界は不明瞭で核形は類円形～紡錘形を示す．悪性リンパ腫はN/C比の大きい細胞が散在性に出現する．以上より，カルチノイド腫瘍を選択する．

問 17

年齢 58 歳，男性
主訴または臨床症状──膵体部腫瘤
染色法──────Pap. 染色
採取方法──穿刺吸引（EUS-FNAC）
倍　率───左 20 倍，右 100 倍

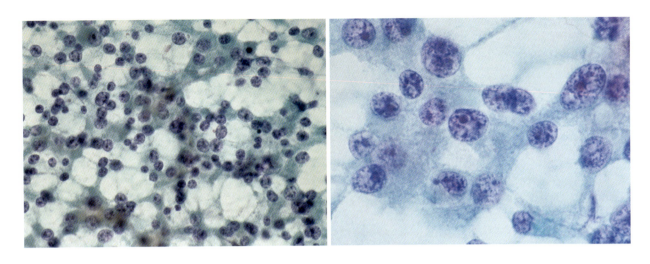

①正常膵管上皮細胞　②反応性過形成上皮　③神経内分泌腫瘍　④浸潤性膵管癌　⑤悪性リンパ腫

問 18

年齢 71 歳，男性
主訴または臨床症状──発熱，右季肋下部痛
染色法──────Giemsa 染色
採取方法──ERCP 胆汁
倍　率───左 20 倍，右 40 倍

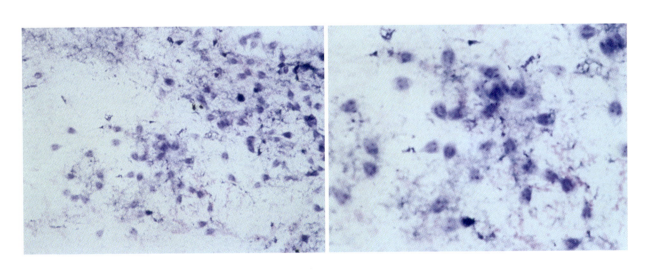

①好中球の変性　②腺上皮細胞の変性　③ランブル鞭毛虫　④赤痢アメーバ　⑤トリコモナス

問17　解答③　神経内分泌腫瘍

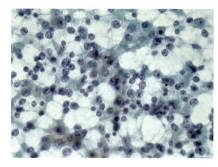 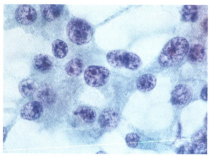

病　　態：2019年のWHO分類では，NET（neuroendocrine tumor）G1，NET G2，NET G3，NEC（neuroendocrine carcinoma）の4つに分類されている．NET G1は核分裂像が2個未満/2mm^2，Ki-67 indexが3％未満，NET G2は核分裂像が2～20個/2mm^2，Ki-67 indexが3～20％，NET G3とNECは核分裂像が＞20個/10HPF，Ki-67 indexが＞20％であるが，形態像が異なる．しかし，細胞像のみでこの4つの亜型を鑑別することはできない．

左　　図：細胞量が非常に多い．腫瘍細胞の結合性は弱く，平面的あるいはシート状に配列している．腫瘍細胞の核は類円形が主体で，核の重積性や壊死は認められない．

右　　図：核は類円形で核形不整は軽度であるが，大小不同を認める．核縁の肥厚はなく，核クロマチンは粗大顆粒状（いわゆるsalt and pepper）である．明瞭な核小体を有し，細胞質は豊富でライトグリーンに好染している．裸核様の細胞も散見される．核分裂像はみられない．左図と右図の所見より内分泌腫瘍と判定する．

鑑別診断：正常膵管上皮細胞は結合性の強い細胞集塊がみられ，クロマチンは細顆粒状である．反応性過形成上皮は結合性を有する大型細胞集塊がみられ，シート状の配列はみられない．浸潤性膵管癌では上皮性結合があり，不規則な重積性や細胞配列の乱れおよび集塊辺縁の凹凸不整を示す細胞集塊が認められる．悪性リンパ腫は内分泌腫瘍と比較して結合性はみられず，クロマチンも粗大顆粒状を呈さない．

問18　解答③　ランブル鞭毛虫

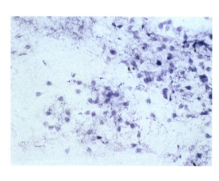 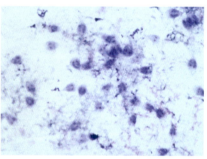

病　　態：原虫の一種であるランブル鞭毛虫による感染症がランブル鞭毛虫症である．熱帯地域など発展途上国では比較的高率にみられる疾患であるが，日本国内での推定感染率は0.1％以下とされ，現在の日本では日常臨床の現場で遭遇することはほとんどない．ランブル鞭毛虫は，栄養型と囊子の2形態を有している．栄養型は大きさが12～15×6～8μmで2核を有し，鞭毛によって運動性をもつ．栄養型は十二指腸から上部小腸，胆道系で増殖する．宿主の下部消化管で囊子となった虫卵は糞便中に排泄され，この囊子を経口摂取することで感染が成立する．

左　　図：楕円形や西洋梨状の無構造物を認める．

右　　図：西洋梨状の形態を示し，2核で左右対称な原虫を認める．一部には鞭毛様の構造も認める．

鑑別診断：ランブル鞭毛虫の栄養型は通常，2核で左右対称の西洋梨状の形態で4対の長い鞭毛を認める．腺上皮の変性像であれば，結合性のある円柱上皮系の細胞が出現する．赤痢アメーバ（栄養型）は類円形で，ライトグリーンに淡染する泡沫状の細胞質で，核は通常1個であり，鞭毛は認めない．トリコモナス原虫は西洋梨状の形態を示すが，細胞質内には橙色の顆粒がみられ鞭毛はもたない．以上より，ランブル鞭毛虫を選択する．

問 19	年齢 49 歳，女性
	主訴または臨床症状──左耳下腺腫瘤　　採取方法──穿刺吸引
	染色法──────Pap. 染色　　　　　　倍　率──左 10 倍，右 40 倍

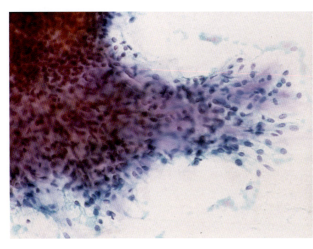
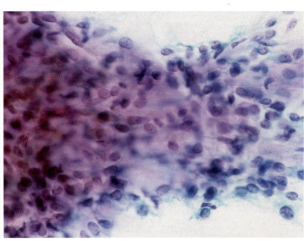

①多形腺腫　②ワルチン腫瘍　③粘表皮癌　④腺様嚢胞癌　⑤扁平上皮癌

問 20	年齢 49 歳，男性
	主訴または臨床症状──肝右葉 3cm 大の腫瘤　　採取方法──切除標本擦過塗抹
	染色法──────Pap. 染色　　　　　　倍　率──左 10 倍，右 40 倍

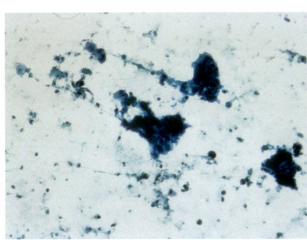
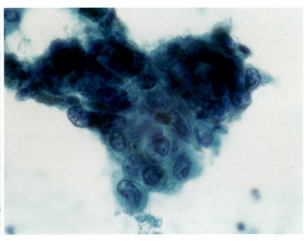

①肝硬変症　②肝細胞腺腫　③肝細胞癌　④転移性腺癌　⑤平滑筋肉腫

問19　解答①　多形腺腫

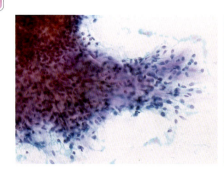
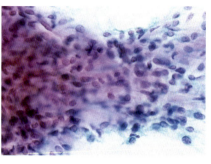

- 病　　態：中年女性の唾液腺より発生する腫瘍であり，この臨床所見が一つの特徴でもある．
- 左　　図：比較的きれいな背景に，結合性の乏しい小円形細胞と粘液様物質が混在するように集塊を形成している．その集塊辺縁から腫瘍細胞が剝離する所見があり，また粘液様物質辺縁は毛羽立つように不明瞭になっている．
- 右　　図：粘液様物質と混在してみられる腫瘍細胞は，小円形から短紡錘形の核で異型は乏しい．裸核状のもの，またわずかに細胞質を有するものがみられるが，個々の結合性に強弱がある．
- 鑑別診断：腫瘍に多少の粘液様物質（粘液腫様間質物質）が混在し，腫瘍細胞は結合性の強弱があり，小円形で異型が乏しい．このような出現は多形腺腫の特徴でもある．症例により，粘液様物質の出現程度や腫瘍細胞の出現程度および結合性に強弱がみられる所見がそれぞれ異なることより，多彩にみえる．鑑別疾患として，腺様囊胞癌と粘表皮癌がある．腺様囊胞癌はボール状配列を認めることが多く，また粘表皮癌は細胞質内に貯留する粘液の所見が杯細胞様で細胞質境界が明瞭にみられる．この腫瘍は，中年女性の唾液腺，主に耳下腺に好発するが，顎下腺，小唾液腺（口蓋腺，口唇腺など）にもみられる．臨床的には唾液腺腫瘍のなかでもっとも高頻度にみられる良性腫瘍である．

問20　解答④　転移性腺癌

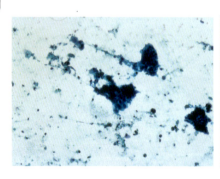
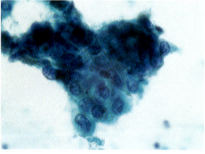

- 病　　態：肝臓の腫瘍には，肝細胞癌，肝内胆管癌，細胆管細胞癌，粘液囊胞腺癌※，肉腫，転移性肝腫瘍などの悪性病変とともに，肝細胞腫瘍，肝内胆管腺腫などの良性病変，あるいは肝硬変症による大型再生結節や，高度異型結節などがあり，原発性肝癌取扱い規約を参照して組織型を知っておく．
- 左　　図：壊死物質を背景に，強く結合している腺系の細胞集塊と裸核状の核が散在している．右下の集塊内の細胞は比較的規則正しく配列しており，胆管の正常細胞集塊が考えられる．中央の2つの集塊には，腫大した核の不規則な配列がみられる．以上の配列や核異型より，腺系の悪性病変が考えやすい．
- 右　　図：左図の中央の細胞集塊の拡大であるが，配列より腺系の細胞集塊で，核の大小不同，極性の乱れ，核形の不整，重積などより腺癌を考える．左図に示されているように背景に壊死物質があることより，大腸癌の転移をまず考えるが，もちろん，他の腺癌（胃癌，胆道癌など）からの転移や，肝内胆管癌も否定はできない．CK7，CK20，CDX-2の免疫染色でその原発巣の推定がある程度可能である（病理と臨床，2002，20：673-678，Cancer，2004，102：168-173）．
- 鑑別診断：細胞の由来が腺系細胞で，肝細胞由来とは考えにくいこと，右図より良性病変ではないことなどより，肝硬変による大型再生結節，肝細胞腺腫，肝細胞癌は否定的である．また，結合が強く紡錘形の細胞もみられないことより，平滑筋肉腫も否定的である．

※問題1の解説を参照．

年齢 56 歳，男性

主訴または臨床症状──黄疸　　　　　採取方法──胆汁
染色法──────Pap. 染色　　　　　倍　率───左 10 倍，右 40 倍

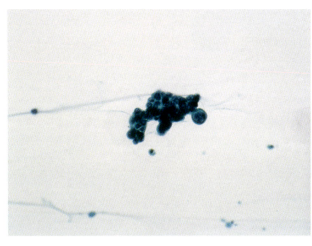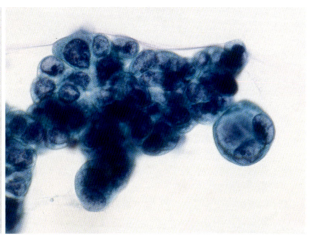

①正常胆管上皮細胞　②再生上皮細胞　③胆道内乳頭状腫瘍（腺腫）　④乳頭腺癌　⑤扁平上皮癌

鑑別上，重要な細胞像の供覧

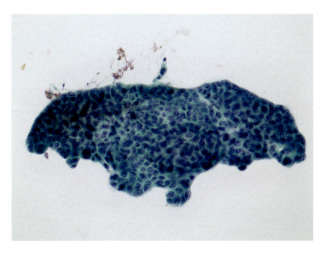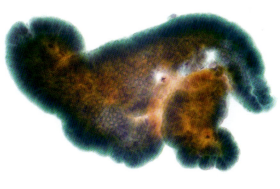

採取方法──────胆汁（PTCD 法）　　採取方法──────胆汁（PTCD 法）
染色法──────Pap. 染色（20 倍）　　染色法──────Pap. 染色（40 倍）

問21 解答④ 乳頭腺癌

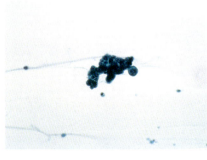
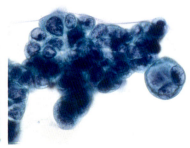

病　　態：黄疸が出現していることから，肝内または肝外胆管のどこかに閉塞や狭窄があり，その上流の胆管の拡張が考えられる．推定疾患として，肝内胆管癌（胆管細胞癌），肝外胆管癌，肝細胞癌や胆嚢癌または膵癌の胆管浸潤，胆管胆石，原発性硬化性胆管炎，慢性膵炎（腫瘤形成性膵炎），肝門部リンパ節腫大などが考えられる．

左　　図：背景は比較的きれいであるが，下方には壊死と思われる物質が少数認められる．そのなかに乳頭状を示す腺系の細胞集塊が出現している．

右　　図：細胞集塊は左図の拡大像である．貯留胆汁細胞診の判定基準（日臨細胞誌，2010，49：7-14）を参考にすると，細胞集塊の判定基準では，不規則な重積や核の配列不整（核の極性不整），集塊辺縁の凹凸不整（2次以上の分岐または異常な小細胞集団のくびれ）のいずれも目立つ．個々の細胞の判定基準では，核腫大（核の大小不同を含む），核形不整（切れ込み），クロマチン異常（濃淡，不均等分布，核縁の不規則肥厚）のいずれも目立つ．以上の各所見から，腺癌が推定される．

鑑別診断：正常胆管上皮細胞の核はリンパ球程度の均一な小型円形で，蜂巣状配列を示す．再生上皮細胞は平面的で，蜂巣状配列を示し，核の濃淡はほとんどない．胆道内乳頭状腫瘍は豊富な粘液性の背景で，核の大小不同は示さない．扁平上皮癌では腺系配列を示さない．

解答　乳頭腺癌

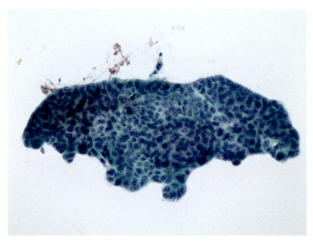

解説：胆道では乳頭腺癌などの高分化型が多い．乳頭腺癌では，図のように結合性が強く，集塊辺縁の凹凸不整が目立たない集塊のみが出現することがある．図の例では核密度は高く，不規則な重積，核腫大（N/C比増大）を示し，集塊辺縁にはほぼ全周性に核が充満し，細胞質を認めない．

解答　胆嚢結石症

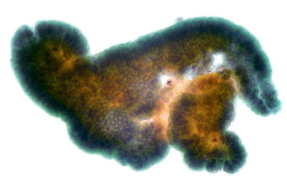

解説：上皮が過形成変化を示す場合，大小の乳頭状集塊が多数出現する．複雑な構造で，不規則な分岐を示すこともあるが，集塊辺縁は平滑で，全周性に広い細胞質を有し，平面的な蜂巣状配列を示す．図の集塊は上下2層の平面的配列よりなる規則的重積を示す．

問22	年齢48歳,男性
	主訴または臨床症状——食道病変　　　　採取方法——生検塗抹
	染色法——————Pap. 染色　　　　　倍　率——左40倍,右100倍

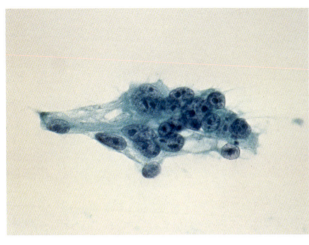 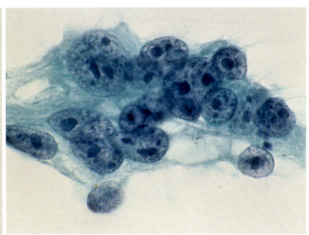

①放射線照射による良性細胞の変化　②扁平上皮内腫瘍　③腺癌　④高分化型扁平上皮癌
⑤低分化型扁平上皮癌

問23	年齢43歳,男性
	主訴または臨床症状——主膵管拡張　　　採取方法——膵液
	染色法——————Pap. 染色　　　　　倍　率——左40倍,右40倍

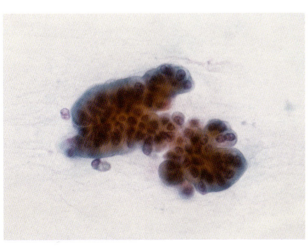 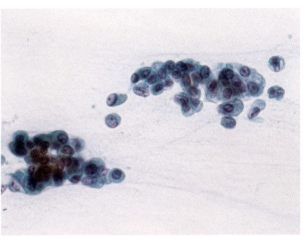

①反応性過形成上皮　②漿液性嚢胞腺腫　③粘液性嚢胞腺腫　④膵管内乳頭粘液性腺癌　⑤神経内分泌腫瘍

消化器

問22 解答⑤ 低分化型扁平上皮癌

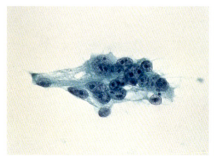 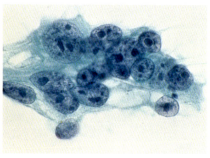

病　　態：内視鏡下に生検された食道粘膜の塗抹標本である．内視鏡所見は不明であり，良性疾患および悪性疾患のすべてが鑑別対象である．

左　　図：きれいな背景に小型の細胞集塊が認められる．核は一部で細胞集塊から突出し，細胞質はライトグリーンに淡染し，その境界は不明瞭である．集塊内の核の分布（核密度）に偏りがみられ，一部で核が重なり合っている（核間距離の不均等）．

右　　図：核は，緊満感のある円形から卵円形で，大型核小体が認められる．円形から不整形の核小体が混在しているが，不整形の核小体が多い．核クロマチンは細顆粒状から粗顆粒状で増量している．N/C 比の増大と核クロマチンの増量，大型核小体の存在から悪性腫瘍が推定できる．

鑑別診断：放射線照射による良性細胞は，核が腫大するとともに細胞質の腫大が生じる．このため，N/C 比の増大はみられない．また，細胞質の染色性に変化がみられることが多い（現代の婦人科細胞診，金原出版，東京，1990，102-109）．扁平上皮内腫瘍は，核異型がみられるものの扁平上皮の形態がより明瞭である．腺癌との主な鑑別点は，細胞の重積傾向が少なく，不整形の核小体を示す細胞が多いことである．オレンジ G 好性細胞や核周囲の同心円状模様などの角化を示唆する所見はなく，高分化な扁平上皮癌は考えにくい．以上から，低分化な扁平上皮癌がもっとも考えられる．選択肢にはないが，メラニン産生の乏しい悪性黒色腫との鑑別も必要である．

問23 解答④ 膵管内乳頭粘液性腺癌

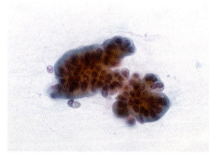 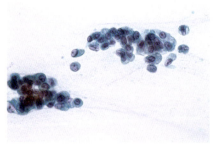

病　　態：主膵管拡張の所見があり，男性であれば膵管内乳頭粘液性腫瘍を一番に考えるが，腺腫か腺癌かはわからない．

左　　図：細胞質内に粘液を含んだ細胞の集塊である．細胞集塊の辺縁は比較的均一な細胞質で覆われている．また，明らかな不規則な配列（ピントのあった核の並びをみる），不規則重積は認めない．核は円形で大小不同は少ない．

右　　図：細胞質境界不明瞭な細胞が小集塊で出現している．細胞は不規則に重積し，核の大小不同，核異型を示し，核小体も明瞭である．また，異型細胞がほつれるように単個で出現している．

鑑別診断：右図の細胞集塊は細胞が不規則に配列し，不規則に重積している．個々の細胞は核異型，核縁肥厚，核小体明瞭な所見があり，腺癌と考える．左図のみであれば反応性過形成上皮と鑑別することは困難と考えるが，主膵管拡張の所見があり，右図は腺癌であることから，膵管内乳頭粘液性腺腫（軽度〜中等度異型）の細胞と推定し，除外できる．他の選択肢である漿液性嚢胞腺腫，粘液性嚢胞腺腫，神経内分泌腫瘍の細胞が膵液に出現することはまれである．漿液性嚢胞腺腫，粘液性嚢胞腺腫は比較的女性に多い．漿液性嚢胞腺腫の細胞は立方状で単層なため，平面的な配列や細胞が一列に並んで出現するので除外できる．粘液性嚢胞腺腫の細胞は細胞密度の増加はあるが，不規則な配列や重積は認めないので除外できる．神経内分泌腫瘍の細胞はクロマチンに特徴がある．膵管内乳頭粘液性腺癌は腺癌細胞だけでなく，過形成細胞（膵管内乳頭粘液性腺腫の細胞）が出現することが多い．症例により背景に粘液を認める．

問24	年齢60歳，男性	
	主訴または臨床症状――上腹部痛	採取方法――胆汁
	染色法――――――――Pap. 染色	倍　率―――左20倍，右40倍

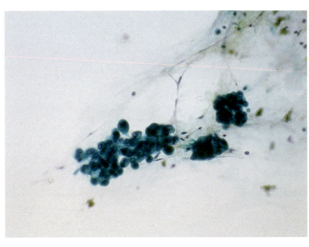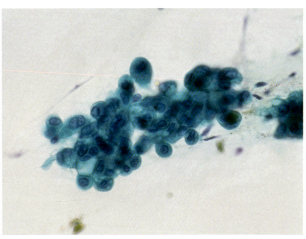

①良性異型細胞　②腺癌　③扁平上皮癌　④肝細胞癌　⑤未分化癌

問25	年齢56歳，男性	
	主訴または臨床症状――大腸病変	採取方法――生検塗抹
	染色法――――――――Pap. 染色	倍　率―――左40倍，右100倍

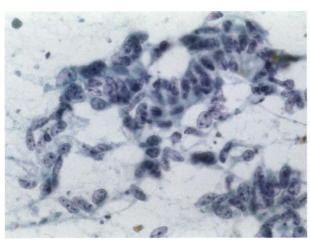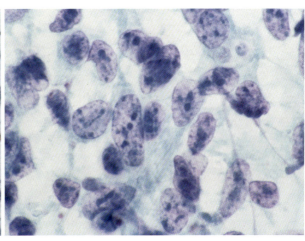

①再生上皮細胞　②管状腺腫　③扁平上皮癌　④腺癌　⑤悪性リンパ腫

問24　解答①　良性異型細胞

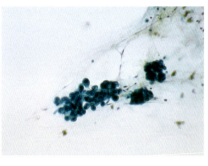 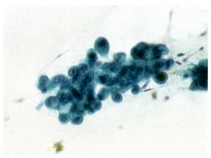

病　　態：背景に胆汁がみられるため，胆汁排泄のためのPTCD挿入時に採取された胆汁の可能性が高い．この胆汁の細胞診でもっとも重要な鑑別は良悪性である．特に，日常業務では常に胆管の再生上皮（胆管炎，胆管結石）と腺癌（胆管癌，胆嚢癌，肝内胆管癌，膵癌）の鑑別を考えておかなければならない．また，この鑑別のため，貯留胆汁細胞診の判定基準（日臨細胞誌，2010，49：7-14）が参考になる．

左　　図：胆汁色素を背景に，小型から中型の細胞集塊が認められる．細胞の結合性は強く，周囲に孤立散在性細胞や壊死性背景はみられない．良性の腺系上皮細胞と腺癌の鑑別が必要な上皮集塊である．

右　　図：細胞の重積性は軽度で，細胞配列の乱れがみられるが，集塊辺縁の凹凸不整は認められない．核の偏在は乏しく，核の腫大や大小不同および核形不整も軽度である．核クロマチンは細顆粒状で均等に分布し，明瞭な核小体はみられない．左右の写真から腺癌は否定的で，良性異型細胞と判定する．

鑑別診断：もっとも重要な鑑別診断である腺癌では，貯留胆汁細胞診の判定基準でみられる不規則な重積性，核の配列不整，集塊辺縁の凹凸不整，あるいは核の腫大，核形不整，クロマチンの異常の3項目がそろって認められる．扁平上皮癌では異常角化細胞，粗大顆粒状のクロマチン，流れるような配列がみられる．肝細胞癌は胆汁中に出現することは少ないが，N/C比の増大，核腫大，核の大小不同を示す平面的な上皮集塊を認める．未分化癌は非常に強い細胞異型がみられ，紡錘形細胞や大型細胞，巨細胞が混在して認められる．

問25　解答④　腺癌

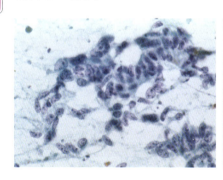 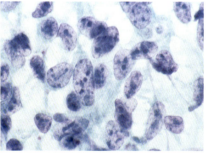

病　　態：大腸の腺癌は半数以上が直腸で，次いでS状結腸が好発部位であり，罹患率，死亡率とも増加傾向にある．大腸癌では約80％が腺癌で，組織型としては高分化型〜中分化型が大部分を占める．転移は血行性に肝に高率で，次いで肺に多い．

左　　図：壊死性の背景に，柵状配列を呈する高円柱状の腫瘍細胞を認める．核は楕円形で異型が強く，核の飛び出し像も認められる．

右　　図：結合性は弱く，孤立散在性のN/C比の大きい腫瘍細胞がみられ，核形の不整，極性の乱れが目立ち，著明な核小体を認める．楕円形に加え類円形の核もみられる．細胞質はレース状で希薄である．

鑑別診断：再生上皮は重積性に乏しい細胞集団を認め，個々の細胞境界は明瞭で規則的に配列している．核は楕円形で核小体が目立ち，核縁の肥厚や不整はほとんど認められず，クロマチンは微細顆粒状である．腺腫では結合性の強い細胞集団を認める．核は比較的一定方向に配列し，クロマチンは均等な分布を示す．扁平上皮癌は核は中心性で核異型が強く，角化を伴うことが多い．悪性リンパ腫は異型細胞を認めるが，N/C比の大きい細胞が散在性に出現する．以上より，腺癌を選択する．

問26	年齢 69 歳，女性
	主訴または臨床症状──腹部膨満感，肝囊胞　　採取方法──穿刺吸引
	染色法──────Pap. 染色　　　　　　　　倍　率───左 40 倍，右 100 倍

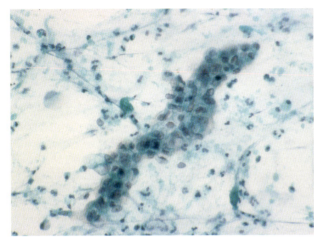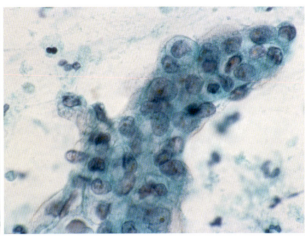

①正常胆管上皮細胞　②肝硬変症　③肝細胞癌　④粘液囊胞腺癌　⑤腺扁平上皮癌

問27	年齢 71 歳，男性
	主訴または臨床症状──右耳下腺腫脹　　　　採取方法──切除標本擦過塗抹
	染色法──────Pap. 染色　　　　　　　　倍　率───左 10 倍，右 40 倍

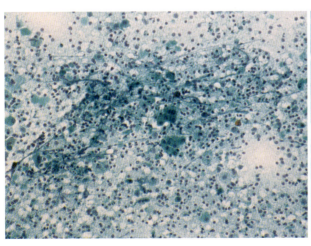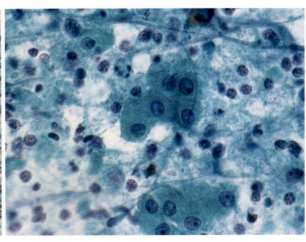

①多形腺腫　②ワルチン腫瘍　③腺様囊胞癌　④粘表皮癌　⑤扁平上皮癌

問26 解答④ 粘液嚢胞腺癌[※1]

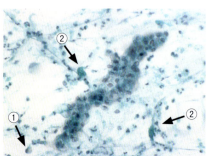
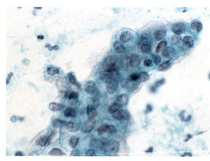

- **病　　態**：腹部膨満感の症状であることより，肝嚢胞はかなり巨大であることが推測できる．肝嚢胞に対する穿刺吸引細胞診の目的は，嚢胞内の貯留液が胆汁かどうか（胆管との交通の有無）の確認（手術でDome resectionした場合，内容が胆汁であれば術後腹膜炎を起こすため），あるいは嚢胞内の悪性細胞の有無の確認などであることが推察される．そのような病変としては，IPNB（intraductal papillary neoplasm of the bile duct），粘液嚢胞腺腫／腺癌[※1,2]，転移性肝癌（原発巣は，卵巣癌，膵粘液性嚢胞腺癌，GIST，悪性黒色腫，カルチノイド，膵神経内分泌腫瘍，大腸癌など），肝膿瘍，血腫，bilomaなどがあげられる．
- **左　　図**：炎症細胞を背景に，腺系の結合を示す細胞集塊がみられ，胞体の一部に空胞（粘液？）様の部分もみられる．個々の細胞を観察すると，核の腫大，大小不同，配列不整などより，腺系の悪性細胞集塊が疑われる．矢印（①）の細胞は印環細胞と思われる．
- **右　　図**：左図の拡大であるが，核の大小不同，極性の乱れ，核縁の肥厚，核形の不整などより腺癌と考える．一部の胞体内に空胞がみられ，粘液産生性の腫瘍（IPNB，MCN，転移性肝癌（膵粘液性嚢胞腺癌など））を考える．
- **鑑別診断**：細胞異型より正常胆管上皮細胞は否定される．明らかに腺系の細胞集塊であることより，肝硬変症による大型再生結節や肝細胞癌は否定できる．左図の矢印（②）の細胞が扁平上皮様にもみえるため腺扁平上皮癌の選択肢があると思われるが，扁平上皮癌とまでは判定できない．なお，粘液嚢胞腺腫／腺癌[※1,2]と診断されてきたもののなかには，IPNBに含まれる疾患がある．
  - ※1　問題1の解説を参照．
  - ※2　第1版の設問の選択肢にあった胆管嚢胞腺腫／腺癌は，問題1の解説と同様に，原発性肝癌取扱い規約（第6版，2015年7月）より，粘液嚢胞性腫瘍（MCN）あるいは胆管内乳頭状腫瘍（IPNB）に変更された．

問27 解答② ワルチン腫瘍

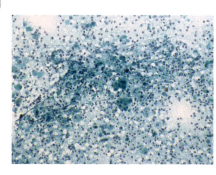
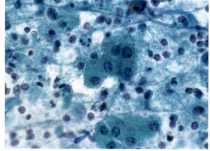

- **病　　態**：高齢者の男性の耳下腺より発生していることがこの腫瘍の臨床的な特徴でもある．
- **左　　図**：壊死様物質と多数の小型リンパ球を背景に，腫瘍細胞は散在性または一部弱い結合性を示す細胞小集塊として認められる．
- **右　　図**：背景の小型リンパ球に異型はみられない．中心にみられる結合性を示す細胞小集塊は平面的な配列を示し，N/C比は小さく，細胞質は広く厚くみえる．粘液の産生などはみられない．核は偏在傾向にあり，小型リンパ球よりもやや大きく，類円形で異型は認めない．また，クロマチンの増量もみられないが，小さな核小体をもつものがある．
- **鑑別診断**：多数のリンパ球と壊死様物質を背景に，結合性を示す腫瘍細胞の量は症例により異なる．細胞質が広く，核密度が低く異型を認めない．この出現はワルチン腫瘍の特徴である．腫瘍細胞は好酸性でオレンジG好染性を呈することもある．細胞質内が顆粒状にみられ，多数のミトコンドリアを有するとされる．鑑別を要する疾患としては，粘表皮癌と扁平上皮癌などがあるが，粘表皮癌は細胞質に粘液を有する腫瘍細胞を多少なりとも認める．また，扁平上皮癌は核異型の強い細胞が通常みられる．

問28

年齢 63 歳，男性
主訴または臨床症状──閉塞性黄疸　　採取方法──胆汁
染色法──────────Pap. 染色　　　倍　率───左 10 倍，右 40 倍

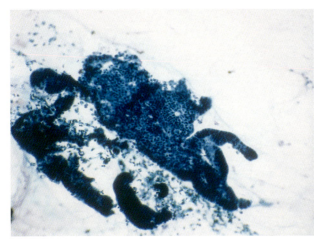
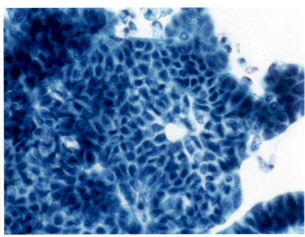

①肝硬変症　②化膿性胆管炎　③胆道内乳頭状腫瘍（腺腫）　④乳頭腺癌　⑤腺扁平上皮癌

鑑別上，重要な細胞像の供覧

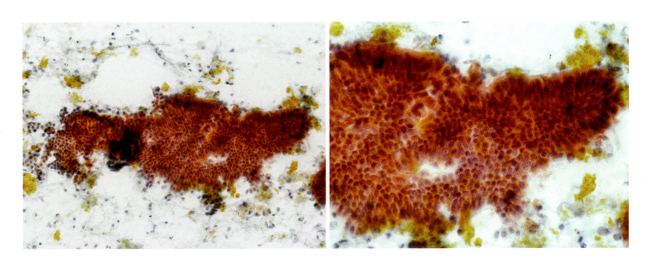

採取方法（左右）────胆汁（胆嚢摘出時の穿刺吸引）
染色法（左右）─────Pap. 染色（左 20 倍，右 40 倍）

| 問28 | 解答④　乳頭腺癌 |

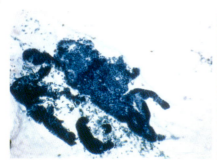
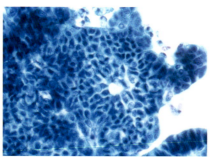

病　　態：黄疸が出現していることから，肝内または肝外胆管のどこかに閉塞や狭窄があり，その上流の胆管の拡張が考えられる．推定疾患として，肝内胆管癌（胆管細胞癌），肝外胆管癌，肝細胞癌や胆嚢癌または膵癌の胆管浸潤，胆管胆石，原発性硬化性胆管炎，慢性膵炎（腫瘤形成性膵炎），肝門部リンパ節腫大などが考えられる．

左　　図：多数の散在性細胞を背景にして，腺系配列で大型の乳頭状構造の集塊を認める．貯留胆汁細胞診の判定基準（日臨細胞誌，2010，49：7-14）を参考にすると，細胞集塊の判定基準では，集塊全体に2層以上の核の配列不整（核の極性不整）を伴う不規則な重積を示し，集塊辺縁の凹凸不整（分岐不整）も目立つことから，腺癌が疑われる．

右　　図：細胞集塊は左図の拡大像である．個々の細胞の判定基準では，核の大きさはほぼ均一であるが核腫大（N/C比増大）が目立ち，核形不整（切れ込みや核溝）やクロマチンの密な増量も目立つ．以上の各所見から，腺癌が推定される．

鑑別診断：肝硬変症では腺系配列は示さない．化膿性胆管炎では平面的配列の再生上皮細胞が出現する．胆道内乳頭状腫瘍（腺腫）では，豊富な粘液性背景のなかに粘液細胞よりなる細胞集塊が出現する．腺扁平上皮癌では，明瞭な扁平上皮への分化を示す癌細胞が腺癌細胞と混在して出現する．本例のように高分化型の腺癌では，比較的均一核で，核の大小不同が目立たないことがあるので注意する．なお，右図中にみられる三角形などの角張った核は，時間の経過に伴う収縮でできた変形であり，核形不整ではなく，良性細胞でも出現するので注意する．

解答（左右）　胆嚢結石症

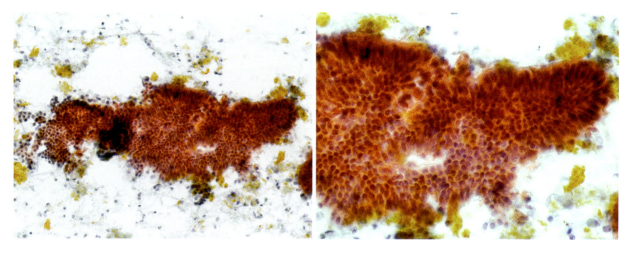

解説：上皮は通常，強い炎症性変化に伴い過形成変化を示すため，再生上皮からなる大型の乳頭状集塊が出現することが多い．問題の症例に似た複雑な分岐を示すこともある．左図は大きな乳頭状構造を示す集塊の一部と思われ，平面的配列で一部2層の重積を示している．細胞は胆汁による影響で収縮・濃染変化を示している．右図はその拡大像で，その重積部分は規則的配列を示し，核の極性も保たれている．集塊辺縁（上方）は平滑で広い細胞質を有している．

問29

年齢61歳，女性
主訴または臨床症状──口腔内水疱　　採取方法──水疱擦過
染色法──────Pap. 染色　　　　　倍　率──左40倍，右100倍

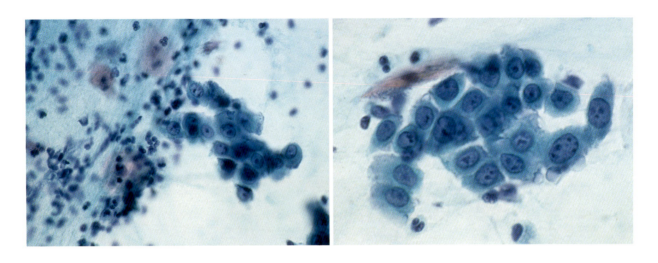

①修復細胞　②ヘルペス感染　③尋常性天疱瘡　④扁平上皮癌　⑤腺癌

問30

年齢50歳，女性
主訴または臨床症状──膵腫瘤　　　採取方法──切除標本塗抹
染色法──────Pap. 染色　　　　　倍　率──左20倍，右100倍

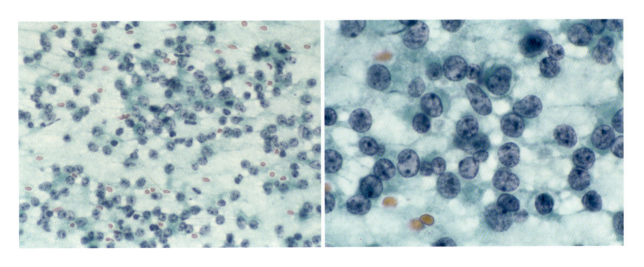

①正常膵由来の細胞　②慢性膵炎由来の細胞　③神経内分泌腫瘍　④膵癌（膵管由来）　⑤扁平上皮癌

問29　解答③　尋常性天疱瘡

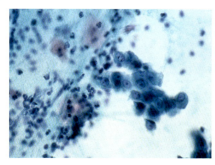
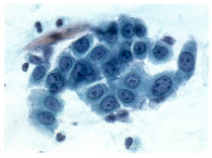

病　　態：口腔内に水疱ができる代表的な疾患としては，ヘルペスなどのウイルス感染症と尋常性天疱瘡があげられる．尋常性天疱瘡は，デスモゾームを構成するデスモグレインに対する抗体による自己免疫疾患であり，基底細胞上部にできる棘融解性の水疱が特徴である．

左　　図：背景に表層細胞と好中球などの炎症細胞がみられる．右寄りの平面的な上皮細胞集塊は，深層型の扁平上皮細胞であるが，細胞相互の接着性が低下している．

右　　図：細胞質辺縁はレース状で鋸歯状または小突起状である．明瞭な核小体が単個から複数みられるが，核クロマチンの分布はほぼ均等で，核膜は円滑でやや肥厚している（日臨細胞誌，1989，28：953-956）．細胞の性状がよく揃い，核異型は乏しいことから良性細胞が推定される．水疱内の接着性の低下した深層型扁平上皮細胞が出現したものであり，Tzanck cell（ツァンク細胞）とよばれている．

鑑別診断：尋常性天疱瘡に出現する細胞と修復細胞とは，核所見が類似しているため鑑別が困難なことがあるが，修復細胞は平面的な結合性のよい細胞集塊よりなり，豊富なレース状細胞質を有する点で鑑別可能である（日臨細胞誌，1989，28：953-956）．ヘルペス感染細胞の特徴である核内封入体や多核巨細胞は認められない．扁平上皮癌との鑑別には，表層や中層型の扁平上皮に異型がないことが参考になる．腺癌は，核異型や細胞重積がみられないことから除外できる．

問30　解答③　神経内分泌腫瘍

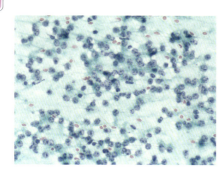
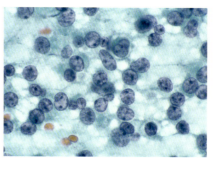

病　　態：膵腫瘍の細胞診では，すべての膵病変を鑑別しながら細胞像を観察する必要がある．特に，結合性の弱い類円形細胞が主体であるため，日常業務では膵由来の神経内分泌腫瘍の他に腺房細胞癌，充実性偽乳頭状腫瘍（SPN），悪性リンパ腫，転移性内分泌腫瘍（原発巣の検索が必要）などとの鑑別が重要である．その場合に，可能であればcell blockを作製し，免疫染色による追加検討が望まれる．

左　　図：腫瘍細胞の結合性は弱く，シート状に配列している．腫瘍細胞の核は類円形で，大小不同や核形不整は軽度で，全体に均一である．腫瘍細胞の核は，背景にみられる赤血球と比較して3倍未満の大きさであるため比較的小型である．壊死性背景や核分裂像はみられない．

右　　図：核内のクロマチンは粗大顆粒状（いわゆるsalt and pepper）を呈している．細胞質がライトグリーンに淡染しているものや裸核状のものまで認められる．核小体は明瞭で，1～数個みられる．左図と右図の所見より神経内分泌腫瘍と判定する．

鑑別診断：膵臓由来の細胞では，小型集塊を示す腺房細胞や，やや大型の結合性を示す膵管上皮が採取される．慢性膵炎由来の細胞では，細胞量が少なく，少量の膵管上皮細胞や腺房細胞，リンパ球，組織球が認められる．膵癌（膵管由来）では，上皮性結合があり，不規則な重積性や配列の乱れを示す細胞集塊がみられる．扁平上皮癌では，異常角化細胞や結合性を示す多辺形の細胞集塊が認められる．なお，神経内分泌腫瘍では，背景にライトグリーン好性を示すアミロイドの沈着がみられる場合がある．

問 31	年齢47歳，男性
	主訴または臨床症状――胃病変　　採取方法――胃生検捺印
	染色法――――――Pap. 染色　　倍　率――左20倍，右40倍

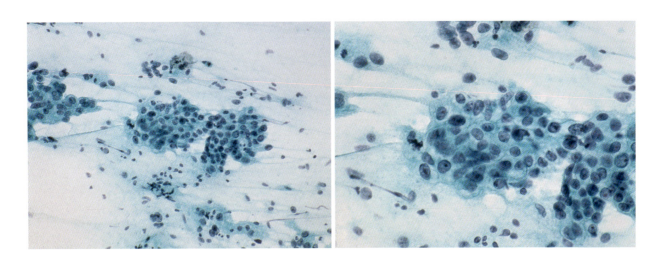

①再生上皮細胞　②腸上皮化生細胞　③腺腫　④腺癌　⑤悪性リンパ腫

問 32	年齢70歳，男性
	主訴または臨床症状――黄疸　　採取方法――胆汁
	染色法――――――Pap. 染色　　倍　率――左20倍，右40倍

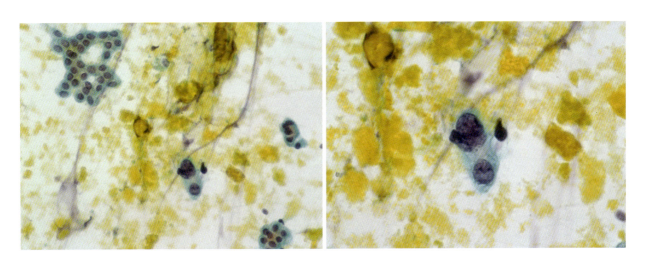

①正常円柱上皮細胞　②良性異型上皮細胞　③虫卵　④扁平上皮癌　⑤腺癌

問31 解答④ 腺癌

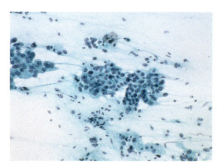
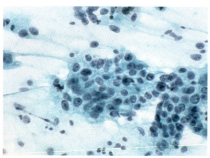

病　　態：胃内視鏡生検材料の捺印細胞診である．内視鏡所見の記載がないので，再生上皮や過形成上皮，腸上皮化生など非腫瘍性病変，腺腫など良性腫瘍および腺癌を含めた種々の悪性腫瘍が対象となるため，その組織像や細胞像を知っておく必要がある．

左　　図：少数の炎症細胞を背景に核の大小不同や部分的に軽度重積，核間距離の不均等を示す上皮性細胞集団が出現している．集団の辺縁は不規則で一部で核の突出を認め，まず腺癌を考える細胞集団である．

右　　図：左図の一部の強拡大像である．N/C 比の比較的大きい細胞で，細から粗網状，あるいは粗顆粒状の不規則な分布を示すクロマチンの増量，核形の不整や核縁の不規則な肥厚，核の大小不同がみられる．また，類円形の中型から大型の核小体が 1 ～ 2 個みられる．細胞異型の点からも腺癌と診断できる．

鑑別診断：結合性を有する上皮性細胞集団をみることから悪性リンパ腫は容易に否定できる．細胞質に，粘液空胞を有する杯細胞やパネート細胞など，腸上皮化生に関連した細胞はみられない．腺腫は長楕円形核の高円柱状細胞よりなり，核が基底膜に直角に柵状配列するのが特徴であり，細胞異型も弱く，明らかに像が異なる．鑑別でもっとも問題になるのは再生上皮である．再生上皮と分化型腺癌の鑑別は生検組織診でも苦慮することがあるが，一般に再生上皮はクロマチンの増量や核腫大はあるものの，クロマチンは微細顆粒状で円滑な核輪郭，均等な核縁を示し，核小体は樹枝型のものが多い．N/C 比は小さく平面的な配列を示し，細胞境界が明瞭で核重積性はあっても軽度である．それらの鑑別点を参考に細胞像をみると，本例は構造異型，細胞異型とも腺癌の基準を満たしており，腺癌と診断できる．

問32 解答⑤ 腺癌

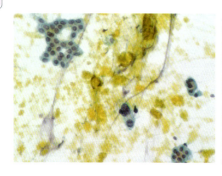
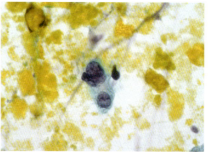

病　　態：黄疸が出現していることから，肝内または肝外胆管のどこかに閉塞や狭窄があり，その上流の胆管の拡張が考えられる．推定疾患として，肝内胆管癌（胆管細胞癌），肝外胆管癌，肝細胞癌や胆嚢癌または膵癌の胆管浸潤，胆管胆石，原発性硬化性胆管炎，慢性膵炎（腫瘤形成性膵炎），肝門部リンパ節腫大などが考えられる．

左　　図：黄色調の胆汁色素の背景のなかに，腺系配列を示す小集塊を数個認める．中央の細胞集団以外は配列や結合性に異常は認めず，核腫大も軽度であることから，再生変化を示す良性細胞と思われる．核は濃染傾向であるが，胆汁による影響と思われ，異常なクロマチンの増量はない．

右　　図：左図中央の集塊の拡大像である．貯留胆汁細胞診の判定基準（日臨細胞誌，2010，49：7-14）のうち，個々の細胞の判定基準が参考になる．核腫大，核形不整（切れ込み，核溝），クロマチン異常（増量，不規則な核縁肥厚）のいずれも認められ，細胞質内に黄色調の粘液様物質を含んでいる．以上より，腺癌が推定される．

鑑別診断：正常円柱上皮細胞の核はリンパ球程度の均一な小型円形で，蜂巣状配列を示す．良性異型上皮細胞とは，著明な核腫大を伴う不整配列の再生上皮細胞，あるいは不整な重積や配列を示す胆管内上皮内腫瘍（biliary intraepithelial neoplasia：BilIN）由来の low grade の細胞を指すと考えられるが，それらより核異型は強い．また，腺系配列を示すため虫卵は否定される．腺系の核形態や粘液性細胞質を示すことから扁平上皮癌は否定される．なお，背景の胆汁色素は癌で高率に出現する壊死物質と色調が類似するため混同されやすいが，胆汁色素は境界不明瞭な不整形を示すのに対し，壊死物質は重厚感があり，円形で境界明瞭な無核細胞や細胞質の破砕物として認められる．

問33　年齢42歳，男性
主訴または臨床症状――回盲部腫瘤　　　　　採取方法――切除標本塗抹
染色法――――――左Pap.染色，右Giemsa染色　　倍　率――左10倍，右40倍

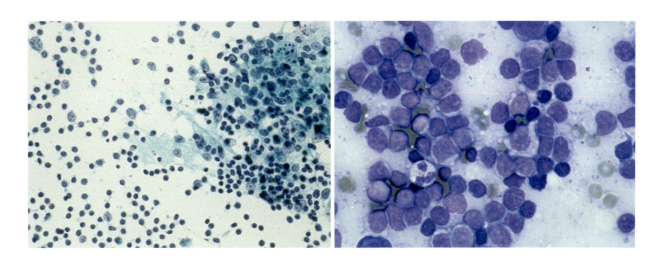

①反応性リンパ球（憩室炎）　②結核症　③カルチノイド腫瘍　④低分化腺癌　⑤低分化型扁平上皮癌

問34　年齢48歳，男性
主訴または臨床症状――肝病変　　　　　　　採取方法――生検塗抹
染色法――――――――Pap.染色　　　　　　　倍　率――左20倍，右100倍

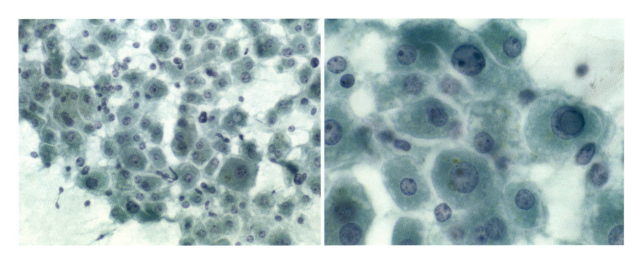

①肝硬変由来の細胞　②肝細胞癌　③肝内胆管癌（胆管細胞癌）　④転移性肝癌（腺癌）
⑤転移性肝癌（扁平上皮癌）

問33 解答①　反応性リンパ球（憩室炎）

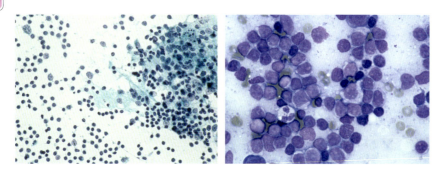

病　　態：憩室炎は，憩室症のある人に起こり，憩室に炎症や感染が起きた状態で，一般的に左側の下腹部に圧痛があり，発熱が生じる．この憩室炎はS状結腸に多く起こり，40歳を超えると多くなる．
左　　図：多数の小型成熟リンパ球を背景に，少数の中型リンパ球，大型類リンパ球を認める．一部にライトグリーンに淡染する豊富な細胞質をもつ細胞の集塊を認める．
右　　図：小型から中型のリンパ球がみられる．核にくびれや核小体は認めない．細胞質は狭く，好塩基性を示す．
鑑別診断：結核症であれば，背景に壊死物質，類上皮細胞，多核のラングハンス巨細胞などをみる．カルチノイド腫瘍はN/C比がリンパ球に比べると小さく，結合性も弱いながら認める．また，クロマチンも粗大顆粒状（いわゆる salt and pepper）を示す．低分化腺癌はN/C比が大きく，核が偏在傾向で明瞭な核小体を認める．細胞質に粘液の存在を示唆する所見を認める．低分化型扁平上皮癌は散在性に出現するが，核のクロマチンは粗大顆粒状で，細胞質は重厚感を認める．以上より，反応性リンパ球を選択する．

問34 解答①　肝硬変由来の細胞

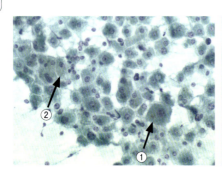 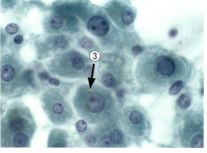

病　　態：肝臓から生検していることより，肝内に何らかの組織型を確定したい病変（腫瘍）があることが推察される．そのような肝臓の腫瘍には，肝細胞癌，肝内胆管癌，細胆管細胞癌，粘液嚢胞腺癌※，肉腫，転移性肝腫瘍などの悪性病変とともに，肝細胞腺腫，肝内胆管腺腫などの良性病変，あるいは肝硬変症による大型再生結節や高度異型結節などがあり，原発性肝癌取扱い規約を参照して組織型を知っておくことが必要である．
左　　図：採取された細胞の胞体には胆汁色素（①）や好酸性顆粒（ミトコンドリア・糸粒体：②）がみられることより，肝細胞由来であることがわかる．次に，核の大小不同はみられるが，いずれもN/C比が小さく，クロマチンの増量もなく，核は胞体の中央に存在していることより悪性は否定的で，肝硬変症に伴う大型再生結節が考えやすい．
右　　図：多稜形敷石状配列を示す細胞で，中央の細胞の胞体には胆汁色素（③）がみられることより，これらの細胞も肝細胞由来と判定できる．N/C比が小さく，不整な核や大きな核小体もなく，肝細胞由来で良性の異型細胞と判断できる．
鑑別診断：肝細胞癌の高分化型では核は小型均一で，中分化～低分化では核異型（クロマチンの増量，N/C比の増大など）がみられることより，肝細胞癌は否定できる．腺系配列ではないことより肝内胆管癌（胆管細胞癌），腺癌からの転移性肝癌は否定する．扁平上皮癌ではN/C比が増大し，核クロマチンも増量しているため鑑別可能であるが，そもそも扁平上皮癌細胞には胆汁色素は存在しない．
※問題1の解説を参照．

問35	年齢81歳，女性
	主訴または臨床症状——黄疸　　　採取方法——膵液
	染色法————Pap. 染色　　　倍　率———左20倍，右40倍

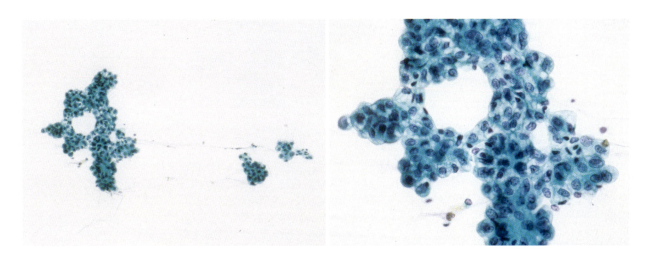

①反応性過形成上皮　②漿液性嚢胞腺腫　③粘液性嚢胞腺腫　④浸潤性膵管癌（腺癌）　⑤神経内分泌腫瘍

問36	年齢42歳，女性
	主訴または臨床症状——右耳下腺腫脹　　　採取方法——穿刺吸引
	染色法————Pap. 染色　　　倍　率———左10倍，右40倍

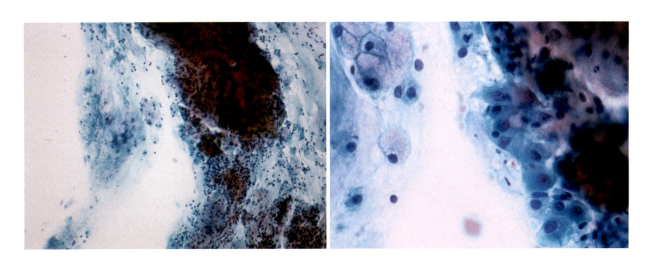

①多形腺腫　②粘表皮癌　③腺様嚢胞癌　④高分化型腺癌　⑤扁平上皮癌

問35　解答④　浸潤性膵管癌（腺癌）

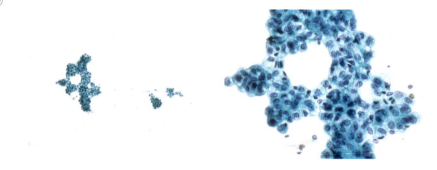

病　　態：黄疸という所見から，胆管閉塞を考える．胆管内腫瘍，炎症，胆石などであるが，検体は膵液であり，膵臓腫瘍の浸潤が推定される．
左　　図：背景は比較的きれいで，大小の細胞集塊が出現している．細胞集塊の辺縁は凸凹を示す．
右　　図：細胞質はレース状で，N/C 比の大きい小型細胞が不規則に配列，不規則重積を示す．腺腔様配列を示し，細胞質内には粘液を有する．また，核の大小不同，核異型，核の飛び出しもみられる．
鑑別診断：細胞集塊の辺縁が凸凹を示す大小の細胞集団を認める．細胞集塊を構成する細胞は N/C 比が大きく，核異型もあり，不規則に配列し，不規則な重積を示すことから腺癌と考える．反応性過形成上皮は大型集塊で出現することもあるが，平面的な配列を示し，不規則な配列や重積は認めないので除外できる．漿液性嚢胞腺腫，粘液性嚢胞腺腫，神経内分泌腫瘍の細胞が膵液に出現することはまれである．漿液性嚢胞腺腫の細胞は立方状で単層なため，平面的な配列や細胞が一列に並んで出現するので除外できる．粘液性嚢胞腺腫の細胞は細胞密度の増加はあるが，不規則な配列や重積は認めないので除外できる．神経内分泌腫瘍の細胞は粗大顆粒状（いわゆる salt and pepper）の特徴的なクロマチンを示す．膵液でも「貯留胆汁細胞診の判定基準」をあてはめることができる．多数な細胞で構成されている集団の悪性とする判定基準（①不規則な配列，②不規則な重積，③集塊辺縁の凸凹不整），少数な細胞で構成されている集団の悪性とする判定基準（①核の腫大，②核異型，③クロマチン異常）がある．この症例は多数な細胞で構成されている集団の悪性とする判定基準にあてはまる．

問36　解答②　粘表皮癌

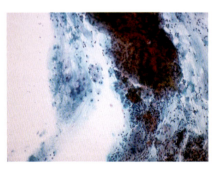 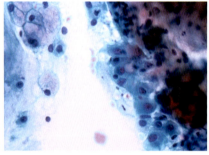

病　　態：中年女性の耳下腺に発生するのはこの腫瘍の一つの特徴でもある．
左　　図：粘液性の背景のなかに，上皮性結合を示す大小の細胞集塊をみる．その細胞集塊辺縁から多くの剥離細胞がみられる．集塊内の一部に，細胞質が半透明または淡いピンク色を呈し粘液を含む所見を認める．
右　　図：左上方には印環細胞型または杯細胞様細胞が数個みられる．異型の乏しい小円形核が偏在し，細胞質は広く，淡いピンク色の粘液を含む所見を呈する．また，右側の大きな細胞集塊中にも淡いピンク色の細胞がみられる．集塊辺縁の細胞は核が中心性で細胞質はライトグリーン好染性を示す中間細胞である．これら 2 種類の細胞を認める．
鑑別診断：明らかな扁平上皮系細胞は認めないが，背景に粘液を認め，その粘液を産生する細胞と扁平上皮系細胞との中間的な細胞の 2 種類を認めることより粘表皮癌（低悪性度）が疑われる．このような低悪性度粘表皮癌は中年女性に多くみられ，細胞異型も乏しいとされる．鑑別疾患として粘液瘤や粘液癌があげられる．また，高悪性度粘表皮癌は高齢者の男性に多いとされ，出現細胞は粘液産生細胞よりも扁平上皮系細胞が多く異型も強くなるとされる．その鑑別疾患として扁平上皮癌があげられる．

問 37	年齢 61 歳，男性
	主訴または臨床症状——食道下端の全周性粘膜不整　　採取方法——切除標本塗抹
	染色法——————Pap. 染色　　　　　　　　　　　　倍　率——左 10 倍，右 40 倍

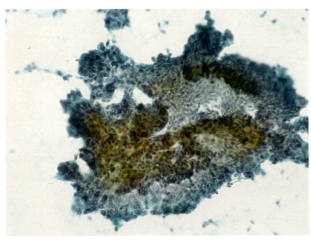
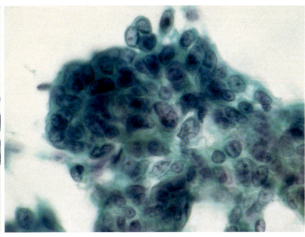

①再生扁平上皮　②基底細胞増生　③悪性黒色腫　④扁平上皮癌　⑤腺癌（バレット食道癌）

問 38	年齢 62 歳，男性
	主訴または臨床症状——黄疸　　　　　　　　　　　採取方法——胆汁
	染色法——————Pap. 染色　　　　　　　　　　　　倍　率——左 10 倍，右 40 倍

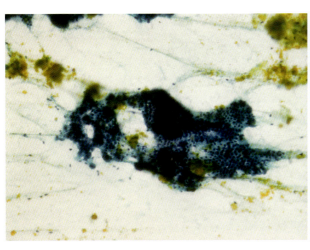
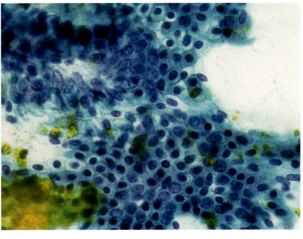

①過形成性胆管上皮　②神経内分泌腫瘍　③肝内胆管癌　④肝細胞癌　⑤扁平上皮癌

| 問 37 | 解答⑤　腺癌（バレット食道癌） |

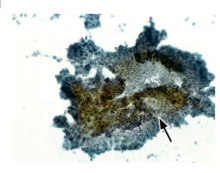 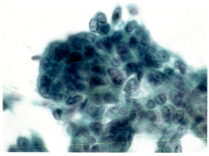

病　　態：食道下端の全周性の粘膜不整部分からの塗抹標本である．細胞採取部位は食道下端であり，胃ではないことに留意する．食道下端には，バレット食道がみられることがある．バレット食道は，バレット粘膜（胃から連続性に伸びる円柱上皮で，腸上皮化生の有無を問わない）の存在する食道と定義されている（食道癌取扱い規約，第11版，金原出版，東京，2015，36-37，96-98）．バレット粘膜に生じた腺癌は，バレット食道腺癌という．食道胃接合部の定義が国際的に統一されていないため，わが国と欧米とでバレット食道の定義が異なるので注意が必要である．

左　　図：不整形の大型細胞集塊の一部に腺管様配列がみられる（矢印）．平面的な配列を示す上皮細胞集塊に連続して，細胞重積の目立つ部分が認められる．集塊の細胞の核は，背景に散在する円柱上皮細胞（焦点が合っていないが）の核と比べると，それよりも大きい．

右　　図：重積の目立つ領域の上皮細胞には，核の大小不同や核配列の乱れとともに，切れ込みや皺などの核形不整，小型から中型の核小体が認められる．高分化な腺癌が推定される．

鑑別診断：再生扁平上皮は，核の優勢な大小不同のある細胞集塊として出現する．核小体が大型化するが，クロマチンの増量はなく，核形の不整は少ない．基底細胞増生では，N/C比の大きい深層型の扁平上皮集塊が特徴である．悪性黒色腫を示唆するメラニン顆粒や高度の核異型は明らかではない．非角化型の扁平上皮癌は，多角形から紡錘形の細胞よりなる重積の少ない細胞集塊が特徴である．

| 問 38 | 解答①　過形成性胆管上皮 |

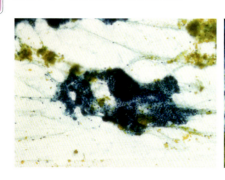 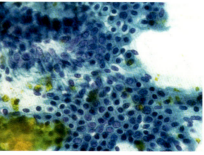

病　　態：背景に多量の胆汁がみられ，胆汁排泄のためのPTCD時の胆汁細胞診である．日常業務では常に良性の胆管上皮と腺癌（胆管，胆囊，膵臓由来など）の鑑別を念頭において鑑別する必要があるが，この領域の手術は侵襲が特に高いので，overdiagnosisしないように注意しなければならない．

左　　図：胆汁色素を背景に，腺系の大型細胞集塊が認められる．集塊辺縁の凹凸不整はみられず，核間距離は均等で配列の乱れは認められない．また，不規則な重積性はなく，集塊周囲に孤立散在性の細胞や壊死もみられない．

右　　図：細胞はシート状に配列している．核は小型類円形で，クロマチンは細顆粒状で均等に分布し，核小体は小型である．核の偏在は乏しく，核の腫大や大小不同および核形不整は軽度である．左右の写真から腺癌は否定的で，過形成性胆管上皮と判定する．

鑑別診断：肝内胆管癌（腺癌）では，貯留胆汁細胞診の判定基準（日臨細胞誌，2010，49：7-14）での不規則な重積性，核の配列不整，集塊辺縁の凹凸不整，あるいは核の腫大，核形不整，クロマチンの異常の3項目がそろって認められるが，本例ではいずれの所見もみられない．また，細胞集塊辺縁の周囲には細胞質がみられ，良性の上皮細胞であることが疑われる．扁平上皮癌では異常角化細胞，ライトグリーン好染の細胞質，粗大顆粒状のクロマチン，流れるような配列がみられる．肝細胞癌は胆汁中に現れることは少ないが，N/C比の増大，核腫大，核の大小不同が目立ち，本例のような大型細胞集塊はみられない．神経内分泌腫瘍では平面的なシート状の配列がみられ，結合性は弱いため鑑別は容易である．

問39	年齢 57 歳，女性	
	主訴または臨床症状──胃病変	採取方法──胃生検捺印
	染色法──────Pap. 染色	倍　率──左 20 倍，右 40 倍

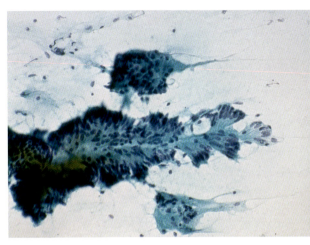 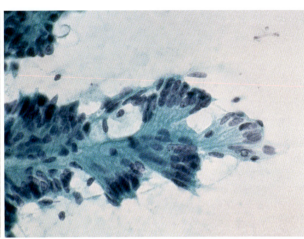

①正常粘膜上皮細胞　②再生上皮細胞　③腸上皮化生細胞　④腺腫　⑤腺癌

問40	年齢 27 歳，女性	
	主訴または臨床症状──膵体部腫瘤	採取方法──穿刺吸引
	染色法──────Pap. 染色	倍　率──左 20 倍，右 40 倍

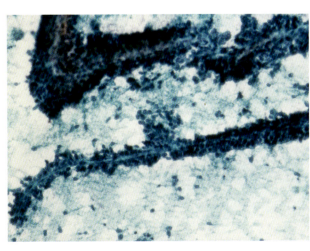 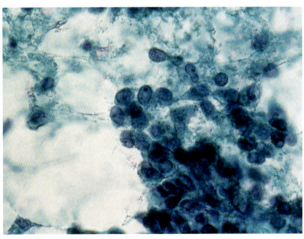

①正常膵管上皮細胞　②過形成性膵管上皮　③神経内分泌腫瘍　④充実性偽乳頭状腫瘍（SPN）　⑤膵管癌

問39　解答④　腺腫

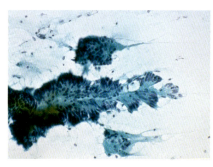
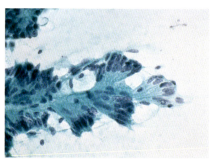

病　　態：胃内視鏡生検材料の捺印細胞診である．内視鏡所見の記載がないので，再生上皮や過形成上皮，腸上皮化生など非腫瘍性病変，腺腫など良性腫瘍，および腺癌を含めた種々の悪性腫瘍が対象となるため，その組織像や細胞像を知っておく必要がある．

左　　図：核が基底膜に直角な柵状配列を示す円柱上皮細胞よりなる大型集団である．部分的に細胞集団の折れ曲がりによる重積性の目立つ部分があるが，全体的に核の形状や核の分布は均一である．N/C 比の大きい細胞とこの細胞配列から，腺上皮由来の腫瘍性病変であると判断できる．

右　　図：左図の強拡大像である．核は長楕円形で大小不同に乏しく均一である．クロマチンは細顆粒状から細網状で分布は均等，核縁の不規則な肥厚はなく，核小体も小型である．一部の細胞に核溝や不整がみられるが，軽度である．核は基底膜側にあり，極性の乱れ（核が腺腔側に不規則に突出，核の長軸が様々な方向に向く）もない．腺癌とするだけの細胞異型や構造異型はなく，腺腫と判断できる．

鑑別診断：正常胃粘膜，再生上皮では基底膜に直角に核の重積性柵状配列を示す N/C 比の大きい細胞の集団をみることはなく，また腸上皮化生を示唆する杯細胞やパネート細胞などもみられない．高分化腺癌と腺腫との鑑別が問題であるが，組織像を熟知し，細胞像を観察することが重要である．高分化腺癌では核の極性の乱れなど細胞配列が不規則となり，核の類円形化と大型化，クロマチンの増量，核縁の不規則な肥厚や大型核小体の出現など細胞異型が強く，同一集団内で細胞所見が多彩になり，腺腫のような統一感に欠けるなどの点を参考に総合的に判定することになる．

問40　解答④　充実性偽乳頭状腫瘍（SPN）

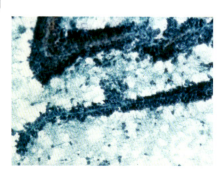
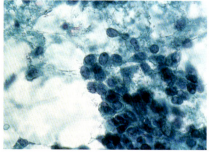

病　　態：膵腫瘍の約 1% とまれな腫瘍であり，細胞像を鏡検する前に臨床像の確認が重要な疾患である．若年の女性，膵体尾部に好発する低悪性度の膵腫瘍で，割面では充実部と出血壊死性の嚢胞部分が認められる．約 10cm 前後の巨大腫瘤を形成するが，最近では小腫瘤で充実性パターンのみを示す充実性偽乳頭状腫瘍（SPN）もあり，この場合は神経内分泌腫瘍や腺房細胞癌との鑑別が難しい場合がある．良性経過を示す症例が多いが，まれに肝臓などへ転移することがある．

左　　図：細胞量が多い．中心に血管を有する細い結合組織を認める大型集塊である．偽乳頭状構造と考えられる．集塊内の細胞は類円形で，比較的均等に配列しており，集塊辺縁部のほつれは目立たない．

右　　図：核は類円形で，核の大小不同や不整は軽度である．核内クロマチンは微細顆粒状で均等に分布し，小型明瞭な核小体を 1～数個認める．細胞質はライトグリーンに好染している．核分裂像や細胞配列の乱れはみられない．左図と右図の所見より SPN と判定する．

鑑別診断：正常膵管上皮では小型～中型の細胞集塊を，過形成性膵管上皮では大型細胞集塊を認めるが，両者とも血管を有する細い結合組織を伴う偽乳頭状構造は認められない．膵管癌では，核腫大，クロマチンの異常，核形不整，不規則な重積性，細胞配列の乱れがみられる．神経内分泌腫瘍ではシート状の細胞配列がみられ，粗大顆粒状のクロマチンが認められる．なお，神経内分泌腫瘍でも血管増生が目立つことがあるが，SPN では内分泌腫瘍と比較してより長い血管が出現し，その血管軸にからみつくように腫瘍細胞が配列することが鑑別点となることがある．

問41

年齢 51 歳，女性
主訴または臨床症状──下血
染色法──────左 PAS 染色，右 Pap. 染色
採取方法──直腸粘膜擦過塗抹
倍　率──左 10 倍，右 40 倍

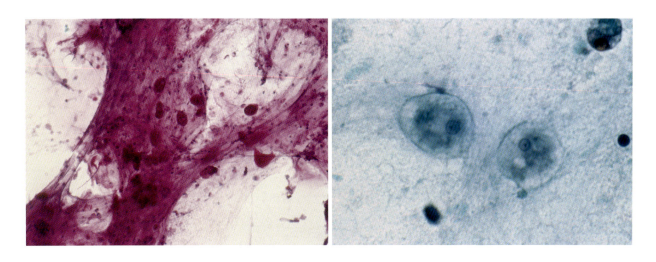

①脂肪滴　②組織球　③赤痢アメーバ　④トリコモナス　⑤腺癌細胞

問42

年齢 70 歳，女性
主訴または臨床症状──肝右葉 2cm 大の腫瘤
染色法──────Pap. 染色
採取方法──穿刺吸引
倍　率──左 10 倍，右 40 倍

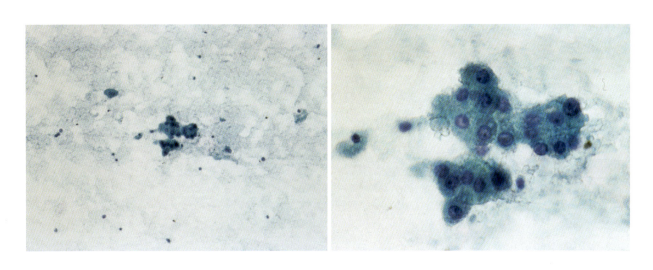

①肝硬変症　②肝細胞腺腫　③肝細胞癌　④転移性腺癌　⑤横紋筋肉腫

問41　解答③　赤痢アメーバ

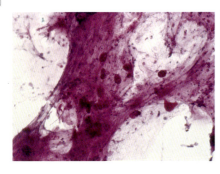
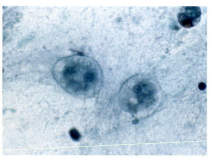

- 病　　態：赤痢アメーバに感染して症状が出現した患者の大部分は，腸粘膜の病変に伴う症状がみられ，典型的なケースではイチゴゼリー状の粘血便を排泄する（残りは主に肝臓などで膿瘍を形成することがある）．感染のリスクとして，生活歴（発展途上国への渡航歴や男性同性愛）などの既往歴の確認も大切である．
- 左　　図：PAS反応に強陽性を示している類円形の原虫をみる．
- 右　　図：壊死性背景に少数の小円形の炎症細胞をみる．中央に2個，類円形で組織球様の原虫をみる．核周囲細胞質（エンドプラスム）はライトグリーン好性だが，周辺部（エクトプラスム）は染色性に乏しい．核はほぼ中央に位置し，ヘマトキシリンに染色し小型の核小体をみる．
- 鑑別診断：右図のPap.染色では組織球との鑑別が難しいが，組織球であれば泡沫状の細胞質を有し，左図のようにPAS反応には強陽性は示さない．腺癌であればN/C比の大きい核異型を伴う腫瘍細胞が出現する．

問42　解答③　肝細胞癌

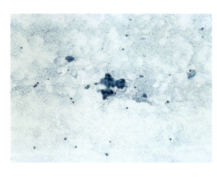
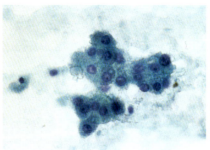

- 病　　態：肝臓の腫瘤には，肝細胞癌，肝内胆管癌，細胆管細胞癌，粘液嚢胞腺癌※，肉腫，転移性肝腫瘍などの悪性病変とともに，肝細胞腺腫，肝内胆管腺腫などの良性病変，あるいは肝硬変症による再生結節や，高度異型結節などがあり，原発性肝癌取扱い規約を参照して組織型を知っておくことが必要である．
- 左　　図：中央，右側の細胞集塊の核はいずれも小型円形均一である．この細胞がどの組織由来かを考えると，胆汁色素や好酸性顆粒（ミトコンドリア）はみられないが，小型円形の核形と細胞配列（右図では多稜形敷石状配列がみられる）から推察すると，腺上皮や扁平上皮の配列ではなく，肝細胞由来と考えられる．良悪性に関しては，核は小型円形であるが，核密度が増大し，N/C比もやや大きくなっている．さらに核の偏在傾向がみられることより，高分化型の肝細胞癌を考える．
- 右　　図：左図の拡大であるが，核は小型円形均一で核密度は高く，核の偏在がみられることより，高分化型肝細胞癌と考える．鑑別を要する疾患としては，高度異型結節（旧：異型腺腫様過形成）であり，その鑑別点としては，核の位置（偏在），N/C比，核密度などの所見が重要であるが，実際には鑑別困難であるのが現状である（病理と臨床 臨時増刊号，2013，31：332）．
- 鑑　　別：肝硬変症ではときに巨大核がみられる．また，肝硬変症も肝細胞腺腫も核密度はもっと小さく，核は中心性に存在している．この症例は肝細胞由来であることより，他の組織由来の転移性肝癌は否定できる．横紋筋肉腫は非上皮腫瘍であるため，細胞間結合は緩い．
  ※問題1の解説を参照．

問43
年齢 50 歳，女性
主訴または臨床症状——膵尾部嚢胞性腫瘤
染色法————————Pap. 染色
採取方法——穿刺吸引（EUS-FNAC）
倍　率——左 10 倍，右 40 倍

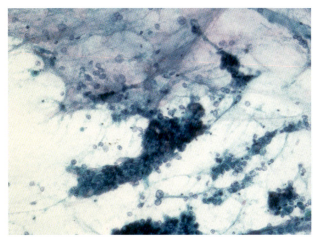 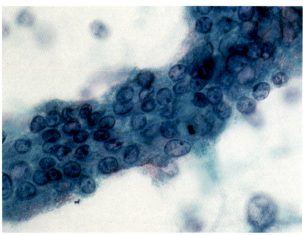

①反応性過形成上皮　②膵管内乳頭粘液性腺腫　③神経内分泌腫瘍　④充実性偽乳頭状腫瘍（SPN）
⑤粘液性嚢胞腺癌

問44
年齢 70 歳，男性
主訴または臨床症状——食道病変
染色法————————Pap. 染色
採取方法——生検塗抹
倍　率——左 40 倍，右 100 倍

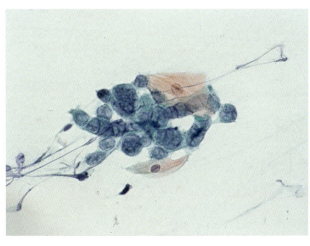 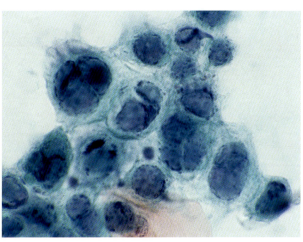

①ヘルペス感染　②扁平上皮癌　③腺癌　④未分化癌　⑤悪性黒色腫

問43　解答⑤　粘液性嚢胞腺癌

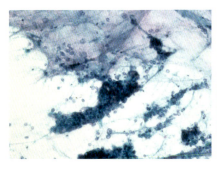
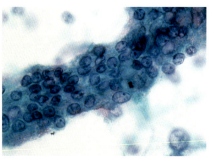

病　　態：嚢胞性腫瘍という所見から，膵管内乳頭粘液性腫瘍，粘液性嚢胞腫瘍，漿液性嚢胞腫瘍，充実性偽乳頭状腫瘍（SPN）を考える．
左　　図：背景に多量な粘液を認める．細胞密度の高い大小様々な集塊が出現．裸核細胞も散見される．
右　　図：細胞質はレース状で細胞質境界不明瞭．細胞が不規則に配列，不規則に重積している．核は大小不同を示し，核異型も認める．核クロマチンの明らかな増量は認めないが，不規則な分布を示し，核小体は明瞭である．
鑑別診断：細胞質はレース状で細胞質境界不明瞭な細胞が不規則に配列，不規則に重積している．核は大小不同を示し，核異型を認め，核クロマチンは疎な分布を示すことから腺癌を考える．反応性過形成上皮は大型集塊で出現することもあるが，平面的な配列を示し，不規則な配列や重積は認めないので除外できる．背景に粘液を認めることから膵管内乳頭粘液性腺腫との鑑別が必要となる．膵管内乳頭粘液性腺腫は細胞質内に多くの粘液を含む細胞の密度が高い集塊で出現するが，不規則な配列や不規則な重積は認めないので除外できる．神経内分泌腫瘍，充実性偽乳頭状腫瘍（SPN）の細胞は小型円形で，核異型は著明でない．内分泌腫瘍の細胞は粗大顆粒状（いわゆる salt and pepper）の特徴的なクロマチンを示すため除外できる．SPN の細胞は血管間質を中心に偽乳頭状様配列を示すため除外できる．選択肢にはないが，粘液性嚢胞腺癌と膵管内乳頭粘液性腺癌の鑑別は細胞像のみでは困難なことがある．粘液性嚢胞腺癌は女性に多く，膵尾部の発生頻度が高く，膵管との交通は少ない．組織像では卵巣様間質の存在で鑑別される．

問44　解答①　ヘルペス感染

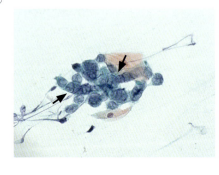
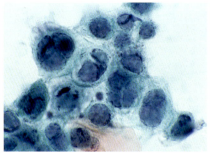

病　　態：食道のウイルス感染症のほとんどは，単純ヘルペスウイルスとサイトメガロウイルスによるものである（胃と腸, 2011, 46：1213-1224）．単純ヘルペスウイルス感染症の場合には，核の腫大や多核化がみられることから，悪性細胞と誤判定されることがある．単純ヘルペスウイルス感染症は，初感染と再燃性感染の2つに分けられる．再燃性感染は，神経節の神経細胞のゲノムに組み込まれたヘルペスウイルスが，宿主の免疫状態の低下により活性化して発症する．食道の場合は，一般に再燃性感染と考えられている．単純ヘルペスウイルスは，1型と2型の2種類に分類されるが，食道感染は1型によることが多い．
左　　図：表層型の重層扁平上皮と平面的なシート状配列を示す細胞集塊が認められる．核は腫大し，N/C 比が高い．核が相互に接着し，鋳型状に配列（nuclear molding）している（矢印）．
右　　図：核のすりガラス状変化と核縁にクロマチン凝集像がみられ，核内構造は不鮮明である．多核細胞が混在している．
鑑別診断：核内封入体と細胞融合による多核巨細胞が特徴的である．本例の封入体は，明暈を伴う好酸性の封入体（Cowdry type A）ではなく，full type（Cowdry type B）である．他の選択肢4つはいずれも悪性腫瘍である．N/C 比が高いが，核内構造がすりガラス状で不明瞭のため，核クロマチンの増加の有無や分布状態を評価できず，悪性細胞を強く示唆する所見ではない．

問45　年齢68歳，男性
主訴または臨床症状──黄疸　　　　　　　採取方法──胆汁（PTCD）
染色法──────Pap. 染色　　　　　　倍　率───左20倍，右40倍

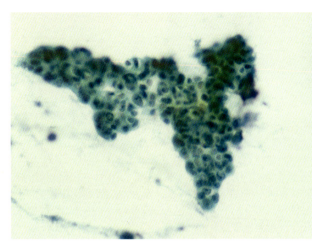
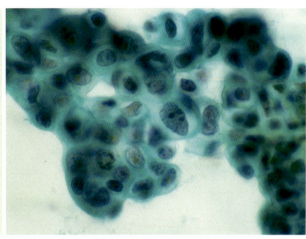

①慢性胆道炎　②胆道内乳頭状腫瘍（腺腫）　③腺癌　④扁平上皮癌　⑤腺扁平上皮癌

問46　年齢48歳，男性
主訴または臨床症状──胃病変　　　　　　採取方法──生検塗抹
染色法──────Pap. 染色　　　　　　倍　率───左20倍，右40倍

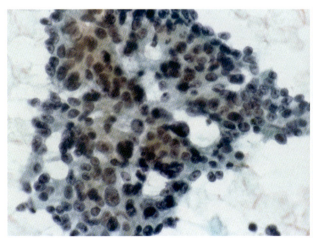
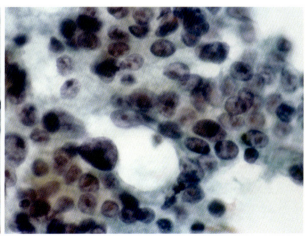

①再生上皮細胞　②腸上皮化生細胞　③腺腫　④腺癌　⑤扁平上皮癌

問45　解答③　腺癌

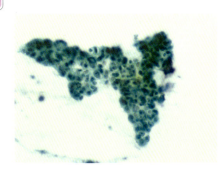 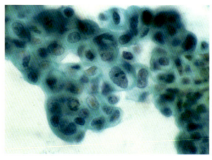

病　　態：黄疸が出現していることから，肝内または肝外胆管のどこかに閉塞や狭窄があり，その上流の胆管の拡張が考えられる．推定疾患として，肝内胆管癌（胆管細胞癌），肝外胆管癌，肝細胞癌や胆嚢癌または膵癌の胆管浸潤，胆管胆石，原発性硬化性胆管炎，慢性膵炎（腫瘤形成性膵炎），肝門部リンパ節腫大などが考えられる．

左　　図：腺系配列で，やや大型の乳頭状集塊を認める．貯留胆汁細胞診の判定基準（日臨細胞誌，2010，49：7-14）を参考にすると，細胞集塊の判定基準では，2層程度の不規則な重積や核の配列不整（核の極性や核間距離の不整）を認める．集塊辺縁からの明らかな細胞の突出（集塊辺縁より細胞が半分以上はみ出している像）は認めないが，集塊の不規則な分岐や乳頭状のくびれ，または突出を認める．また，腺腔様構造もみられる．

右　　図：左図の拡大像である．個々の細胞の判定基準では，核腫大（核の大小不同を含む），核の切れ込みなどの核形不整（細かい切れ込み），およびクロマチン異常（核の濃淡）のいずれも目立つ．以上の各所見から腺癌（乳頭腺癌）が推定される．

鑑別診断：慢性胆道炎（胆管結石や原発性硬化性胆管炎など）では核腫大や大型核小体の目立つ再生上皮細胞が出現するが，平面的配列で，核の配列不整や核の大小不同は軽度である．胆道内乳頭状腫瘍（腺腫）では，背景や細胞質内に豊富な粘液を認める．扁平上皮癌や腺扁平上皮癌とは扁平上皮への分化を示す細胞を認めないことから否定される．右図の細胞集塊のなかにみられる角張った形の核は，時間の経過に伴う収縮・変形像であり，良性細胞でもみられ，核形不整ではないので注意する．

問46　解答④　腺癌

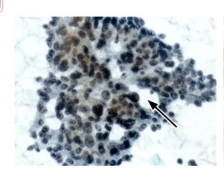 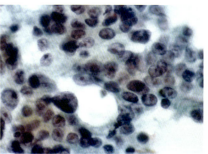

病　　態：胃内視鏡生検材料の捺印細胞診である．内視鏡所見の記載がないので，再生上皮や過形成上皮，腸上皮化生など非腫瘍性病変，腺腫など良性腫瘍，および腺癌を含めた種々の悪性腫瘍が対象となるため，その組織像や細胞像を知っておく必要がある．

左　　図：管腔様構造（矢印）と不規則な重積性を示す上皮性細胞集団である．集塊の辺縁は不整で核の突出像を認める．核の極性の乱れや核間距離の不整など核の配列異常もみられることから，腺癌をまず考える．

右　　図：同部位の強拡大像である．個々の細胞をみると，N/C比が大きく，核は類円形から楕円形で大小不同を認める．クロマチンは増量し，細から粗網状で不均等に分布し，核縁の不規則な肥厚がみられ，中型から大型の明瞭な核小体もみられる．以上より，細胞異型は高度で腺癌と考えて問題のない症例である．

鑑別診断：本例はN/C比が大きく，細胞異型が高度で，再生上皮（N/C比が小さく，平面的配列），腸上皮化生（杯細胞の出現），腺腫（円柱上皮，核の柵状配列）は容易に否定できる．胃原発の扁平上皮癌は非常にまれで，胃生検ではみる機会はほとんどなく鑑別の対象になることは非常に少ないが，角化型扁平上皮癌ではオレンジG好性の角化細胞の出現，非角化型扁平上皮癌では特有の厚い細胞質，凝集状のクロマチンが鑑別点として挙げられる．本例は細胞集団に腺腔様構造がみられるなど腺癌の特徴が出ており，特に鑑別に苦慮することはない．

問 47　年齢 61 歳，男性
主訴または臨床症状──膵病変　　　採取方法──穿刺吸引（EUS-FNAC）
染色法─────Pap. 染色　　　倍　率───左 20 倍，右 40 倍

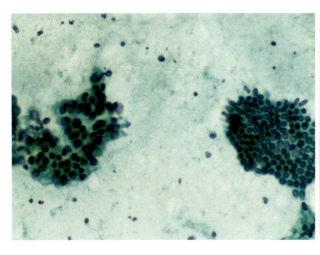
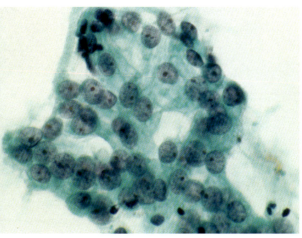

①慢性膵炎（良性膵上皮細胞）　②腺腫　③浸潤性膵管癌（腺癌）　④浸潤性膵管癌（腺扁平上皮癌）
⑤神経内分泌腫瘍

問 48　年齢 76 歳，男性
主訴または臨床症状──胃病変　　　採取方法──生検捺印
染色法─────Pap. 染色　　　倍　率───左 20 倍，右 40 倍

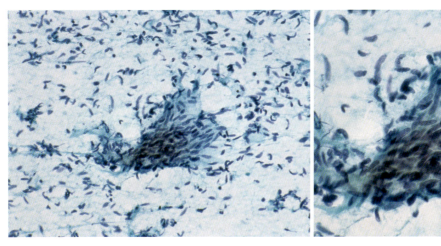
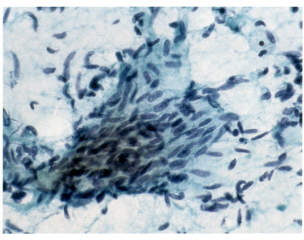

①腺腫　②神経鞘腫　③線維腫　④横紋筋肉腫　⑤GIST（Gastrointestinal stromal tumor）

問47 解答③ 浸潤性膵管癌（腺癌）

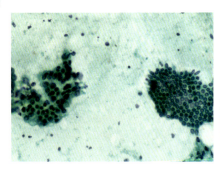
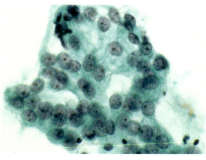

- 病　　態：膵病変の穿刺吸引であり，結節性膵炎，膵良性腫瘍，膵悪性腫瘍，転移性腫瘍が鑑別にあがる．
- 左　　図：細胞所見の違う2種類の大型集塊を認める．右集塊はN/C比の大きい細胞であるが，ほとんど大小不同のない小型細胞が規則的に配列している．左集塊は大小不同が著明で不規則に配列，不規則に重積している．核クロマチン異常もみられる．
- 右　　図：細胞は腺腔様に配列している．細胞質はレース状で細胞質境界不明瞭である．核は円形で核縁は薄い．核クロマチンは細顆粒状で密に増量している．核の大小不同があり，不規則な配列，不規則な重積を示し，核小体明瞭である．
- 鑑別診断：左図の右の集団はN/C比の大きい小型細胞からなるが，規則的に配列し，核異型もなく良性細胞の集団と思われる．左図の左の集塊を構成する細胞は良性集塊の細胞に比べ大型で核クロマチンの増量も著明，細胞質はレース状で細胞質境界不明瞭である．核クロマチンは細顆粒状で密に増量している．核の大小不同があり，不規則な配列，不規則な重積を示し，核小体明瞭であることから腺癌を考える．左図の右細胞集団は良性上皮細胞と考えるが，左細胞集団は腫瘍を推定し，腺腫とするには，核の配列不整があり，集団からのほつれもみられ除外できる．神経内分泌腫瘍の細胞は粗大顆粒状（いわゆるsalt and pepper）の特徴的なクロマチンを示し，細胞質の性状も異なるため除外できる．腺扁平上皮癌とするには細胞質はレース状で細胞質境界不明瞭であり，核クロマチンは細顆粒状で，腺腔様配列を示す部分もあるため鑑別できる．

問48 解答⑤ GIST（Gastrointestinal stromal tumor）

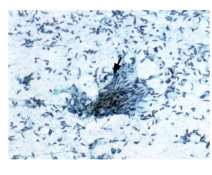
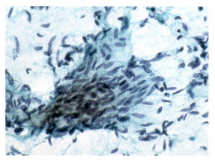

- 病　　態：胃にはときに非上皮性腫瘍も発生する．多くは粘膜下腫瘍のため，胃生検で診断されることはまれであるが，近年，超音波内視鏡下穿刺吸引術（EUS-FNA）の対象となることがあり，これらの非上皮性腫瘍の基本的な組織像と細胞像を把握しておくことが重要である．また，以前に平滑筋腫瘍，あるいは神経鞘腫と診断されていた腫瘍が，現在では免疫染色（KIT，もしくはCD34陽性）や遺伝子変異（c-kit，もしくはPDGFRα陽性）に基づく診断基準により，GIST（Gastrointestinal stromal tumor）と診断されることが多いことも知っておく必要がある．
- 左　　図：背景に壊死や炎症細胞はなく，均一な紡錘形細胞より構成されており，細胞は孤在性，あるいは核の長軸が一定方向に並ぶようなほつれ傾向を示す束状集団として出現している．上皮性結合はみられず，非上皮性腫瘍を疑う像である．
- 右　　図：左図の強拡大像である．細胞境界は不明瞭で細線維状の少量の胞体を有し，核は長楕円形から紡錘形で長軸端は丸みを帯びた，いわゆる葉巻様核が多い．核クロマチンは細顆粒状から細網状で均等に分布している．核縁の肥厚はなく，核小体も目立たない．GISTとして矛盾のない細胞像で，免疫染色の結果などを参考に診断することになる．
- 鑑別診断：紡錘形細胞よりなり，上皮性結合や核縁の肥厚がないことから，腺腫は否定できる．線維腫や横紋筋肉腫が胃に発生することはきわめてまれで，通常は鑑別の対象とはならない．神経鞘腫はAntoni A（細胞密度の高い部）とAntoni B（細胞密度が疎で粘液腫様基質）の部分が種々に混在してみられ，紡錘形細胞が主体であるが，核形が多彩である．均等なクロマチン分布を示す核，均一な紡錘形腫瘍細胞よりなる比較的密度の高い，ほつれ傾向のある細胞集団の出現など，形態的にはGISTの特徴がでており，GISTを選択することになる．

問 49　年齢 65 歳，男性
主訴または臨床症状──肝右葉 4cm 大の腫瘤　　採取方法──切除標本擦過塗抹
染色法──────Pap. 染色　　　　　　　　倍　率──左 10 倍，右 40 倍

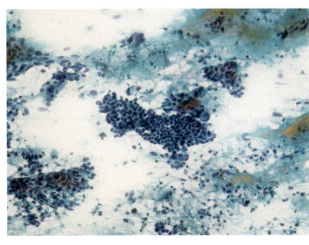
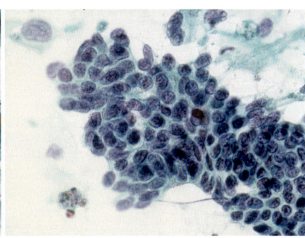

①乳頭腫　②肝細胞腺腫　③肝細胞癌　④肝内胆管癌　⑤悪性リンパ腫

問 50　年齢 52 歳，男性
主訴または臨床症状──右顎下部腫脹　　　　採取方法──穿刺吸引
染色法──────左 Pap. 染色，右 Giemsa 染色　倍　率──左 40 倍，右 40 倍

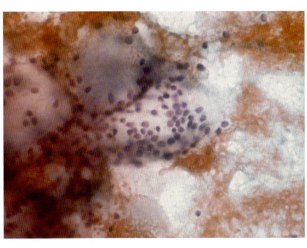
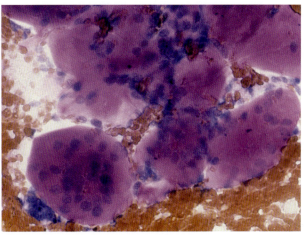

①多形腺腫　②粘表皮癌　③腺様嚢胞癌　④高分化型腺癌　⑤腺扁平上皮癌

問49 解答④　肝内胆管癌

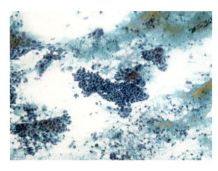
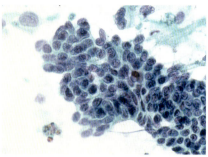

病　　態：肝臓の腫瘍には，肝細胞癌，肝内胆管癌，細胆管細胞癌，粘液嚢胞腺癌※，肉腫，転移性肝腫瘍などの悪性病変とともに，肝細胞腺腫，肝内胆管腺腫などの良性病変，あるいは肝硬変症による大型再生結節や，高度異型結節などがあり，原発性肝癌取扱い規約を参照して組織型を知っておく．

左　　図：腺上皮結合を示す細胞集塊と裸核状の核が散在している．いずれも同じ種類の細胞と考えられる．中央の細胞集塊は一見，規則正しく配列しているようにみえるが，よく観察すると核異型は強く，重積，配列不整などより腺系の悪性病変が考えやすい．

右　　図：左図の中央の細胞集塊の拡大であるが，配列より腺系の細胞集塊で，核の大小不同，極性の乱れ，核形の不整，重積，クロマチンの増量などより腺癌を考える．組織型は，肝内胆管癌，他の腺癌（胃癌，胆道癌など）からの転移を考えるが，Pap. 染色のみでは鑑別が難しい．一般的には，大腸癌からの転移では背景に壊死物質が多く，胃癌からの転移では核異型が強いといわれているが，確診はできない．そのような場合，CK7，CK20，CDX-2 の免疫染色でその原発巣の推定がある程度可能である（病理と臨床，2002，20：673-678，Cancer，2004，102：168-173）．

鑑別診断：細胞の由来が腺系細胞であることより，肝細胞由来の肝細胞腺腫や肝細胞癌は考えにくい．また，乳頭状集塊が採取されているが，良性病変ではないことより乳頭腫は否定する．また，左図に裸核状の核が散在しているが，悪性リンパ腫を疑わせる円形核や核形不整（切れ込み）はみられない．
※問題1の解説を参照．

問50 解答③　腺様嚢胞癌

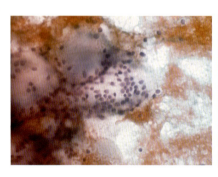
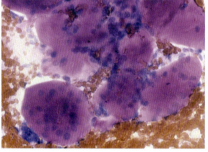

病　　態：中高年男性の顎下腺に発生することは，この腫瘍の一つの特徴でもある．

左　　図：出血性背景にボール状配列を示す細胞集塊が連なるように出現している．ボール状集塊内は半透明の物質を含み，赤血球がその辺縁外側にみられ，存在をわかりやすくしている．核は小円形単一で異型は乏しく，集塊辺縁の内側に存在しているようにみえる．

右　　図：Giemsa 染色によりボール状集塊内はメタクロマジーを示し，赤紫色を呈する．間質性粘液の存在を感じる．辺縁の境界は明瞭であり，核はそのなかに含まれるようにみられる．

鑑別診断：ボール状配列を示す細胞集塊内には間質性粘液が詰まっており，その物質が Giemsa 染色によりメタクロマジーを呈す．このような物質を含むボール状細胞集塊を形成するのは，腺様嚢胞癌の特徴でもある．この間質性粘液は多形腺腫でもみられ，特に硝子化した多形腺腫にボール状配列に似たような像を示すことがあるが，腫瘍細胞の核がボール状細胞集塊内にきれいに収まる所見はない．Giemsa 染色の所見は間質性粘液や基底膜様物質をとらえることができ，この物質を含む唾液腺腫瘍，特に多形腺腫，基底細胞腺腫，腺様嚢胞癌などの鑑別にあたって非常に重要である．

問51	年齢 72 歳，女性
	主訴または臨床症状──膵管拡張　　採取方法──膵液
	染色法──────────Pap. 染色　　倍　率───左 10 倍，右 40 倍

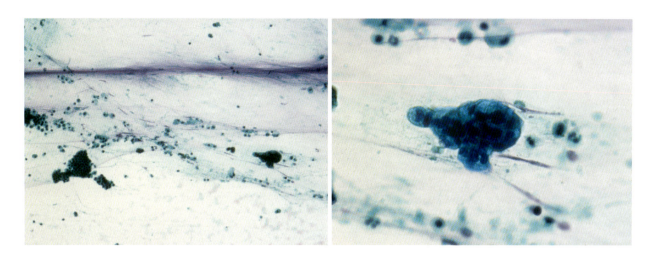

①過形成性膵管上皮　②膵管内乳頭粘液性腺腫　③膵管内乳頭粘液性腺癌　④腺扁平上皮癌　⑤腺房細胞癌

問52	年齢 53 歳，女性
	主訴または臨床症状──食道病変　　採取方法──食道擦過
	染色法──────────Pap. 染色　　倍　率───左 20 倍，右 40 倍

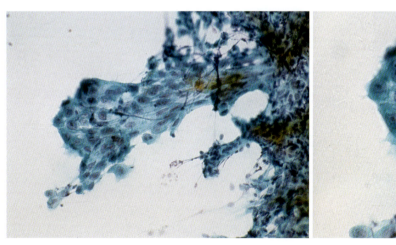 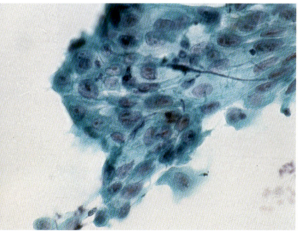

①再生上皮細胞　②角化型扁平上皮癌　③非角化型扁平上皮癌　④腺癌　⑤平滑筋肉腫

問51 解答③　膵管内乳頭粘液性腺癌

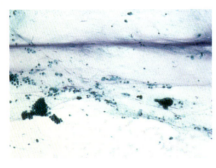 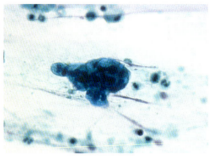

病　　態：膵管拡張の所見から，膵管内乳頭粘液性腫瘍を考える．
左　　図：背景に粘液を認める．細胞は大小様々な集塊で出現している．左の大きな集塊の細胞密度は高いが規則的に並んでいる．右の集塊は細胞質に粘液を含む．また，右の集塊を構成する細胞と類似の細胞が背景に散見される．
右　　図：細胞質内に粘液を含む細胞集塊である．核の大小不同は明瞭であり，クロマチンの増量もみられる．核は不規則に配列し，不規則な重積を示す．背景には核異型を伴う核が偏在を示す単個細胞をみる．
鑑別診断：背景に多量な粘液を認めるので，選択肢から膵管内乳頭粘液性腺腫，膵管内乳頭粘液性腺癌が鑑別にあがる．左図で大集団を構成する細胞は比較的そろっており，細胞配列の乱れも少なく膵管内乳頭粘液性腺腫の細胞と推定する．他に小集塊や核偏在を示す大型の単個細胞を認める．右図の細胞集団は粘液を有し，核の異型，不規則な配列，不規則な重積を示し腺癌と考える．膵管内乳頭粘液性腺癌は同時に膵管内乳頭粘液性腺腫の細胞も出現することが多い．また，印環細胞癌様の細胞も散見される．過形成性膵管上皮細胞は細胞密度の高い集塊で出現することや，細胞質内に粘液様物質を含む細胞も存在するが，平面的な配列を示し，不規則な配列や重積は認めないので除外できる．腺扁平上皮癌とするには扁平上皮癌の細胞を認めないので除外できる．腺房細胞癌の細胞は房状，腺腔様配列を示し，細胞質には粘液ではなく顆粒状物質を認め，核は円形で明瞭な核小体を有するので鑑別できる．

問52 解答①　再生上皮細胞

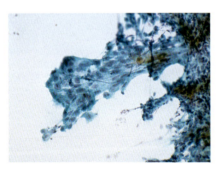 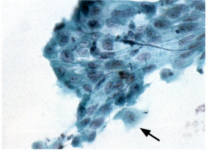

病　　態：上部消化管内視鏡検査時の食道の擦過細胞診である．
左　　図：きれいな背景に，平面的なシート状配列を示す細胞集塊が認められる．細胞密度は低く，ライトグリーンに淡染する豊富な細胞質がみられる．
右　　図：核は円形から卵円形で，軽度の大小不同がみられる．単個から複数個の核小体がみられるが，不整形のものが多い．核クロマチンは繊細で，ほぼ均等に分布し，著しい増加は認められない（Atlas of difficult diagnosis in cytopathology, W.B Sounders, Philadelphia, 1998, 202-203）．細胞集塊辺縁が細胞質に包まれていることや，辺縁の遊離状細胞（矢印）からも，N/C比の著しい増大はないことがわかる．高度の核異型やN/C比の増加はなく，ほぼ規則的な配列を示すシート状の集塊であることから，再生上皮細胞が推定できる．
鑑別診断：再生上皮細胞以外の4つの選択肢はいずれも悪性腫瘍である．明らかな角化がないことから角化型の扁平上皮癌を除外でき，細胞重積を欠くことから腺癌の可能性は低い．非角化型の扁平上皮癌とは，核の多彩性がないこと，クロマチンの増量が明らかではないことから鑑別可能である．また，平滑筋肉腫は，細長い葉巻たばこ状（端が切り取られたような断端を示す卵円形）の核と，線維状あるいは紡錘形の細胞質が特徴である（細胞病理診断学，文光堂，東京，1995, 145-146）．

問 53	年齢 39 歳，女性
	主訴または臨床症状——体重減少　　採取方法——ファーター乳頭部擦過
	染色法————————Pap. 染色　　　倍　率————左 20 倍，右 40 倍

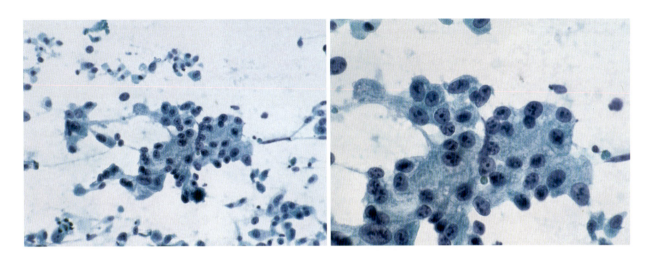

①正常粘膜上皮細胞　②再生上皮細胞　③腺腫　④扁平上皮癌　⑤腺癌

問 54	年齢 62 歳，男性
	主訴または臨床症状——胃病変　　　採取方法——生検塗抹
	染色法————————Pap. 染色　　　倍　率————左 20 倍，右 100 倍

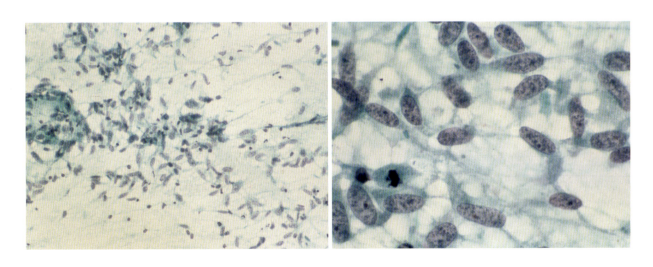

①再生上皮細胞　②管状腺腫　③平滑筋腫　④ GIST（Gastrointestinal stromal tumor）　⑤高分化型腺癌

問53　解答⑤　腺癌

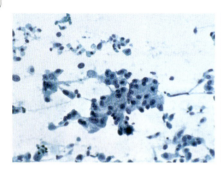
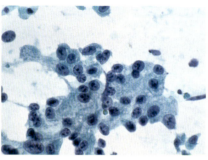

病　　態：材料がファーター乳頭部からの擦過であることから，ファーター乳頭部や下部（遠位）胆管，膵頭部膵管の腫瘍形成ないし潰瘍性病変が考えられる．主訴に黄疸の記載がないので，胆管や膵管の強い狭窄はないと思われる．推定疾患として，乳頭部癌，肝外胆管癌（下部または遠位胆管癌），膵癌（膵頭部癌），慢性膵炎（腫瘤形成性膵炎），腺腫，胃腸管間質腫瘍（GIST），ポリープ，Zollinger-Ellison 症候群などの潰瘍性病変などが考えられる．

左　　図：高円柱状で核偏在性，泡沫状細胞質の腺系細胞からなる細胞集塊を認める．強い重積はみられないが，核の配列不整（核の極性や核間距離の不整）や結合性の低下に伴う小集塊が目立つ．

右　　図：細胞集塊は左図の拡大像である．核形不整（切れ込み）を認める．擦過材料であるためクロマチンは微細にみえるが密に増量し，不均等分布もみられる．大型で円形ないし不整形の核小体が複数個認められる．以上の各所見から，腺癌が推定される．

鑑別診断：ファーター乳頭部の正常粘膜細胞は高円柱状で均一な類円形核からなり，平面的配列を示す．再生上皮細胞は，ときに腺癌に類似して核腫大や大型で円形ないし不整形核小体を1～数個認めるが，核の大小不同やクロマチンの増量は軽度で，平面的な蜂巣状配列を示す．腺腫は高円柱状で，紡錘形核を有し，細胞密度の高い柵状配列を示す．非角化型の扁平上皮癌は，腺系の配列や泡沫状細胞質，核形態より除外される．

問54　解答④　GIST（Gastrointestinal stromal tumor）

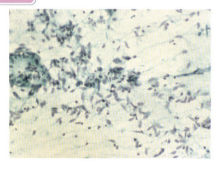
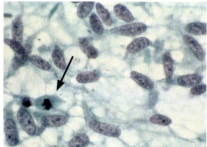
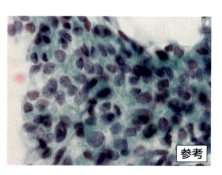

病　　態：下血を主訴とする胃病変は良性のびらんや潰瘍，あるいは腺癌であることが多いが，粘膜下腫瘍でも大きさによっては潰瘍を形成し，下血をきたすことがあり，GIST など非上皮性腫瘍も考慮する必要がある．

左　　図：壊死はなく，少数の炎症細胞を背景に楕円形から長楕円形の核と単極性から双極性の胞体を有する紡錘形細胞が孤在性，あるいは緩い結合性集団としてみられ，集団部では核が横並びする傾向もみられる．細胞は均一で明らかな上皮性結合はみられず，非上皮性腫瘍を考える．

中　　図：左図の強拡大像である．個々の細胞は細線維状の胞体を有する紡錘形細胞で，核の軽度大小不同を認める．核は長軸端が丸みを帯びた葉巻様を呈している．クロマチンは増量し，細から粗顆粒状でやや不均等な部分を示しているが，核縁の肥厚はなく，小型の核小体を1個認める．核分裂像もみられ（矢印），悪性腫瘍を疑わせる細胞像である．GIST として矛盾はなく，免疫染色の結果などを参考に診断することになる．

鑑別診断：上皮性結合はなく，核縁が薄い紡錘形細胞という非上皮性腫瘍細胞の特徴を示しており，再生上皮，腺腫，高分化腺癌は否定できる．平滑筋腫瘍と GIST の細胞像には類似性があり，鑑別は困難であるが，一般に良性の平滑筋腫は細胞密度が低く，核分裂像はほとんどみられない．その点を考慮すれば，本例は GIST を選択することになる．GIST は腫瘍径と核分裂像の数により，危険度（悪性度）が規定されている．細胞診での危険度の判定には限界があるが，核分裂像がみられる場合，危険度が高い可能性がある．なお，GIST は紡錘形細胞よりなるものから類円形の上皮様細胞よりなるものまで多様であり，上皮様細胞のみの場合（参考），結合性が緩く，核縁が薄い傾向はあるが，腺癌との鑑別が困難な症例がある．

問55	年齢27歳，女性	
	主訴または臨床症状――膵体部腫瘤	採取方法――穿刺吸引（EUS-FNAC）
	染色法――――――――Pap. 染色	倍　率―――左10倍，右40倍

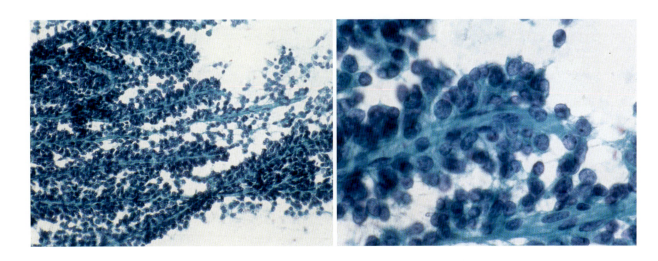

①正常膵管上皮細胞　②反応性過形成上皮　③神経内分泌腫瘍　④充実性偽乳頭状腫瘍（SPN）
⑤浸潤性膵管癌

問56	年齢46歳，男性	
	主訴または臨床症状――回腸腫瘤	採取方法――切除標本捺印塗抹
	染色法――――――――Pap. 染色	倍　率―――左10倍，右40倍

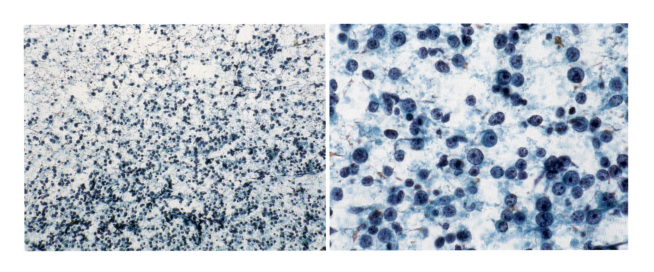

①反応性リンパ球　②結核症　③カルチノイド腫瘍　④悪性リンパ腫　⑤低分化型腺癌

問55　解答④　充実性偽乳頭状腫瘍（SPN）

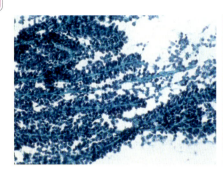 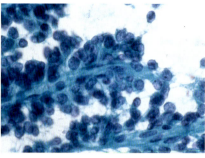

病　　態：若年女性に発生した膵腫瘍であり，通常の浸潤性膵管癌は 50～70 歳代（男女差はない）に発生するので臨床像が異なる．最近では膵の充実性腫瘤は穿刺吸引細胞診による診断が一般的であるため，検査前に主治医と画像などの臨床像を検討することが重要である．なお，膵管癌は乏血性であるが，充実性偽乳頭状腫瘍（SPN）は富血性であり，画像所見が異なる．

左　　図：細胞量が非常に多い．中心に血管を有する細い結合組織を認める大型集塊が多数認められる．偽乳頭状構造と考えられるが，集塊辺縁の一部では細胞の結合性が低下し，孤立散在性に細胞がみられる．

右　　図：細長い結合組織内では，長楕円形核を有する内皮細胞が散見される．この結合組織にまとわりつく形で，類円形の核を有する細胞が比較的均等に並んでいる．核の大小不同や不整は軽度，核内クロマチンは微細顆粒状で均等に分布しており，小型明瞭な核小体を 1 個認めることが多い．左図と右図の所見より SPN と判定する．

鑑別診断：正常膵管上皮細胞では小型～中型の細胞集塊を，反応性過形成上皮では大型細胞集塊を認めるが，両者とも血管を有する細い結合組織（偽乳頭状構造）は認められない．膵管癌では，核腫大，クロマチンの異常，核形不整，不規則な重積性，細胞配列の乱れがみられる．神経内分泌腫瘍ではシート状の細胞配列がみられ，粗大顆粒状のクロマチン（いわゆる salt and pepper）が認められる．なお，SPN ではときに出血の他に組織球の集簇や，hyaline globules がみられることがある．

問56　解答④　悪性リンパ腫

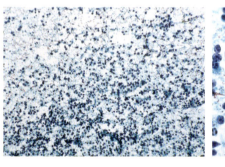 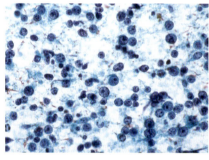

病　　態：消化管原発の悪性リンパ腫は比較的まれな疾患であり，全消化管悪性腫瘍に対する発生頻度は数％といわれている．発生部位では胃が半数以上ともっとも多くを占め，次いで小腸とされている．細胞診で悪性リンパ腫が少しでも疑われる時は，Pap. 染色や Giemsa 染色用の標本の他に，免疫染色用の標本作製や，フローサイトメトリー用の材料の採取などが重要である．

左　　図：壊死性の背景に，裸核状の円形細胞を孤立散在性に認める．一方，背景の小型成熟リンパ球は著しく減少しており，腫瘍性増殖が強く示唆される細胞像である．

右　　図：N/C 比大でほぼ裸核状で大型の核小体が目立ち，中型細胞も少数みられる．上皮性の結合は認められない．左右の細胞所見より，悪性リンパ腫と判定する．

鑑別診断：反応性であれば小型のリンパ球が半数以上みられ，種々の分化段階のリンパ球の出現をみる．結核症は背景に壊死物質，類上皮細胞，多核の Langhans 巨細胞などをみる．カルチノイド腫瘍の細胞は N/C 比が小さく，弱い結合性がありロゼット様の構造などを認める．また，核は偏在性でクロマチンも粗大顆粒状（いわゆる salt and pepper）を示す．低分化腺癌は異型が強く核が偏在し明瞭な核小体を認める．細胞質に粘液の存在を示唆する所見を認める．以上より，悪性リンパ腫を選択する．

問57	年齢57歳, 女性
	主訴または臨床症状——黄疸　　　　　採取方法——胆汁
	染色法——————Pap. 染色　　　　　倍　率———左10倍, 右40倍

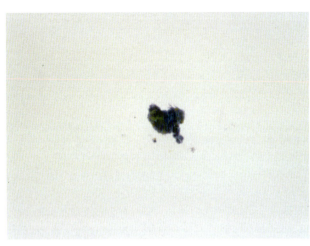 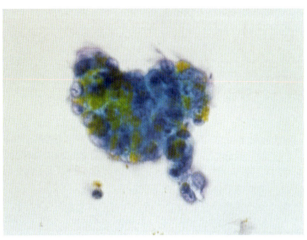

①正常胆管上皮細胞　②再生上皮細胞　③胆道内乳頭状腫瘍（腺腫）　④腺癌　⑤転移性悪性黒色腫

問58	年齢70歳, 男性
	主訴または臨床症状——膵病変　　　　採取方法——切除腫瘤捺印
	染色法——————Pap. 染色　　　　　倍　率———左40倍, 右40倍

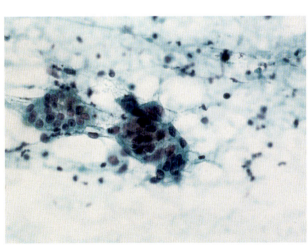 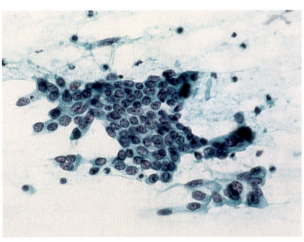

①反応性過形成上皮　②浸潤性膵管癌（腺癌）　③浸潤性膵管癌（腺扁平上皮癌）　④腺房細胞癌
⑤神経内分泌腫瘍

問57　解答④　腺癌

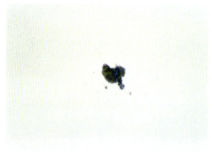
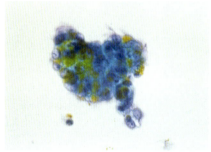

病　　態：黄疸が出現していることから，肝内または肝外胆管のどこかに閉塞や狭窄があり，その上流の胆管の拡張が考えられる．推定疾患として，肝内胆管癌（胆管細胞癌），肝外胆管癌，肝細胞癌や胆嚢癌または膵癌の胆管浸潤，胆管胆石，原発性硬化性胆管炎，慢性膵炎（腫瘤形成性膵炎），肝門部リンパ節腫大などが考えられる．

左　　図：比較的小型の腺系細胞集塊を認める．結合性は良好で，乳頭状構造を示す．図中にはこの集塊のみで，背景には他の細胞成分はほとんど認めない．

右　　図：細胞集塊は左図の拡大像である．貯留胆汁細胞診の判定基準（日臨細胞誌，2010，49：7-14）を参考にすると，細胞集塊の判定基準では，細胞密度が高く，核の配列不整（核の極性不整）を伴う不規則な重積（2～3層）が目立つ．しかし，集塊辺縁に明らかな凹凸不整（辺縁からの細胞の不整突出，分岐・分枝不整）は認めない．個々の細胞の判定基準では，核腫大（ここではN/C比の増大），クロマチンの顆粒状増量を認める．しかし，強い重積のため核形不整の有無は不明瞭である．集塊辺縁にはほぼ全周性に核が充満し，細胞質を認めない．以上の各所見から，明らかな腺癌とすることはできないが，腺癌を強く疑うべき細胞と考えられる．

鑑別診断：正常胆管上皮細胞の核はリンパ球程度の均一な小型円形で，蜂巣状配列を示す．再生上皮細胞も平面的な蜂巣状配列を示す．胆道内乳頭状腫瘍（腺腫）では背景や細胞質内に豊富な粘液を認める．集塊内や集塊外にみられる不整形の黄色物質は胆汁色素であり，褐色調で均一な顆粒状のメラニン顆粒とは異なり，さらに結合性の良好な腺系配列を示していることから悪性黒色腫は否定される．

問58　解答①　反応性過形成上皮

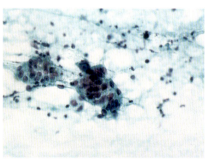
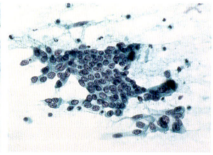

病　　態：膵腫瘤捺印であり，結節性膵炎，膵良性腫瘍，膵悪性腫瘍，転移性腫瘍が鑑別にあがる．

左　　図：背景に炎症性細胞（リンパ球様）が散見される．2つの小集塊を認める．左集塊は核の大小不同は明瞭でなく，極性の乱れも少ない．右集塊は左集塊に比較すると，核も増大しN/C比も大きい．しかし，大小不同は明瞭でなく，重積はみられるが配列は規則的（ピントのあった核でみる）である．細胞質は円柱状である．

右　　図：背景にリンパ球，好中球が散見される．細胞質はレース状で，ややN/C比の大きい細胞がシート状に出現している．核は円形で大小不同は少なく，規則的な配列を示している．一部，大型核を有する細胞が出現しているが，核異型や核クロマチンの異常はみられない．また，細胞質は円柱状である．

鑑別診断：細胞質はレース状でN/C比の大きい細胞集塊である．細胞はシート状に出現し，配列は比較的そろっている．細胞質は円柱状で繊毛を有する．一部，核の腫大，濃染傾向を認めるが明らかな核異型はなく，背景に炎症性細胞も散見されるため変性所見と考え反応性過形成上皮と推定する．神経内分泌腫瘍の細胞も円形で平面的に出現するが，上皮様結合は示さない．また，核は粗大顆粒状（いわゆるsalt and pepper）の特徴的な核クロマチンを示すため鑑別できる．腺房細胞癌の細胞は，房状や腺腔様配列を示し，細胞質内には顆粒状物質を認め，核は円形で明瞭な核小体を有するので鑑別できる．扁平上皮癌の配列，細胞質所見，核所見は異なり除外できる．浸潤性膵管癌（腺癌）とは細胞の大小不同はあるが不規則な配列，不規則な重積は著明でなく，細胞質が円柱状を示すため鑑別できる．

問 59

年齢 58 歳, 男性
主訴または臨床症状──耳下腺腫脹
染色法──────Pap. 染色
採取方法──穿刺吸引
倍　率───左 20 倍, 右 40 倍

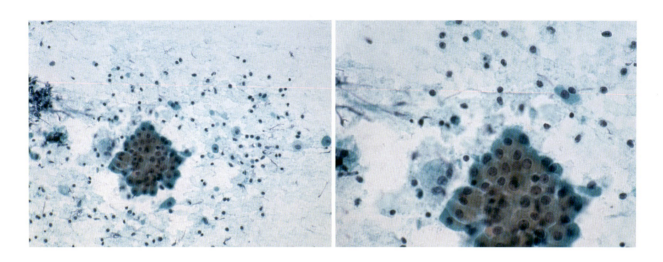

①オンコサイトーマ　②ワルチン腫瘍　③多形腺腫　④転移性癌　⑤悪性リンパ腫

問 60

年齢 80 歳, 男性
主訴または臨床症状──肝臓病変
染色法──────Pap. 染色
採取方法──穿刺吸引
倍　率───左 10 倍, 右 40 倍

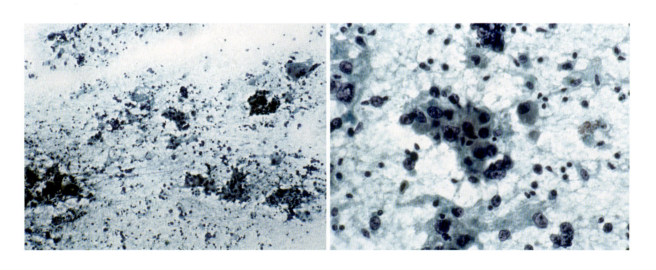

①肝硬変症　②肝細胞癌　③転移性肝癌（腺癌）　④転移性肝癌（扁平上皮癌）　⑤悪性リンパ腫

問59 解答② ワルチン腫瘍

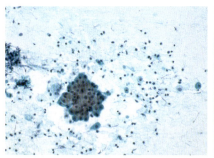 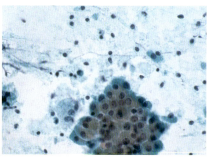

- 病　　態：この腫瘍は高齢者の男性の耳下腺から発生しやすいという臨床的特徴がある．
- 左　　図：多数の散在する小型リンパ球と少数の組織球様細胞を背景に，中心部に平面的な配列を示す細胞集塊をみる．集塊辺縁はライトグリーン好染であるが，内側はオレンジG好染で顆粒状の所見を呈している．
- 右　　図：背景の小型リンパ球に異型は認めない．中心にみられる細胞集塊は細胞間結合が強くみられ，剥離する細胞は乏しい．細胞質は広く，厚くみえる．核は類円形で異型は乏しく，核密度もN/C比も小さい．
- 鑑別診断：多数のリンパ球を背景に，異型が乏しく厚い細胞質を有する好酸性細胞集塊の出現はワルチン腫瘍の特徴的所見である．鑑別疾患として，オンコサイトーマ※や悪性リンパ腫およびリンパ節への転移性癌がある．オンコサイトーマでは好酸性細胞の出現を認めるが，通常リンパ球の出現は認めない．悪性リンパ腫では多数の異型リンパ球を認めるが，好酸性細胞の出現は認めない．転移性癌ではリンパ球を背景に上皮性細胞集塊を認めるが，通常上皮細胞に異型を伴う．

※ 2018年頭頸部癌取扱い規約では，好酸性腺腫からオンコサイトーマとなっている．

問60 解答② 肝細胞癌

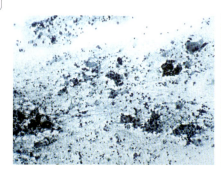 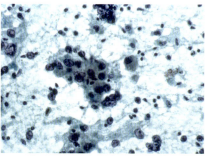

- 病　　態：肝臓の腫瘤には，肝細胞癌，肝内胆管癌，細胆管細胞癌，粘液囊胞腺癌※，肉腫，転移性肝腫瘍などの悪性病変とともに，肝細胞腺腫，肝内胆管腺腫などの良性病変，あるいは肝硬変症による大型再生結節や，高度異型結節などがあり，原発性肝癌取扱い規約を参照して組織型を知っておく．
- 左　　図：炎症細胞と一部壊死物質を背景に，結合性がややルーズな細胞集塊（一部シート状）と孤立細胞が散在している．細胞質はライトグリーンに好染し，泡沫状で一部は多稜形を呈している．一部の胞体は軽度赤くなっており，好酸性顆粒の存在，あるいは染色性の低下を疑わせる．以上より，肝細胞由来の可能性があると考える．腫瘍細胞の良悪性に関しては，核密度が増大し，クロマチンが増量していることより悪性の可能性を考える．
- 右　　図：大型の腫瘍細胞の細胞質が，泡沫状で一部多稜形敷石状配列を呈している．核は不整形で大小不同が著明で，核クロマチンは粗顆粒状に増加している．細胞形態より肝細胞癌と判定でき，核異型が強いことより低分化型を考える．
- 鑑別診断：肝硬変症に伴う大型再生結節でも大型核はみられるが，N/C比や核密度はもっと小さく，クロマチンはこれほど増量していない．腺系の配列を示していないことより転移性肝癌（腺癌）は除外される．また，核縁は不明瞭なものもあり，細胞質はあまり重厚でなく核が偏在しているものもあり，扁平上皮癌（転移）は除外する．裸核状の腫瘍細胞も多いが，悪性リンパ腫のようにN/C比の非常に大きい細胞とは異なることより鑑別は可能である．

※問題1の解説を参照．

問61	年齢48歳，男性	
	主訴または臨床症状――胆嚢病変	採取方法――切除標本塗抹
	染色法――――――――Pap. 染色	倍　率―――左10倍，右40倍

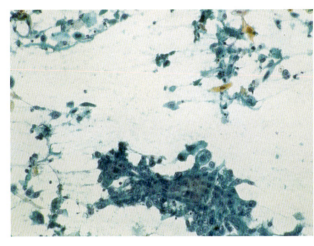
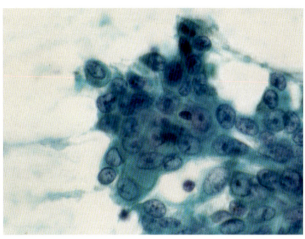

①慢性胆嚢炎　②腺腫　③高分化腺癌　④高分化扁平上皮癌　⑤腺扁平上皮癌

問62	年齢55歳，男性	
	主訴または臨床症状――回腸病変	採取方法――生検捺印
	染色法――――――――Pap. 染色	倍　率―――左20倍，右40倍

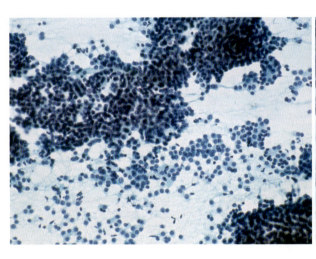
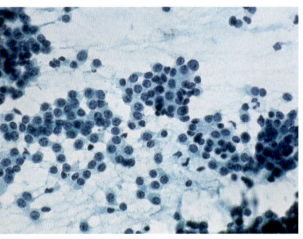

①腺腫　②腺癌　③未分化癌　④カルチノイド腫瘍　⑤悪性リンパ腫

問61 解答⑤ 腺扁平上皮癌

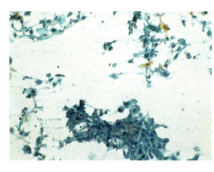
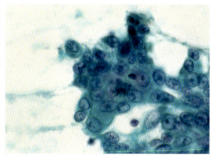

病　　態：材料は胆嚢の切除標本の塗抹で，胆嚢内に腫瘤があったと思われる．臨床症状の記載がないため黄疸の有無は不明だが，画像上，胆嚢壁の肥厚や腫瘤陰影があったと思われる．推定疾患として，胆嚢癌，肝細胞癌・肝内胆管癌（胆管細胞癌）・肝外胆管癌の胆嚢浸潤，胆嚢結石（慢性胆嚢炎），胆嚢腺腫，胆嚢ポリープ，胆嚢腺筋腫症，黄色肉芽腫性胆嚢炎，胃腸管間質腫瘍（GIST），反応性リンパ組織増生症などが考えられる．

左　　図：壊死性の背景のなかに腺系配列を示す大型細胞集塊（中央下）と，多辺形細胞質で結合性の乏しい散在性細胞（上方および左方）を認める．前者は不規則な重積や核の配列不整（核の極性や核間距離の不整）が著明であり，腺癌が疑われる．後者では一部に角化細胞や，レース状の厚い細胞質で核の濃染を示す細胞を認めることから，扁平上皮癌が疑われる．

右　　図：左図の大型細胞集塊の拡大像である．核腫大（大小不同や N/C 比増大を含む），核形不整（切れ込み，核溝），クロマチン異常（核縁の不均等肥厚），大型核小体が目立つ．以上，腺癌細胞と扁平上皮癌細胞が混在して認められることから腺扁平上皮癌が推定される．

鑑別診断：慢性胆嚢炎では，核腫大や核小体の目立つ再生上皮細胞が出現するが，平面的な蜂巣状配列を示し，核の配列不整は軽度である．腺腫では，小型類円形核で粘液性細胞質の幽門腺に類似した細胞，または楕円形核で高円柱状細胞からなる柵状配列で細胞密度の高い集塊として出現する．高分化腺癌や高分化扁平上皮癌では，それぞれ単独の成分しか出現しないため否定される．

問62 解答④ カルチノイド腫瘍

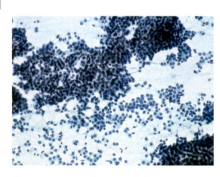
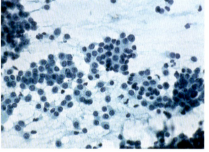

病　　態：虫垂や小腸から発生するカルチノイド腫瘍（NET G1）は，わが国ではその頻度が低い．臨床的には発育が緩徐で，粘膜下腫瘍の形態を示す．組織学的には充実結節状構造が主体で，索状やロゼット様の像も混在する．銀反応は銀親和性である．

左　　図：小型で均一な細胞が，軽度の重積性を示す集塊や平面的な配列で多数出現している．背景に壊死などは認めない．

右　　図：個々の細胞は N/C 比が小さく，核は類円形偏在傾向を示し，この写真では核小体は不明瞭である．クロマチンは粗大顆粒状であるが比較的均等に分布している（いわゆる salt and pepper）．核分裂像は認めない．細胞質は希薄で均一，細胞質境界は不明瞭である．平面的な集塊内にはロゼット様の配列もみられる．

鑑別診断：腺腫や腺癌で結合性の比較的強い重積性のある細胞集団を認める．未分化癌は N/C 比の大きい異型細胞が孤立散在性に出現する．悪性リンパ腫は N/C 比の大きい細胞が散在性に出現する．以上より，カルチノイド腫瘍を選択する．

問 63	年齢 58 歳，女性	
	主訴または臨床症状——膵病変	採取方法——膵液
	染色法——————————Pap. 染色	倍　率———左 20 倍，右 40 倍

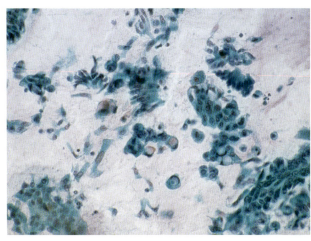
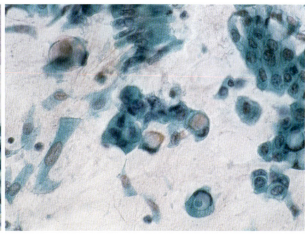

①組織球　②良性異型細胞　③腺腫　④腺癌　⑤腺扁平上皮癌

問 64	年齢 64 歳，男性	
	主訴または臨床症状——膵病変	採取方法——穿刺吸引
	染色法——————————左 Pap. 染色，右 Giemsa 染色	倍　率———左 40 倍，右 40 倍

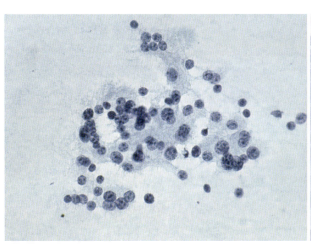
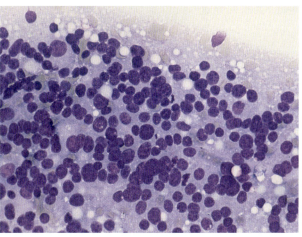

①良性異型細胞　②神経内分泌腫瘍　③膵管癌　④退形成癌　⑤悪性リンパ腫

問63　解答④　腺癌

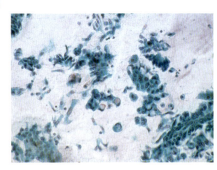
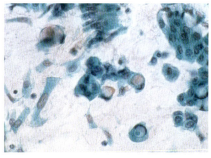

- **病　　態**：膵病変があり，膵液であるため良性から悪性の細胞が出現する可能性を考える．
- **左　　図**：背景に粘液を認める．細胞質が円柱状を示す細胞が多数出現している．他に N/C 比の大きい細胞集団と核偏在著明な単個細胞を認める．
- **右　　図**：円柱状の細胞質を有する細胞が規則的に配列し，クロマチンの増量もみられない．他に細胞質境界は不明瞭で，細胞が不規則に配列，重積を示し，核異型も著明に認める小型集塊が出現している．また，核偏在を示し，細胞質内に黄色に染まる粘液を含む細胞も散見される．
- **鑑別診断**：良性円柱上皮細胞を多数認める．そのなかに，N/C 比が大きく，著明な核異型を示し，クロマチン異常を示す細胞が不規則に配列，不規則に重積する細胞集団と，核異型を示し，細胞質内に黄色粘液を有する核偏在，単個細胞が出現しており，腺癌と考える．核偏在を示す組織球と鑑別するには，核異型があり，黄色粘液を有していることから除外される．良性異型細胞とするには核異型が強くクロマチン異常もあり，不規則な配列，不規則な重積を示し除外される．腺腫とするには核が楕円形を示す円柱状細胞が出現しているが，繊毛も認め，N/C 比も小さく，核クロマチンの増量もないため除外できる．また，核異型が強くクロマチン異常もあり，不規則な配列，不規則な重積を示し，核偏在異型細胞も出現しているので，やはり腺腫は除外できる．細胞境界は不明瞭で不規則に重積し，粘液を有した細胞も散見され，角化異型細胞も認めず腺扁平上皮癌と鑑別できる．

問64　解答②　神経内分泌腫瘍

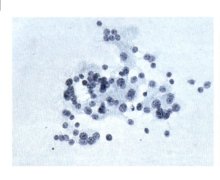
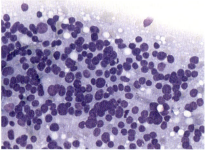

- **病　　態**：膵腫瘍の約 1～2% とまれな腫瘍であり，機能性と非機能性がある．また，ホルモンの産生により insulinoma, gastrinoma, glucagonoma, somatostatinoma などに分類されるが，insulinoma では良性例が，その他の腫瘍では悪性例が多い．神経内分泌腫瘍は，核分裂係数と Ki-67 指数により Grade 分類されている（問題 17 の病態の項を参照）．しかし，穿刺吸引細胞像のみで悪性度や機能性の評価を行うことはできない．
- **左　　図**：腫瘍細胞の結合性は弱く，平面的あるいはシート状に配列している．腫瘍細胞の核は円形で，大小不同や核形不整，核分裂像の増加はみられない．小型で明瞭な核小体がみられ，クロマチンは粗大顆粒状（いわゆる salt and pepper）を呈している．細胞質はライトグリーンに淡染しているものから，裸核状のものまで認められる．
- **右　　図**：Giemsa 染色である．類円形核を示す腫瘍細胞の結合は弱く，シート状に配列して認められる．核の大小不同や核形不整は軽度である．部分的にロゼット様の配列が認められる．左図と右図の所見より神経内分泌腫瘍と判定する．
- **鑑別診断**：良性異型細胞は細胞の結合性を有する集塊がみられ，クロマチンは細顆粒状である．浸潤性膵管癌では上皮性結合があり，不規則な重積性や配列の乱れを示す細胞集塊が認められる．退形成癌は大型で多形性の強い巨核あるいは紡錘形細胞，破骨細胞型の多核巨細胞，N/C 比のきわめて大きい小型細胞のシート状配列などがみられる．悪性リンパ腫は神経内分泌腫瘍と比較して結合性はみられず，クロマチンも粗大顆粒状を呈さない．

一般

細胞診を学んでいる方へ

　この章では，泌尿器，甲状腺，乳腺，中枢神経，血液・リンパ節，骨軟部，体腔液の各分野で第26回（1993年）〜第35回（2002年）の細胞検査士資格認定試験に出題された問題を紹介している．10年以上前の問題であるため，疾患概念が変遷し，現在では使用されなくなっている病変も含まれている．ここでは主なものを紹介する．

　まず，泌尿器領域で最も大きな変更は尿路上皮癌である．かつては移行上皮癌とされていたが，WHO分類でurothelial carcinomaとなり，日本語も尿路上皮癌となった．さらに，分化度分類も3段階（G1〜G3）であったものが，非浸潤癌は2段階（低悪性度と高悪性度）に分類され，浸潤癌には適用されなくなった．かつての小細胞癌の名称は存続しているが，神経内分泌腫瘍の1亜型とされた．腎細胞癌の組織分類も改訂され，顆粒細胞型腎細胞癌の名称が使用されなくなった．これまでは淡明細胞型腎細胞癌以外の亜型が出題される頻度は低かったが，組織亜型により薬剤を選択するようになっており，腎腫瘍の穿刺吸引細胞診が普及すれば亜型を的確に鑑別する能力が必要となるかもしれない．泌尿器細胞診の報告様式が2015年に提唱されている．

　甲状腺では新しい報告様式（ベセスダシステム）が提唱されているが，腫瘍の分類に大きな変更はないし，出題傾向もあまり変わっていないようである．なお，慢性甲状腺炎と橋本病とは同義語であるが，過去問の出題者によって使い分けていたため，そのまま掲載した．

　乳腺の領域では，取扱い規約が2002年以降4度も改訂されている．浸潤癌の分類も変更されている．微小乳頭癌は取扱い規約第16版から独立した1亜型となったが，特徴的な細胞集塊が出現することもあり，最近では粘液癌と並び出題頻度が高い亜型である．

　中枢神経系では，取扱い規約が2002年以降に3度改訂されている．組織分類に変遷はあったが，細胞検査士試験に出題されるのは代表的な腫瘍ばかりであり，これらに変更はない．

　血液・リンパ節の領域のうちリンパ節では，原発性悪性腫瘍以外に反応性，炎症性，転移性腫瘍が出題されている．反応性病変を悪性（リンパ腫）と誤答すると大幅な減点になるので特に注意が必要である．

　骨軟部領域では，特に軟部腫瘍の疾患概念に変遷があり，融合遺伝子などの知識も必要とされるようになってきたが，試験に出題されるのは代表的な腫瘍が多く，これらには変更はない．

　体腔液では中皮腫，反応性，転移性腫瘍が出題されているが，大きな変遷はないようである．

　わが国の取扱い規約は改訂のたびにWHO分類に準拠する傾向が顕著である．機会があればWHO分類も参照しておくことが推奨される．

（白石泰三）

問 1

年齢 50 歳，女性
主訴または臨床症状──脳腫瘍（左前頭葉）　　採取方法──手術材料圧挫
染色法──────────Pap. 染色　　　　　倍　率──左 20 倍，右 40 倍

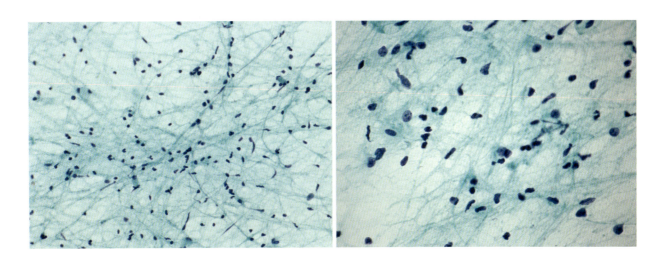

①髄膜腫　②脈絡叢乳頭腫　③星細胞腫　④膠芽腫　⑤髄芽腫

問 2

年齢 18 歳，男性
主訴または臨床症状──髄液貯留　　　　　　採取方法──穿刺吸引
染色法──────────Pap. 染色　　　　　倍　率──左 20 倍，右 40 倍

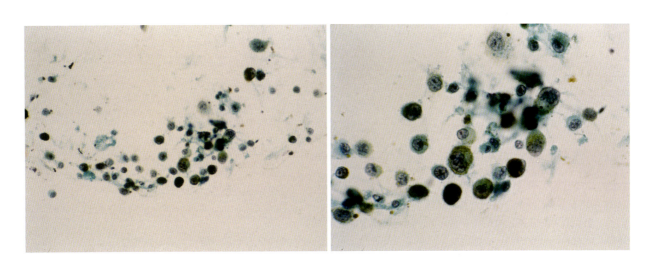

①ヘモジデリン貪食組織球　②化膿性髄膜炎　③膠芽腫　④急性リンパ性白血病　⑤悪性黒色腫

問1 解答③　星細胞腫

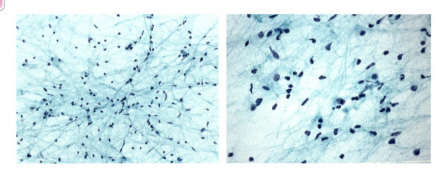

病　　態：びまん性星細胞腫は，1997 年の WHO 分類では low grade astrocytoma，2000 年版からは "diffuse astrocytoma" という用語が使用され，2007 年版および 2016 年版でも踏襲されている．組織学的に，fibrillary astrocytoma（原線維性星細胞腫），gemistocytic astrocytoma（肥胖細胞性星細胞腫），protoplasmic astrocytoma（原形質性星細胞腫）の 3 つの亜型に大別されるが，混在していることも多い．

左　　図：小型で細胞質突起に富み，星亡状を呈する細胞像である．

右　　図：細胞密度がやや高く，核は小型でわずかに核形不整を認める．

鑑別診断：髄膜腫では腫瘍細胞の細胞質は豊富で，渦巻き状配列の細胞集塊で出現することが多い．脳脈絡叢乳頭腫では立方状上皮細胞が乳頭状に出現することから除外できる．膠芽腫では，背景は壊死性で細胞形態は多様であり，核の大小不同性，多形性が目立ち，大型細胞の出現を認める．髄芽腫の腫瘍細胞は N/C 比が大きく小型で均一であり，偽ロゼットがみられることもある．上記所見から，星細胞腫との鑑別は可能である．

問2 解答⑤　悪性黒色腫

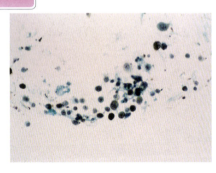 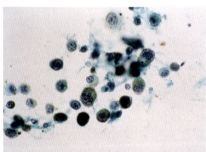 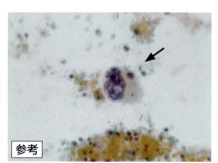

病　　態：悪性黒色腫はメラノサイトの癌化によって生じる悪性腫瘍であり，転移しやすく悪性度が高い．病変の一部を採取する生検は，転移を促すため原則禁忌であり，細胞診での判定は重要である．メラノーマでは 2 種類の細胞が増殖する．表皮内では pagetoid cell と spindle cell，真皮内では epithelioid cell と spindle cell である．

左　　図：壊死物質を背景に，大小不同を呈する類円形細胞が孤立性に出現している．

右　　図：核は類円形から不整形のものが目立ち，核小体は腫大し数の増加を認める．また，核クロマチンの増量がみられる．細胞質内に茶褐色の顆粒を含んでいる細胞が散見される．

鑑別診断：細胞質内顆粒は，ヘモジデリン（輝度の高い黄～黄褐色）やリポフスチン（黄～黄緑の小顆粒）とメラニン顆粒との鑑別が必要である．症例の顆粒は輝度の低い茶褐色調を呈することからメラニンと考えられる．細胞異型から悪性細胞と考えられ，悪性黒色腫と判定可能である．化膿性髄膜炎，膠芽腫，急性リンパ性白血病ではメラニン顆粒は認められない．悪性黒色腫はアピッツ小体（矢印）とよばれる核内細胞質封入体（参考）がみられることがある．

問3

年齢60歳，男性
主訴または臨床症状——大脳腫瘍
染色法——————Pap. 染色
採取方法——手術材料圧挫塗抹
倍　率——左20倍，右40倍

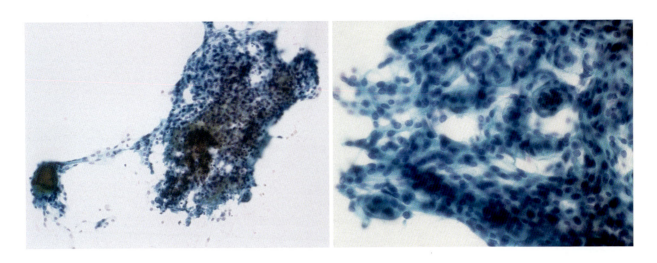

①髄膜腫　②星細胞腫　③上衣腫　④膠芽腫　⑤悪性リンパ腫

問4

年齢65歳，男性
主訴または臨床症状——大脳腫瘍
染色法——————Pap. 染色
採取方法——手術材料圧挫塗抹
倍　率——左10倍，右40倍

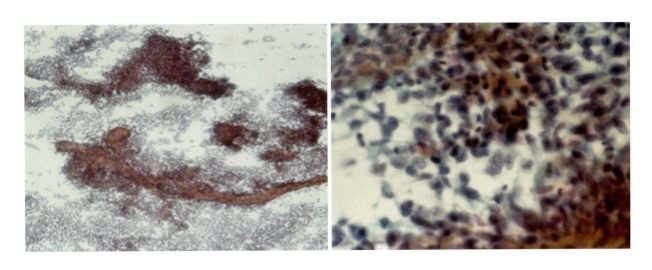

①髄膜腫　②星細胞腫　③膠芽腫　④転移性腺癌　⑤悪性リンパ腫

問3　解答①　髄膜腫

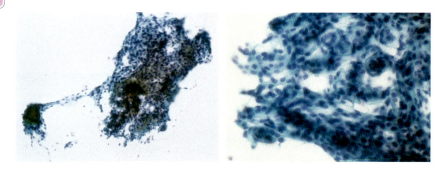

- 病　　態：髄膜は外側の硬膜と脳実質側のクモ膜に分かれており，このクモ膜の表面を覆っている髄膜皮細胞（クモ膜細胞）から発生した腫瘍が髄膜腫である．
- 左　　図：きれいな背景のなかに紡錘形の細胞が上皮様集塊を形成し出現している．左下には石灰化小体が認められる．
- 右　　図：類円形〜楕円形の核を有する紡錘形細胞が集合性に出現し，一部に渦巻状の配列を認める．核クロマチンは微細顆粒状に均等分布し細胞質は広く，異型に乏しい細胞像である．
- 鑑別診断：紡錘形で広い細胞質を有し上皮様の結合性をもった細胞は星細胞腫では当てはまらず，上衣腫では単極性錐体状の細胞が放射状に配列するロゼット様構造が認められる．膠芽腫の細胞は多様で，核の大小不同性，多形性が目立ち，大型細胞の出現を認め，背景は壊死性である．悪性リンパ腫では N/C 比の大きいリンパ球系細胞の単一な細胞像であり，鑑別が可能である．

問4　解答③　膠芽腫

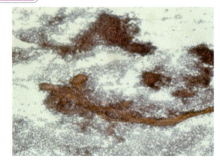 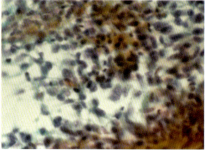 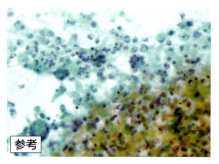

参考

- 病　　態：膠芽種は最も頻度の高い悪性膠腫である．浸潤性増殖が著明で，近傍の大脳皮質や基底核を破壊しながら浸潤し，あるいは反対側の白質へ浸潤し，蝶々の形をした割面像を示すことがある．壊死性・嚢胞形成・出血などを伴うため肉眼的にも多彩であり，細胞像も多彩である．クモ膜下腔や脳室腔に播種をきたすこともあり，脳脊髄液に腫瘍細胞が出現することもある．
- 左　　図：腫瘍細胞は細胞密度の高い大小の集塊や大型の血管結合織を有する集塊または孤立散在性に多数出現している．背景は壊死性である．
- 中　　図：腫瘍細胞は大小不同や多形性がみられ，紡錘形細胞が主体でクロマチンが増量し，核異型は著明である．変性細胞も混在する．壊死性背景のなか，多核細胞が多数みられることも多い（右図参考）．
- 鑑別診断：髄膜腫では類円形〜楕円形の核を有する紡錘形細胞の集塊を認め，一部に渦巻状の配列を形成し出現する．星細胞腫は小型で細胞異型は軽度であり，壊死は認められない．腺癌細胞は上皮性結合を有する．血管は認められない．悪性リンパ腫では N/C 比が大きく，核形不整を伴うリンパ球系の異型細胞が出現する．これらの所見から鑑別が可能である．

問5

年齢 55 歳, 女性
主訴または臨床症状――頭蓋内腫瘍
染色法――――――――Pap. 染色
採取方法――手術材料圧挫塗抹
倍　率――左 40 倍, 右 100 倍

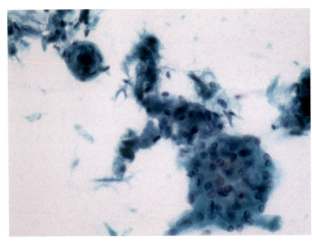
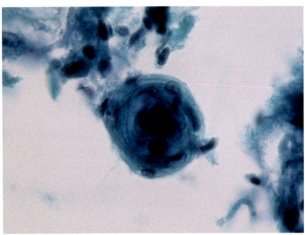

①血管腫　②髄膜腫　③星細胞腫　④転移性脳腫瘍　⑤膠芽腫

問6

年齢 44 歳, 女性
主訴または臨床症状――頸部リンパ節腫脹
染色法――――――――Pap. 染色
採取方法――穿刺吸引
倍　率――左 40 倍, 右 40 倍

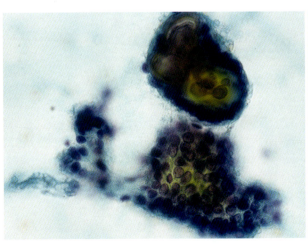
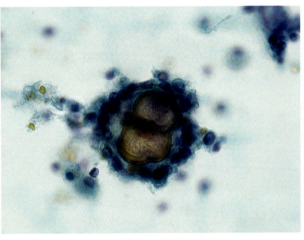

①亜急性壊死性リンパ節炎　②肉芽腫性リンパ節炎　③胃癌（腺癌）の転移　④肺癌（小細胞癌）の転移
⑤甲状腺癌（乳頭癌）の転移

問5　解答②　髄膜腫

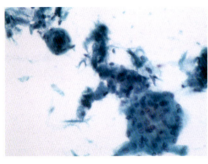
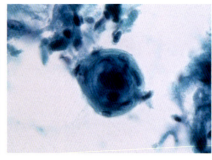

- 病　　態：髄膜腫は形態学的な特徴から 15 種類のサブタイプ（組織亜型）に分けられているため，それぞれの特徴を理解する必要があるが，渦巻状配列を示す細胞像が典型例である．髄膜皮細胞は，組織が外界に接する部分を覆う上皮細胞の性格と，膠原線維などの細胞外基質を産生する間葉系細胞（たとえば線維芽細胞）の性質をもっている．腫瘍化することによってこのような性質が強調されて現れると考えられる．
- 左　　図：細胞境界が不明瞭な合胞状の集塊や球状集塊が認められる．
- 右　　図：球状集塊は同心円状の渦巻きを形成している．また，集塊周辺に遊離した紡錘形細胞や変性細胞が認められる．核クロマチンは微細顆粒状の均等分布であり，一部に小型の核小体を認める．
- 鑑別診断：血管腫では血管の増性が認められ，星細胞腫は小型で細胞質突起に富み，星亡状を呈する細胞像である．転移性脳腫瘍では上皮結合がみられる．膠芽腫では壊死性の背景に異型の強い多形性の目立つ腫瘍細胞を認める．これらの所見から鑑別は可能である．

問6　解答⑤　甲状腺癌（乳頭癌）の転移

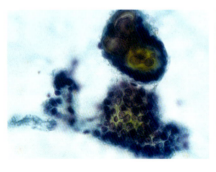
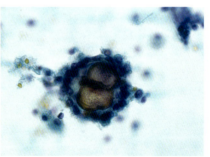

- 病　　態：リンパ節にみられる悪性腫瘍で日常遭遇する機会の多いのは，原発性腫瘍である悪性リンパ腫よりも転移性病変である．腫瘍細胞に特徴的な所見があれば，原発巣を推定できる．
- 左　　図：小型細胞からなる密度の高い集塊を認める．構成する細胞は比較的均一で，核溝はやや不明瞭だが核内細胞質封入体が認められる．集塊内には石灰化小体（砂粒体）が認められる．
- 右　　図：左図同様で，集塊内に石灰化小体（砂粒体）を認める．
- 鑑別診断：亜急性壊死性リンパ節炎では壊死物質を認めること，肉芽腫性リンパ節炎では類上皮細胞が出現することと，また認められる異型細胞が上皮性の悪性細胞であることより，これらの判定は除外する．胃の腺癌では細胞質に粘液を有し，石灰化を認めることはまれであり，肺の小細胞癌では木目込み状配列や N/C 比の大きい細胞を認めるため，図の細胞とは異なる．

問7

年齢 74 歳，女性
主訴または臨床症状──左鎖骨上窩リンパ節腫脹　　採取方法──穿刺吸引
染色法────────Pap. 染色　　　　　　　倍　率───左 10 倍，右 40 倍

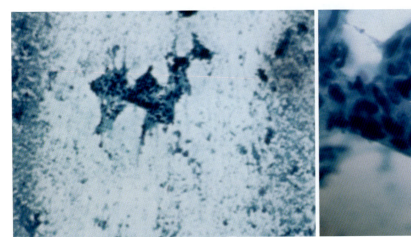
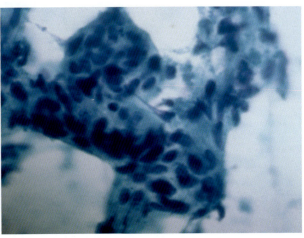

①反応性リンパ節炎　②壊死性リンパ節炎　③悪性リンパ腫　④転移性扁平上皮癌　⑤転移性腺癌

問8

年齢 25 歳，女性
主訴または臨床症状──1 ヶ月前から発熱，頸部リンパ節腫脹　　採取方法──捺印塗抹
染色法────────Pap. 染色　　　　　　　倍　率───左 40 倍，右 100 倍

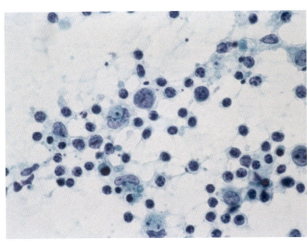
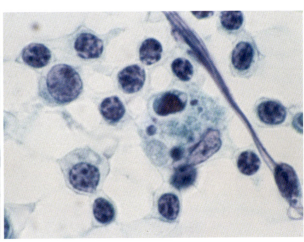

①壊死性リンパ節炎　②結核性リンパ節炎　③ホジキンリンパ腫　④非ホジキンリンパ腫　⑤転移性小細胞癌

| 問7 | 解答⑤　転移性腺癌 |

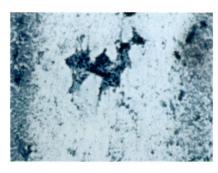 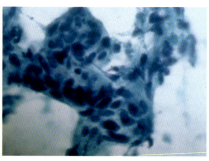

病　　態：転移性腺癌はリンパ節に認められる悪性腫瘍のなかで最も多い．なかでも，消化管，肺癌，乳癌などに由来する腺癌が高頻度である．
左　　図：壊死性背景のなか，上皮性結合を有する細胞集塊を認める．
右　　図：集塊を構成する細胞の細胞質は淡明で，核は偏在傾向にある．核の大小不同や核形不整，小型で明瞭な核小体が認められる．
鑑別診断：反応性リンパ節炎，壊死性リンパ節炎，悪性リンパ腫においては上皮性の結合を有する細胞の出現は認められない．転移性扁平上皮癌では細胞質に重厚感を認める．これらの所見から鑑別が可能である．

| 問8 | 解答①　壊死性リンパ節炎 |

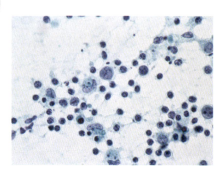 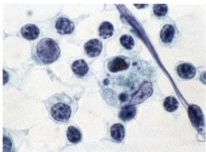

病　　態：（亜急性）壊死性リンパ節炎（別名：組織球性壊死性リンパ節炎，菊池・藤本病）は，なんらかのウイルス感染により発症するとされており，プレドニン投与により劇的に解熱する例が多く，細胞診断の価値が高い疾患である．
左　　図：各成熟段階のリンパ球と破砕物を貪食した組織球とが混在してみられる．好中球浸潤は伴わない．
右　　図：小型リンパ球主体の背景に破砕物を貪食した組織球が認められる．
鑑別診断：結核性リンパ節炎とするには類上皮細胞や多核組織球がみられず，ホジキン細胞はみられない．また，悪性リンパ腫にみられるような異型リンパ球の単一な増殖は認められない．小細胞癌に出現する木目込み状配列を示す細胞も出現しておらず，解答は壊死性リンパ節炎となる．

問9	年齢5歳，男児
	主訴または臨床症状──頸部リンパ節腫脹　　採取方法──捺印塗抹
	染色法──────────Giemsa染色　　　　倍　率──左20倍，右100倍

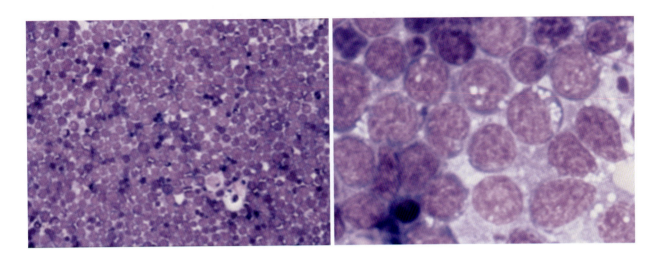

①反応性リンパ節炎　②結核性リンパ節炎　③非ホジキンリンパ腫（バーキット型）
④非ホジキンリンパ腫（未分化大細胞型）　⑤転移性未分化癌

問10	年齢61歳，女性
	主訴または臨床症状──全身リンパ節腫脹　　採取方法──生検材料捺印塗抹
	染色法──────────左Pap.染色　右Giemsa染色　倍　率──左40倍，右40倍

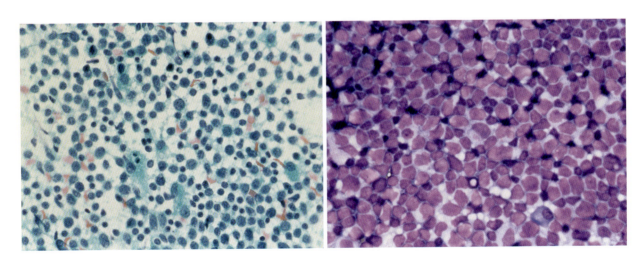

①壊死性リンパ節炎　②結核性リンパ節炎　③ホジキンリンパ腫　④非ホジキンリンパ腫　⑤転移性小細胞癌

問9　解答③　非ホジキンリンパ腫（バーキット型）

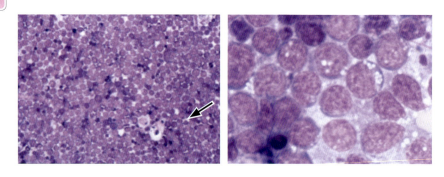

病　　態：バーキットリンパ腫は節外性を主体とする高悪性度リンパ腫である．endemic型（アフリカに好発），非endemic型，HIVに伴う免疫不全関連型の3型がある．わが国では非endemic型が多く，小児若年発症が多い．腫瘍細胞中に，アポトーシス体を貪食する組織球を認め，starry-sky像とよぶ．高悪性度の本疾患を判定することは有用である．
左　　図：クロマチンに富んだ多数の中等大のリンパ球系異型細胞の出現を認める．図の下には豊かな細胞質内に異物を認めるtingible body macrophage（矢印）がみられる．
右　　図：細胞質が好塩基性を呈し，一部に小空胞を認める．核形不整や核のくびれがみられ，非ホジキンリンパ腫（バーキット型）の細胞像である．
鑑別診断：反応性リンパ節炎では各種リンパ球が出現し多彩な細胞像を呈する．結核性リンパ節炎では類上皮細胞や壊死を認める．非ホジキンリンパ腫（未分化大細胞型）や転移性未分化癌では，大型で異型の強い細胞の出現を認めることから，細胞像と一致しない．

問10　解答④　非ホジキンリンパ腫

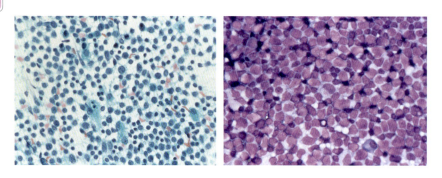

病　　態：わが国における悪性リンパ腫は，B細胞性が約70%を占める．B細胞性の大細胞型は細胞異型が強く判定しやすいが，小型のものや濾胞性リンパ腫などは反応性との鑑別が難しいこともある．悪性リンパ腫の判定には，組織型の熟知が必要である．
左　　図：小型〜中型リンパ球系細胞および組織球を認めるが，中型リンパ球系細胞の増殖が目立つ．
右　　図：Giemsa染色で濃縮核をもつ小型細胞が成熟リンパ球と考えられ，その細胞よりやや大型のリンパ球系細胞の単一な出現を認める．それらは核のくびれや核形不整，そして核クロマチンの不均等がみられる．悪性リンパ腫の所見である．
鑑別診断：壊死や類上皮細胞がみられないことから，壊死性リンパ節炎や結核性リンパ節炎は否定できる．ホジキン病では大型のホジキン細胞やRS細胞の出現をみる．転移性小細胞癌ではN/C比が大きく，核形不整が顕著な小型細胞が木目込み細工様配列を示す集塊として出現する．これらの所見から鑑別は可能である．

問11

年齢 69 歳，女性
主訴または臨床症状――大腿骨腫瘍
染色法――――――――Pap. 染色
採取方法――手術材料擦過塗抹
倍　率――左10倍，右40倍

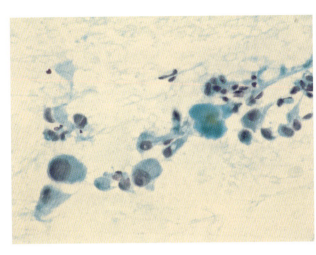
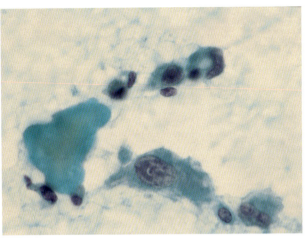

①化膿性骨髄炎　②骨巨細胞腫　③骨芽細胞腫　④軟骨肉腫　⑤骨肉腫

問12

年齢 1 歳 6 ヶ月，女児
主訴または臨床症状――腟部腫瘍
染色法――――――――Pap. 染色
採取方法――生検材料擦過塗抹
倍　率――左40倍，右100倍

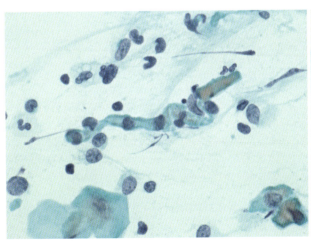
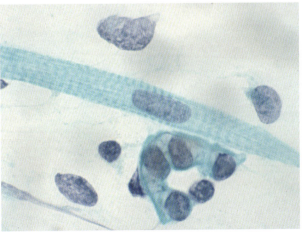

①炎症性ポリープ　②悪性リンパ腫　③神経芽腫　④横紋筋肉腫（胎児型）　⑤髄芽腫の転移

問11　解答⑤　骨肉腫

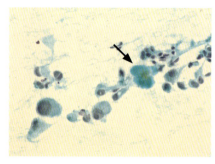
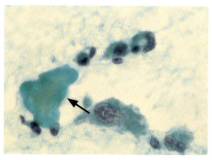

病　　態：日本での骨肉腫発生は10歳代にピークがあり，長管骨の骨幹端に好発するが，欧米では10歳代のピークの他に，骨Paget病に続発する骨肉腫があり60歳代に小さなピークがある．しかし日本では骨Paget病自体がまれであり，骨Paget病に続発する骨肉腫はさらにまれである．骨肉腫には典型的といえる細胞像はなく，症例ごとに異なる．腫瘍細胞は小型類円形，紡錘形，大型多形とさまざまであり，さらにこれらが混在することもある．判定のポイントは，腫瘍細胞が骨ないし類骨を産生していることの確認にある．しかし，骨肉腫のなかには骨や類骨を多量に産生する骨形成型だけではなく，軟骨形成型，線維形成型や血管拡張型などもあり，細胞像は複雑である．

左　　図：多辺形の細胞質を有する小型腫瘍細胞と，類円形の細胞質を有する大型腫瘍細胞が混在している．図のほぼ中心部にある，ライトグリーンに染まり中心部が黄色調を示している無構造物質が類骨である（矢印）．

右　　図：大型多形型の腫瘍細胞の左上部にある無構造物質が類骨（矢印）である．類骨の確認により骨肉腫と判定することができる．

鑑別診断：高齢者の骨悪性腫瘍は癌の転移が多く，多形細胞が出現する癌として，腎細胞癌や肺癌が鑑別の最初にあがり，次いで骨原発の未分化多形肉腫（旧：悪性線維性組織球腫，MFH）が鑑別にあがる．いずれにしても，腫瘍細胞が骨や類骨を産生している様子を確認することが骨肉腫判定の要となる．選択肢のなかで類骨産生があるのは骨肉腫と骨巨細胞腫であり，ときに鑑別が必要となる．

問12　解答④　横紋筋肉腫（胎児型）

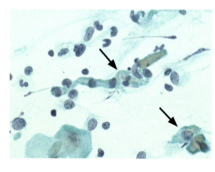
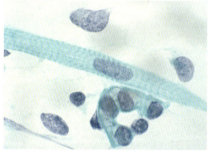

病　　態：横紋筋肉腫（胎児型）は10歳以下の小児では軟部肉腫のなかでもっとも発生頻度が高く，泌尿生殖器や頭頸部に好発する．横紋筋肉腫は年齢によって組織型や発生部位が異なり，胞巣型は10～20歳代の頭頸部，四肢，後腹膜の発生が多い．多形型は50歳以上の高齢者発生の四肢，体幹，とくに下肢発生が多く，頭頸部発生は少ない．横紋筋肉腫といっても実際に腫瘍細胞に横紋を確認できることは少なく，ミオグロビンやデスミン，MyoD1などの免疫染色で診断されることが多い．

左　　図：裸核様の腫瘍細胞が目立つが，写真の中央部にライトグリーンに染まる索状物質（矢印）や，右下部に厚い細胞質を有する細胞（矢印）がみられ，横紋筋への分化を示唆している．

右　　図：中央部に横紋を有する細胞がみられ，横紋筋肉腫と判断できる．通常，横紋は顕微鏡のコンデンサを下げてコントラストをつけて観察する．

鑑別診断：通常，胎児型，胞巣型，多形型ともに厚い細胞質を有する腫瘍細胞（横紋筋へ分化を示す細胞）が多数みられるが，この例では少ない．胎児型は小円形細胞を主体とする場合があり，選択肢にある，悪性リンパ腫，神経芽腫，髄芽腫が鑑別診断としてあがる．鑑別は，横紋筋への分化を示す細胞の有無が決め手となる．胎児型や多形型で多形細胞を主体とする場合は，他の多形細胞肉腫との鑑別が必要となる．

問13　年齢30歳，男性
主訴または臨床症状──皮下腫瘤
染色法──────Pap. 染色
採取方法──穿刺吸引
倍　率──左20倍，右40倍

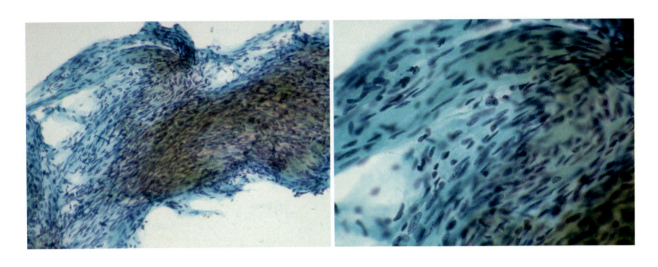

①神経鞘腫　②顆粒細胞腫　③線維肉腫　④平滑筋肉腫　⑤横紋筋肉腫

問14　年齢25歳，男性
主訴または臨床症状──大腿骨腫瘍
染色法──────Pap. 染色
採取方法──腫瘍生検捺印
倍　率──左20倍，右40倍

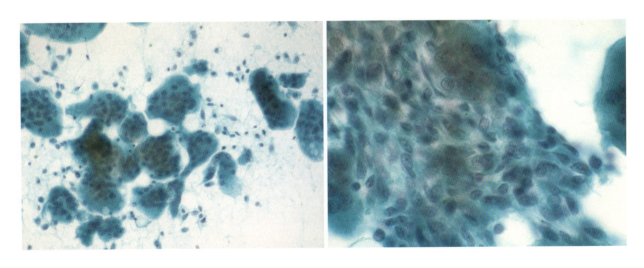

①化膿性骨髄炎　②骨好酸性肉芽腫　③骨巨細胞腫　④骨肉腫　⑤ユーイング（Ewing）肉腫

問13　解答①　神経鞘腫

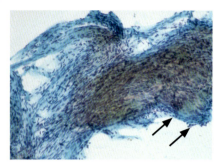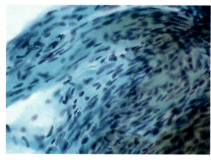

病　　態：末梢神経由来の良性腫瘍で，全軟部腫瘍の10%と比較的よくみられる腫瘍である．全年齢層にみられ，男女差はない．四肢，躯幹に好発するが，縦隔や後腹膜に発生することもある．腫瘍がある程度大きくなると変性所見を示す．組織学的には変性のみられない部分をAntoni A，変性部をAntoni Bとよぶ．Antoni Aでは，腫瘍細胞が柵状に並ぶ神経鞘腫に特徴的な像を示す．Antoni Bでは，腫瘍細胞の柵状配列がなくなり，浮腫状の基質にリンパ球浸潤と変性異型を示す腫瘍細胞が混在してくるため，悪性と判定しない注意が必要となる．神経鞘腫が悪性化することはない．

左　　図：腫瘍細胞が流れるような配列を示す細胞集塊で出現している．孤立散在性に出現する腫瘍細胞はみられない．細胞集塊において，細胞（核）が重なっている部分は細胞密度が高くみえ，細胞（核）に粗密にみられる．細胞（核）の密な部分で細胞の柵状配列がみられ（矢印），神経鞘腫と判定するうえでの重要な所見となる．

右　　図：個々の細胞をみると，核は長紡錘形で均一であり，核分裂像など悪性を示唆する所見はない．

鑑別診断：紡錘形細胞を主体とする腫瘍と鑑別が必要となる．選択肢では神経肉腫や平滑筋肉腫が挙げられている．平滑筋肉腫でも細胞（核）の柵状配列はみられるが，孤立散在性に出現する細胞も多数みられる．腫瘍細胞が孤立散在性に出現するか否かは，腫瘍の良悪性の鑑別上重要な所見となる．特徴所見を把握することで，神経鞘腫と他の紡錘形細胞を主体とする腫瘍との鑑別は可能である．

問14　解答③　骨巨細胞腫

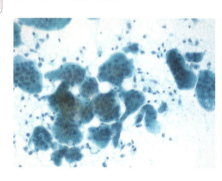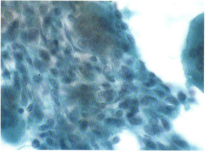

病　　態：骨端線閉鎖後の20〜40歳が好発年齢である．約半数が膝関節周囲に発生するが，上腕骨，脊椎，骨盤にも発生をみる．通常溶骨性の病変を示す．中間的悪性度，または潜在悪性と考えられている腫瘍で，局所再発や肺転移も多いが，多くは切除によりコントロール可能である．組織学的には破骨細胞様の巨細胞とstromal cellとよばれる単核の細胞より構成されるが，腫瘍細胞はstromal cellのみである．囊胞形成に伴い泡沫細胞が多数みられることや，骨形成に伴い類骨や骨がみられることもある．

左　　図：多核で破骨細胞様の腫瘍細胞と単核の腫瘍細胞（stromal cell）の2種類の腫瘍細胞がみられる．両者に目立った核異型はみられない．

右　　図：部分的には巨細胞と単核細胞が混合し移行するようにみえるのが細胞像での特徴である．

鑑別診断：鑑別が重要な病変として，軟骨芽細胞腫や褐色腫がある．軟骨芽細胞腫でみられる巨細胞は骨巨細胞より円形でやや小型である．単核の細胞は軟骨芽細胞とよばれる円形細胞がみられる．軟骨成分や，石灰化がみられる場合も多い．褐色腫は副甲状腺ホルモン過剰により破骨細胞が活性化され，骨の吸収と破壊が促進される病変で，部分的にみると骨巨細胞腫に類似するが全身性の病変であることより鑑別できる．選択肢のなかで，骨巨細胞と鑑別が必要なものに骨肉腫があがるが，特殊型として分類されている血管拡張型がそれにあたる．骨肉腫では多核巨細胞にも単核細胞にも細胞異型がみられる．

問 15	年齢 45 歳，男性	
	主訴または臨床症状――右大腿骨腫瘍	採取方法――手術材料擦過塗抹
	染色法――Pap. 染色	倍　率――左 20 倍，右 40 倍

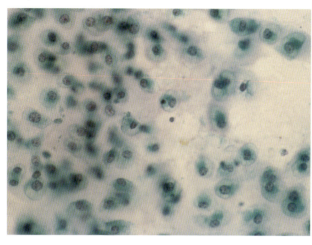 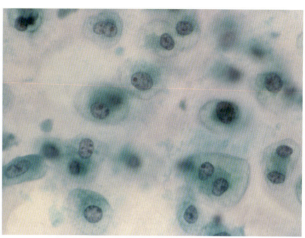

①内軟骨腫　②骨巨細胞腫　③軟骨肉腫　④ユーイング肉腫　⑤脊索腫

問 16	年齢 47 歳，男性	
	主訴または臨床症状――大腿部腫瘤	採取方法――穿刺吸引
	染色法――Pap. 染色	倍　率――左 10 倍，右 60 倍

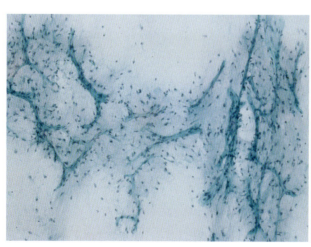 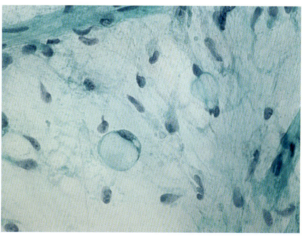

①血管腫　②神経鞘腫　③脂肪肉腫　④滑膜肉腫　⑤転移性癌

問15　解答③　軟骨肉腫

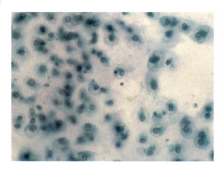
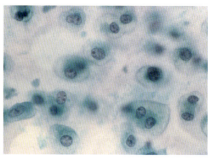

- 病　　態：30〜50歳代の大腿骨や上腕骨などの長管骨や肋骨，骨盤に好発し，手指骨や足趾骨の発生はまれである．組織学的には悪性度を3段階（grade Ⅰ，Ⅱ，Ⅲ）に分け，これが予後に相関するとされる．悪性度が増すにしたがって，細胞密度，二核細胞の出現頻度が高くなり，核の大小不同も目立ってくる．基質が粘液性の場合はgrade Ⅱ以上に分類される．
- 左　　図：粘液性の基質を伴って，空胞状の明るい細胞質を有する腫瘍細胞がみられる．細胞が多数みられ，部分的には密集していることからも，細胞密度の高い様子がうかがわれる．
- 右　　図：二核細胞もみられ，また核小体もみられることから軟骨肉腫と判定する．基質が粘液性であり，grade Ⅱ以上の軟骨肉腫である．
- 鑑別診断：選択肢のなかで内軟骨腫と脊索腫が鑑別にあがる．内軟骨腫は10〜40歳代の手指骨や足趾骨に好発する．軟骨基質とともに小型で濃縮状の核を有する軟骨細胞がみられる．細胞密度は低く，二核細胞もほとんどみられない．脊索腫も類似した細胞がみられることがあるが，好発部位が仙骨や頭蓋底骨であり，また軟骨肉腫よりも大型空胞状の細胞 physaliphorous cell の出現が特徴である．

問16　解答③　脂肪肉腫

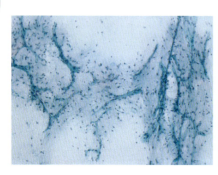
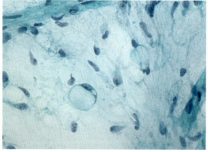

- 病　　態：40〜60歳代に好発するが，高齢者発生が多い．好発部位はとくに大腿部が多く，殿部や後腹膜にも発生する．組織学的には高分化型（脂肪腫様型，硬化型），粘液型，円形細胞型（低分化粘液型），多形型，脱分化型に分け，これらが混在することもある．なかでも多いのが粘液型で，脂肪肉腫の約半数を占める．脂肪腫様型は脂肪腫との鑑別が必要であり，多形型や脱分化型では他の多形細胞を主体とする肉腫と鑑別が必要である．粘液型では特徴的な細胞像がみられ，細胞診でも十分に判定可能である．また，円形細胞型は細胞診で確認しやすいことが多い．
- 左　　図：粘液性の基質を伴って多数の毛細血管がみられる様子は，粘液型脂肪肉腫を疑う所見である．
- 右　　図：印環細胞様の空胞を有する脂肪への分化がうかがわれる細胞がみられることより，脂肪肉腫と判定可能である．
- 鑑別診断：粘液型脂肪肉腫で脂肪へ分化する細胞が少ない場合，とくに脂肪芽細胞が確認できない場合には粘液腫や粘液線維肉腫と鑑別が必要となる．選択肢のなかでは鑑別が必要となる腫瘍はみあたらない．

問17

年齢 48 歳，女性
主訴または臨床症状――背部皮下腫瘤
染色法――――――Pap. 染色
採取方法――穿刺吸引
倍　率――左 40 倍，右 100 倍

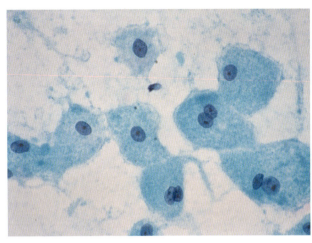
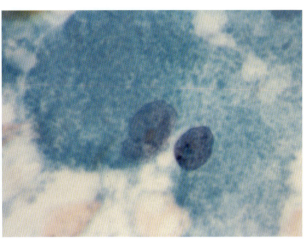

①神経鞘腫　②顆粒細胞腫　③悪性黒色腫　④横紋筋肉腫　⑤血管肉腫

問18

年齢 62 歳，男性
主訴または臨床症状――仙尾部腫瘤
染色法――――――Pap. 染色
採取方法――手術材料擦過塗抹
倍　率――左 20 倍，右 40 倍

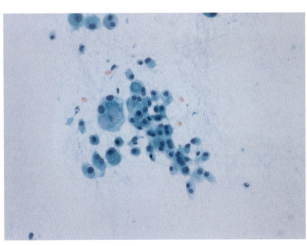
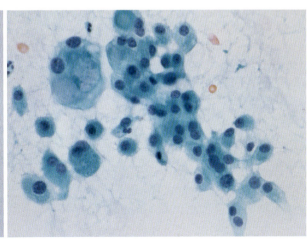

①正常軟骨細胞　②毛巣嚢　③骨巨細胞腫　④脊索腫　⑤悪性リンパ腫

問17　解答②　顆粒細胞腫

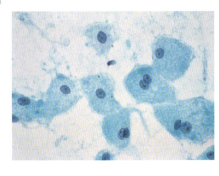 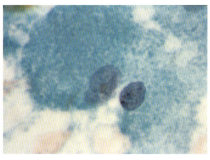

病　　態：末梢神経に由来する腫瘍で多くは良性である．背部，胸部の皮下に数 mm～数 cm の小型腫瘤を形成することが多いが，舌や食道にも好発する．腫瘍細胞は小型円形の核と顆粒状の細胞質が特徴的である．細胞質の顆粒はライソゾームであり PAS 陽性を示すが，ジアスターゼ消化試験は抵抗性である．

左　　図：通常背景はきれいである．顆粒状の細胞質を有する特徴的な腫瘍細胞がみられる．

右　　図：腫瘍細胞には通常小型核小体が 1 個みられ，核も小型類円形である．顆粒状の細胞質は辺縁が不明瞭だが，背景に溶け込むようにはみえない．

鑑別診断：悪性顆粒細胞腫との組織学的鑑別には①壊死物質の存在，②紡錘形細胞の出現，③ N/C 比の増大，④大型核小体の出現，⑤核の多形性，⑥核分裂像（2 個 10 HPF），の 5 項目のうち 3 項目以上満たした場合に悪性と判断される．胞巣状軟部肉腫の細胞は顆粒細胞腫の細胞に類似するが，胞巣状軟部肉腫では標本作製時に腫瘍細胞の細胞質が壊れることが多く，腫瘍細胞の核だけが裸核様にみえ，核が数珠状に配列することが多い．背景に壊れた細胞質が顆粒状に存在し，背景に溶け込むようにみえる．選択肢のなかであえて鑑別診断をあげると，横紋筋肉腫がある．横紋筋肉腫では特徴的な厚みのある広い細胞質を有する腫瘍細胞がみられることが多く，弱拡大では類似してみえることもある．強拡大で顆粒状の細胞質が確認できれば，両者の鑑別は容易である．
（参考に，顆粒細胞腫の起源が不明とされていた頃は顆粒細胞性筋芽腫とよばれていた）

問18　解答④　脊索腫

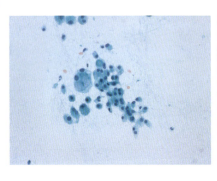 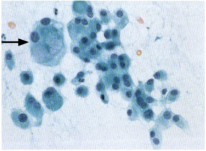

病　　態：胎生初期の脊索に類似しているため脊索の遺残から発生すると考えられていたが，現在は良性の脊索性腫瘍が悪性化したものと考えられている．50～70 歳代の仙骨部に好発するが，頭蓋底骨にも発生をみる．仙骨発生は症状が出にくいため，発見された時点で巨大化していることが多い．腫瘍細胞は physaliphorous cell とよばれる，明るく抜けるような細胞質を有する特徴的な腫瘍細胞をみる．腫瘍細胞の細胞質にはグリコーゲンが含まれるため PAS 陽性である．また，S-100 蛋白陽性の一方で，上皮性の性格を有するため，EMA やサイトケラチンも陽性を示す．電子顕微鏡ではデスモゾーム様の細胞接着装置がみられる．

左　　図：背景には淡いゼリー様の基質がみられる．明るい細胞質を有する腫瘍細胞が上皮様に出現し，一見腎細胞癌様にもみえる．

右　　図：大型の細胞で明るい細胞質を有する腫瘍細胞が典型的な physaliphorous cell（矢印）である．

鑑別診断：軟骨肉腫とは類似した基質を有し，軟骨小窩が physaliphorous cell 様にみえることもある．発生部位を意識した見方が必要である．また，腎細胞癌や肝細胞癌の転移も鑑別になるが，ゼリー様の基質に着目する．選択肢のなかに鑑別すべき腫瘍はない．

問 19

年齢 45 歳，女性
主訴または臨床症状──大腿部腫瘤　　　採取方法──穿刺吸引
染色法──────Pap. 染色　　　　倍　率──左 40 倍，右 40 倍

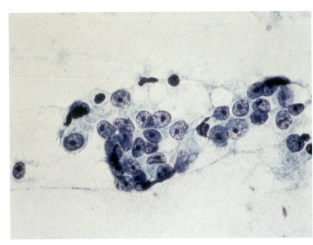
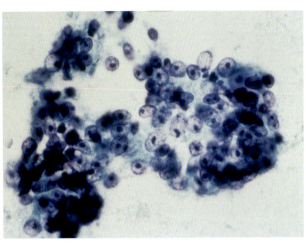

①脂肪肉腫　②横紋筋肉腫　③平滑筋肉腫　④類上皮肉腫　⑤明細胞肉腫

問 20

年齢 29 歳，女性
主訴または臨床症状──右示指軟部腫瘤　　採取方法──穿刺吸引
染色法──────Pap. 染色　　　　倍　率──左 10 倍，右 40 倍

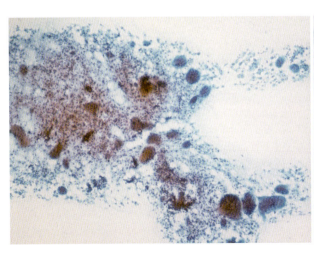
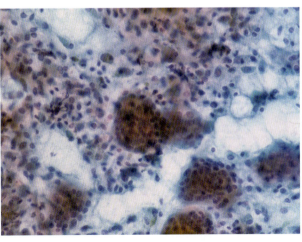

①結核　②結節性筋膜炎　③腱鞘巨細胞腫　④内軟骨腫　⑤良性線維組織球腫

問19　解答⑤　明細胞肉腫

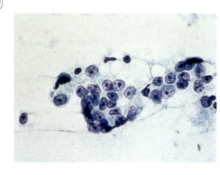 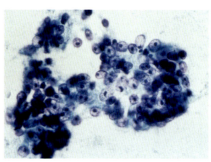

病　　態：20～40歳代の女性に多く，深在性で腱，腱膜，筋膜と癒着するように発生することが多い．末梢神経と関係し，細胞質にメラニン顆粒を有することがあり，軟部悪性黒色腫の別名があるが，染色体転座 t(11;22)(q13;q12) が判っていて，悪性黒色腫とは別の腫瘍である．明るい細胞質が特徴的であるが，これはグリコーゲンによるものである．
左　　図：明るい細胞質を有する細胞が上皮様の細胞集塊で出現している．明細胞肉腫では，しばしば上皮様の細胞形態をとる．
右　　図：左図同様明るい細胞質を有する腫瘍細胞が上皮様の細胞集塊で出現している．メラニン産生腫瘍ではあるが，実際にメラニン顆粒が確認できることは少ない．本例でもメラニン顆粒は確認できない．
鑑別診断：選択肢にはないが，悪性黒色腫との鑑別が一番問題となる．悪性黒色腫は通常，皮膚，粘膜など体の浅い部分に発生することが多い．悪性黒色腫でも細胞異型の目立つ例では鑑別は難しくないが，類似した腫瘍細胞が出現することもあり，鑑別が難しい場合も少なくない．悪性黒色腫と比較して核異型は弱い傾向にはあるが，最終的には染色体分析，遺伝子分析が診断の決め手となることが多い．また，癌の転移も鑑別にあがるが，発生部位や発生年齢なども鑑別の参考になる．選択肢のなかでは上皮様の性格を有する腫瘍として類上皮肉腫がある．体表に発生する類上皮肉腫は壊死物質を伴い，扁平上皮癌と鑑別を要する多辺形や紡錘形の腫瘍細胞をみる．明細胞肉腫のように深部に発生する近位型類上皮肉腫ではラブドイド細胞が目立ち，鑑別は容易と思われる．

問20　解答③　腱鞘巨細胞腫

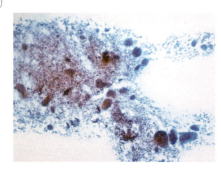 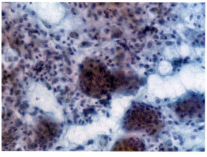

病　　態：現在はいわゆる線維組織球性腫瘍に分類され，限局型腱鞘巨細胞腫とよばれている腫瘍である．腱鞘，滑膜に限局性の腫瘤を形成し，手指，足趾に多い．10～50歳代に好発するが，20歳代にも発生する．大部分は良性経過を示すが再発を繰り返し，悪性化することがある．組織的には，破骨細胞様の多核巨細胞と紡錘形細胞の出現をみる．
左　　図：破骨細胞様の多核巨細胞と紡錘形の単核細胞が入り交じるように多数みられる．
右　　図：骨巨細胞腫のように多核巨細胞と単核の細胞が移行するようにはみえない（問題14参照）．巨細胞および単核細胞にヘモジデリンの沈着をみることも多い．
鑑別診断：びまん型腱鞘巨細胞腫との違いは，腫瘤を形成するか，びまん性の増殖をするかの違いで，細胞像は基本的に変わらないが，限局型では線維成分が多く，限局性の腫瘤を形成するため，穿刺材料が検体となることが多い．一方，びまん型では関節液が貯留し，関節液が検体となることが多い．現在では，良性線維組織球腫のカテゴリーに入るため注意が必要である．また，びまん型腱鞘巨細胞腫は，かつての「色素性絨毛結節性滑膜炎」に相当する．

問21	年齢50歳，男性
	主訴または臨床症状——血尿　　　　採取方法——自然尿
	染色法————————Pap. 染色　　　倍　率———左40倍，右40倍

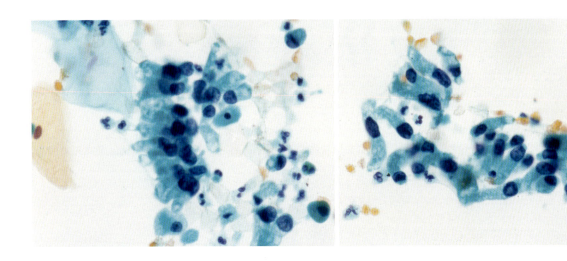

①変性尿路上皮細胞　②精囊上皮細胞　③尿路上皮癌（高異型度）　④腺癌（尿膜管癌）　⑤腎細胞癌

問22	年齢53歳，男性
	主訴または臨床症状——血尿　　　　採取方法——自然尿
	染色法————————Pap. 染色　　　倍　率———左20倍，右40倍

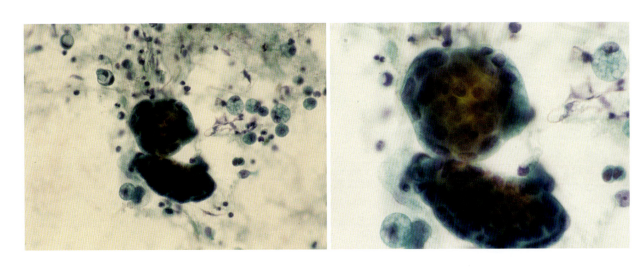

①正常尿路上皮細胞　②尿路上皮乳頭腫　③尿路上皮癌　④扁平上皮癌　⑤腎細胞癌

265

問21　解答④　腺癌（尿膜管癌）

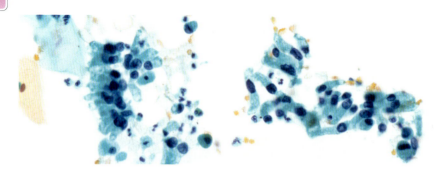

病　　態：血尿の主な原因として，尿路感染症，尿路結石，前立腺疾患，腎癌を含む腎疾患，尿路上皮に発生する腫瘍，転移性腫瘍が挙げられる．自然尿細胞診の対象となる腫瘍は膀胱に発生する尿路上皮癌の頻度が高いが，他の組織型も考慮する必要がある．

左　　図：高円柱状の細胞が索状に配列して認められる．核は偏在し，細胞質はライトグリーンに好染し粘液様物質と考えられる空胞を含んでいる．核は類円形〜不整形で軽度の重積がみられ，核クロマチンは濃染している．以上より腺癌と診断できる．

右　　図：高円柱状の細胞を認めるが，左図の細胞と基本的には同様の形態を示している．出血を伴うものの壊死物質はなく比較的清な背景所見であり，膀胱の原発性病変で尿膜管癌として矛盾しない．

鑑別診断：高円柱状の細胞形態から尿路上皮細胞（変性尿路上皮細胞，尿路上皮癌）と鑑別できる．腺系の細胞として，精囊上皮細胞と腎細胞癌との鑑別が必要である．精囊上皮細胞は立方状の細胞で，細胞質に黄褐色調のリポフスチン顆粒を認める点や核異型を示さない点で鑑別できる．腎細胞癌のなかでもっとも頻度の高い淡明細胞型に由来する細胞は，類円形で細胞質は広く淡明に認められる．したがって正解は腺癌（尿膜管癌）である．尿膜管遺残から発生する尿膜管癌の組織型は腺癌，扁平上皮癌，尿路上皮癌が挙げられる．尿膜管癌は粘膜下から発生し，膀胱腔内に露出して腫瘍細胞が尿中に出現するので背景は清で，炎症細胞や壊死細胞に乏しい．高円柱状の腺癌細胞として大腸癌からの転移浸潤があるが，この場合は背景が汚いことが多い．

問22　解答③　尿路上皮癌

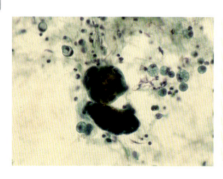 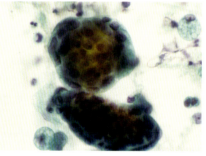

病　　態：自然尿中に癌細胞を認めた場合は尿路上皮癌細胞の可能性が最も高い．尿路上皮癌の発生は，男女比3：1と男性に多く，50〜70歳代が好発年齢で，血尿を契機として発見されることが多い．主な原発臓器は膀胱であるが，腎盂や尿管など「尿路上皮」に覆われている部位にも発生し，多発しやすく，再発を繰り返すことが多い．組織分類では非浸潤性病変と浸潤性病変に分類され，非浸潤性病変はさらに乳頭状病変と平坦病変（異形成，上皮内癌）に分けられる．

左　　図：炎症細胞を背景に大型の細胞集塊が認められる．周囲には孤在性に剥離した異型細胞，pair cell（対細胞）が認められる．大型の細胞集塊は細胞結合が強く乳頭状の発育を示唆している．

右　　図：集塊を構成する細胞の核は背景のWBCと比較して2〜4倍と大型の細胞である．核の大小不同，核クロマチンの濃染，核形不整，核小体肥大など強い核異型を認める．核密度が高く，細胞の重積性が強い．以上より，悪性細胞で細胞集塊の所見から乳頭状に発育する尿路上皮癌が考えられる．

鑑別診断：正常尿路上皮細胞は核クロマチンが濃染せず，強い重積性を示して剥離することや，pair cell（対細胞）の出現はまれである．尿路上皮乳頭腫に由来する細胞は正常尿路上皮とほぼ同様の細胞で，核異型に乏しい．扁平上皮癌を示唆する細胞質の角化や層板構造の所見はない．腎細胞癌は癌が腎盂に浸潤し，尿路に露出してはじめて尿中にその細胞が認められるがきわめてまれで，頻度の高い淡明細胞型の形態とは異なる．以上より尿路上皮癌が正解である．

問 23	年齢 50 歳，男性	
	主訴または臨床症状——血尿	採取方法——自然尿
	染色法——————Pap. 染色	倍　率——左 20 倍，右 40 倍

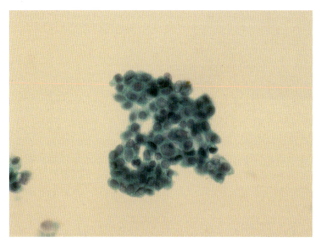 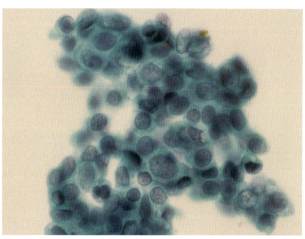

①正常尿路上皮細胞　②精囊上皮細胞　③尿路上皮過形成　④尿路上皮乳頭腫　⑤尿路上皮癌

問 24	年齢 64 歳，女性	
	主訴または臨床症状——右腎腫瘍	採取方法——捺印塗抹
	染色法——————Pap. 染色	倍　率——左 20 倍，右 40 倍

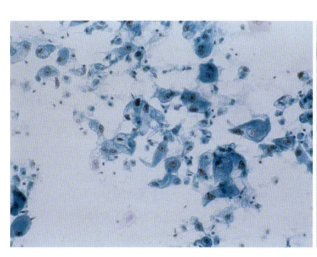 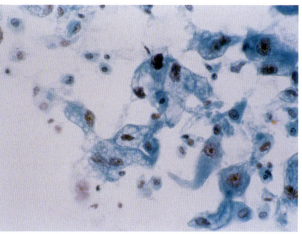

①変性尿細管円柱上皮細胞　②腎結核　③腎好酸性腺腫　④扁平上皮癌　⑤腎細胞癌

問23　解答⑤　尿路上皮癌

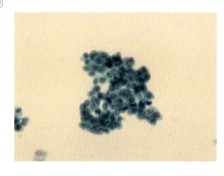 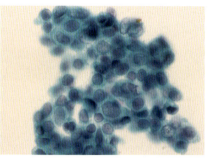

- 病　　態：血尿をきたす疾患は多数あるが，特に肉眼的血尿が認められた場合は尿路上皮癌が疑われて尿細胞診が行われる．
- 左　　図：比較的疎に結合した大型の細胞集塊をみる．細胞集塊辺縁には細胞の遊離（ほつれ）が認められる．
- 右　　図：細胞集塊を構成する細胞の細胞質は不透明で厚みがあるが角化は示さず，尿路上皮系の細胞と考えられる．核クロマチンは軽度に濃染しているが，核の大きさは最小の核と最大の核に約 2 倍の差を認め，大小不同が顕著である．核形は類円形ないし不整形であり，個々の細胞が異なった核形を示す．以上の所見から，悪性細胞で，尿路上皮癌が考えられる．
- 鑑別診断：正常尿路上皮細胞，尿路上皮過形成，尿路上皮乳頭腫に由来する細胞は核クロマチンが濃染せず，大小不同，核形不整に乏しい．また，一般にこのような多数の細胞で構成される集塊を形成しない．これまでの尿路上皮癌の取扱い規約では，尿路上皮癌細胞は異型度分類（G1，G2，G3）されていたが，現在では，G2 を境界に低異型度（G1，G2）と高異型度（G2，G3）に大別される．G2 の低・高異型度に分類する際の境界は必ずしも明瞭ではない．本症例は核の大小不同が顕著で，細胞の結合も比較的疎であることから分化度が高くない尿路上皮癌であり，高異型度尿路上皮癌と考えられる．精囊上皮細胞の所見は問題 21 を参考にされたい．

問24　解答⑤　腎細胞癌

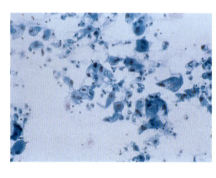 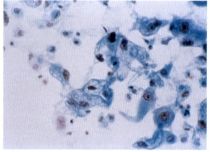

- 病　　態：腎腫瘍の捺印標本である．成人に発生する腎の悪性腫瘍のなかでは腎細胞癌の頻度が高く，なかでも淡明細胞型腎細胞癌は 70％を占める．他に乳頭型，嫌色素性腎細胞癌，集合管癌（Belline 管癌）などがある．良性腫瘍としては乳頭腺腫や好酸性腺腫（oncocytoma）をみるが，頻度は低い．
- 左　　図：孤在性〜疎に結合した大型細胞が多数，多形性を示して認められる．乳頭状集塊や管状構造などの所見はなく，出血，壊死，炎症細胞などはみられない．
- 右　　図：混在する組織球と比較すると腫瘍細胞には大きさが 4 倍以上を示すものもあり，大小不同が著しいが，N/C 比は小さい．細胞境界は不明瞭である．細胞は多方形，紡錘形で広い細胞質を有している．細胞質は淡明で泡沫状あるいは不透明でライトグリーンに好染している．細胞質が淡明な細胞は，細胞質にグリコーゲンや脂肪を含んでいることを示唆している．核クロマチンは濃染し，核の偏在，核の大小不同，核形不整，核小体肥大が認められる．以上の所見から，悪性細胞で，淡明細胞型腎細胞癌がもっとも考えられる．
- 鑑別診断：変性尿細管円柱上皮細胞とするには細胞が大きく，核異型，細胞異型が著しい．腎結核を示唆する（乾酪）壊死物質，多核巨細胞，炎症細胞は認められない．類上皮細胞とするには核異型が強く，泡沫状ないし不透明な広い細胞質を有することが合わない．腎好酸性腺腫の細胞質は顆粒状，核は円形で小型均一，核小体は目立たない．扁平上皮癌細胞としては細胞質の角化ないし層板構造，核中心性などの所見が認められない．以上より，正解は腎細胞癌である．

問25 年齢75歳，男性
主訴または臨床症状──血尿　　　　　採取方法──自然尿
染色法──────Pap. 染色　　　　倍　率──左10倍，右40倍

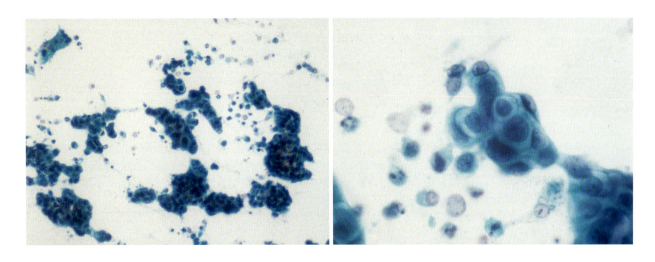

①良性尿路上皮細胞　②乳頭腫　③尿路上皮癌　④扁平上皮癌　⑤腺癌

問26 年齢60歳，男性
主訴または臨床症状──血尿　　　　　採取方法──自然尿
染色法──────Pap. 染色　　　　倍　率──左20倍，右40倍

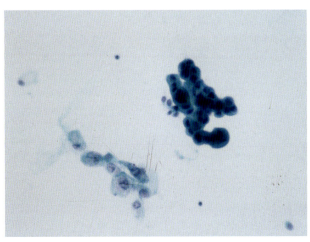 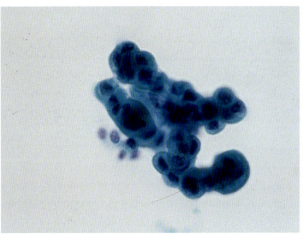

①良性尿路上皮細胞　②精嚢上皮細胞　③尿路上皮癌　④腺癌（尿膜管癌）　⑤腎細胞癌

問25　解答③　尿路上皮癌

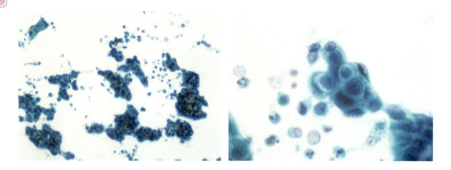

病　　態：尿路上皮癌細胞（urothelial carcinoma cell：UC）は，一般に扁平上皮癌細胞（squamous cell carcinoma cell：SCC）や腺癌細胞（adenocarcinoma cell：AC）に比較して特徴に乏しい細胞である．また，尿路上皮に発生する癌はUCの頻度が圧倒的に高いので，尿中に癌細胞が認められ，SCCやACの特徴が認められない場合はUCと考えてよいが，SCCやACも低分化になるとUCとの鑑別が困難になるので注意が必要である．治療方針や予後に影響を及ぼすので，尿路上皮癌細胞の診断は「低異型度」か「高異型度」かの鑑別を念頭において行う必要がある．

左　　図：自然尿としてはきわめて多数の細胞が，主として集塊を形成して出現しており，異常所見を示している．大型不整形細胞集塊の辺縁から半島のように小集塊がせりだし，さらにほつれて孤在性に剥離して認められる．細胞集塊の重積性は強く，乳頭状結合を示唆している．

右　　図：細胞の核には大小不同があり，大型核は小型核の2倍の大きさを示すものがある．核クロマチンは濃染あるいは淡染して不均等である．核形は類円形や不整形であり，核小体は不整形で複数認められる．孤在細胞の核にも核形不整，核クロマチン濃染等の核異型が認められる．細胞質は不透明でライトグリーンに好染している．以上の所見より，高異型度の尿路上皮癌が考えられる．

鑑別診断：良性尿路上皮細胞や乳頭腫に由来する細胞とするには核異型や細胞異型が強い．扁平上皮癌とする所見（細胞質の角化，層板構造）や腺癌とする所見（円柱状の形態，粘液の存在，淡明な細胞質）をみない．以上より，正解は尿路上皮癌である．

問26　解答①　良性尿路上皮細胞

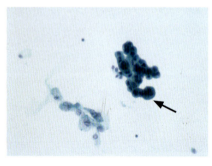 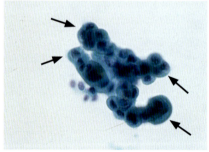

病　　態：血尿は癌以外の病態（感染症，結石，前立腺肥大，腎疾患など）でも出現することを知っておく必要がある．これらの良性病変から剥離する尿路上皮細胞は集塊を形成し，核クロマチンの濃染，核形不整，核小体の肥大など認めることがある．核が小型（核長径平均9μm以下）の場合は低異型度の尿路上皮癌細胞との鑑別に苦慮する場合がある．細胞所見として，「細胞の辺縁の肥厚」も良性を考える根拠となる．正常の尿路上皮細胞は内腔側（尿と接する面）の細胞縁が肥厚している．核の大きさは軽度であるが大小があり，表層の細胞は大型で，基底側の細胞は小型である．

左　　図：シート状に剥離した表層型尿路上皮細胞と比較的強く結合した細胞集塊を認める．細胞質の一辺（矢印）は厚みがあり，この所見は正常尿路上皮細胞の形態を示している．背景は比較的清である．

右　　図：強く結合した細胞集塊を構成する細胞は類円形で，核は中心～やや偏在している．細胞質の一辺（矢印）には厚みがある．核の大きさに大小不同があり，核形は類円形～不整形で認められる．核クロマチンがやや濃染して観察される．以上より，核異型をみるが尿路上皮癌ほどの異型はなく，良性尿路上皮細胞と考える．

鑑別診断：精嚢上皮細胞は円柱状の細胞で，細胞質に黄褐色調のリポフスチン顆粒を認めることがある．低異型度の尿路上皮癌との鑑別では，本例は細胞質の一辺に厚みを示す細胞が多く，またその細胞は均等に位置し，構造異型はみられないので積極的に悪性を疑わない．尿膜管癌，腎細胞癌については前述の症例を参照されたい．

問27	年齢 52 歳，男性
	主訴または臨床症状——血尿　　　採取方法——膀胱洗浄液
	染色法——————Pap. 染色　　　倍　率——左 40 倍，右 100 倍

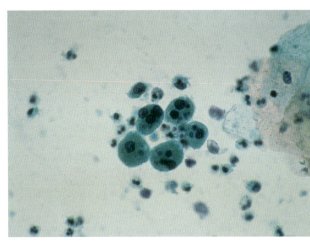 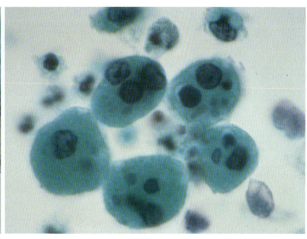

①正常尿路上皮細胞　②尿細管上皮細胞　③精囊上皮細胞　④マラコプラキア　⑤尿路上皮癌

問28	年齢 92 歳，男性
	主訴または臨床症状——血尿　　　採取方法——自然尿
	染色法——————Pap. 染色　　　倍　率——左 40 倍，右 40 倍

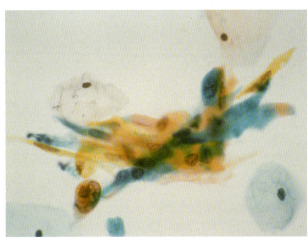 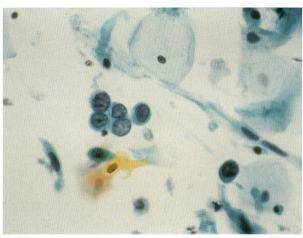

①正常尿路上皮細胞　②扁平上皮化生細胞　③尿路上皮癌（低異型度）　④尿路上皮癌（高異型度）
⑤扁平上皮への分化を伴う浸潤性尿路上皮癌

問27　解答④　マラコプラキア

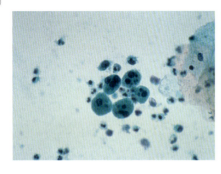
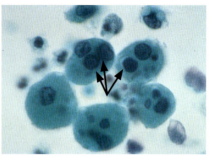

- 病　　態：マラコプラキア（malakoplakia）は主として膀胱に発生し，好発年齢は 40 〜 60 歳代，男女比は 1：4 で女性に多いことが知られている．大腸菌を起炎菌とする尿路感染症との関連が指摘されている．膀胱に発生することが多く膀胱炎症状を呈し，膀胱鏡では直径数 mm 〜 2.5mm の大きさで，黄褐色調のプラークないし小結節病変が認められる．組織学的には von Hansemann 細胞とよばれる大型組織球，リンパ球，形質細胞の浸潤からなる慢性肉芽腫性病変を示す．PAS 陽性，カルシウム染色や，鉄染色陽性の Michaelis-Gutmann（M-G）小体の存在により確定診断がなされる．
- 左　　図：膀胱洗浄液から作製された標本中には円形の大型細胞が認められる．周囲の組織球や分葉核白血球と比較すると非常に大型の細胞である．これらの細胞は隣接して認められるが，上皮性の結合はみられない．
- 右　　図：大型細胞はライトグリーンに好染する広く不透明な細胞質を有している．核は偏在し，核の大きさはほぼ均一，核形は類円形ないし不整形で，核溝が認められるが，核クロマチンは濃染しない．細胞質内にはヘマトキシリンに好染する同心円状の小球体（M-G 小体）が 1 〜 2 個認められる．以上の所見からマラコプラキアが考えられる．
- 鑑別診断：マラコプラキアは M-G 小体を認めることにより確定診断される．M-G 小体は細菌を中心にしてリン酸カルシウムが層板状に沈着したものと考えられている．通常細胞質内封入体として認められるが，細胞間にも存在する．

問28　解答⑤　扁平上皮への分化を伴う浸潤性尿路上皮癌

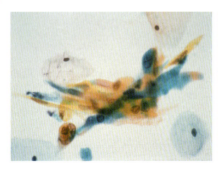
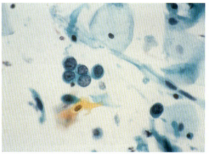

- 病　　態：「腎盂・尿管・膀胱癌取扱い規約」（金原出版，東京，2011）では，浸潤性尿路上皮癌の特殊型に「扁平上皮への分化を伴う浸潤性尿路上皮癌」や「腺上皮への分化を伴う浸潤性尿路上皮癌」が分類された．尿路上皮癌成分のない場合に限って扁平上皮癌，腺癌と診断される．また，浸潤性尿路上皮癌細胞の細胞異型度は高異型度尿路上皮癌細胞とほぼ同様である．
- 左　　図：細胞質がオレンジ G に好染する輝度の高い角化型の紡錘形細胞と，ライトグリーン好染の多方形の細胞が混在して認められる．核は中心に位置している．核が変性し無核化した細胞も認められる．
- 右　　図：ライトグリーン好染の紡錘形細胞，オレンジ G に好染して輝度の高い角化を示す多方形の細胞が認められる．核は中心に位置している．これらの細胞は扁平上皮系の細胞と考えられる．一方，類円形の細胞は核がやや偏在して位置し，核クロマチンの濃染，核形不整，核小体肥大が認められる．細胞質は不透明で層板構造がみられず，尿路上皮癌細胞と考えられる．以上より，尿路上皮癌細胞と扁平上皮癌細胞が混在する所見で，「扁平上皮への分化を伴う浸潤性尿路上皮癌」とする．
- 鑑別診断：尿路に発生する扁平上皮化生細胞は，多形性を伴うことがあっても角化の程度は軽度で核異型に乏しく，扁平上皮癌細胞と鑑別可能な場合が多い．また，尿細胞診において扁平上皮癌の診断は尿路上皮癌細胞の成分が認められない場合に推定される．なお，女性では子宮頸部由来の扁平上皮癌細胞が尿中に混入する場合があるので注意が必要である．

問 29　年齢 75 歳，男性
主訴または臨床症状——血尿
染色法——————————Pap. 染色
採取方法——自然尿
倍　率——左 40 倍，右 40 倍

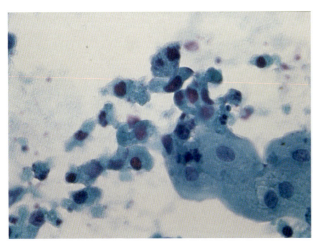
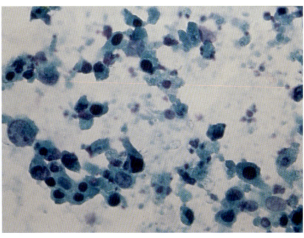

①正常尿路上皮細胞　②精嚢上皮細胞　③尿路上皮過形成　④尿路上皮癌（低異型度）
⑤尿路上皮癌（高異型度）

問 30　年齢 63 歳，男性
主訴または臨床症状——血尿
染色法——————————Pap. 染色
採取方法——自然尿
倍　率——左 40 倍，右 100 倍

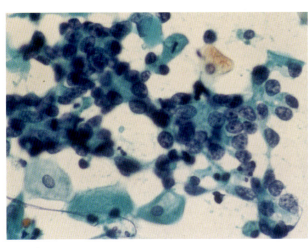
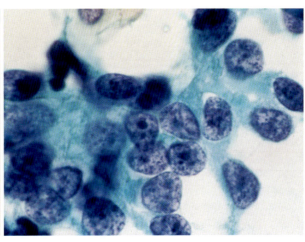

①良性尿路上皮細胞　②低異型度尿路上皮癌　③高異型度尿路上皮癌　④淡明細胞癌（腎）　⑤腺癌（前立腺）

問29　解答⑤　尿路上皮癌（高異型度）

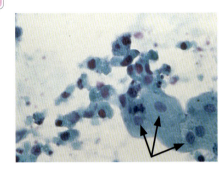 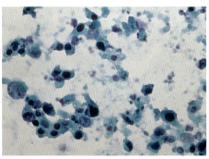

病　　態：尿中に高異型度尿路上皮癌細胞を認めた場合，その由来は尿路上皮内癌（非浸潤性・平坦病変）と高異型度非浸潤性乳頭状尿路上皮癌（非浸潤性・乳頭状病変），浸潤性尿路上皮癌の3つが推定される．尿路上皮内癌と高異型度非浸潤性乳頭状尿路上皮癌との鑑別は困難である．浸潤性尿路上皮癌では，背景に壊死物質や炎症性細胞が観察されることが多い．

左　　図：壊死物質を背景に細胞質が変性し，核形不整，核クロマチンの濃縮変性を示す細胞が多数認められる．同一視野に認められる正常の表層型尿路上皮細胞と考えられる細胞の核クロマチン（矢印）は保たれており，核クロマチン濃染評価の対象となる．

右　　図：左図と同様に壊死物質を背景に細胞質，核が変性に陥った細胞が孤在性に多く認められる．核は濃縮変性に陥ってはいるが，核の大きさは比較的保たれており，核の大小不同，核形不整が認められる．少数の変性所見の軽度な細胞では核クロマチンが濃染する．以上の所見より，高異型度尿路上皮癌細胞と考えられる．

鑑別診断：細胞所見から正常尿路上皮細胞や精嚢上皮細胞と鑑別することは容易である．尿路上皮過形成に由来する細胞は正常の尿路上皮細胞と同様の所見を呈する．低異型度尿路上皮癌細胞では，変性に陥っても，このような核の大小不同，核形不整は示さず，背景には通常壊死物質は認めないので鑑別可能である．

問30　解答⑤　腺癌（前立腺）

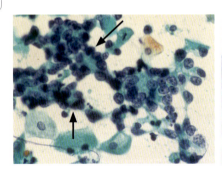 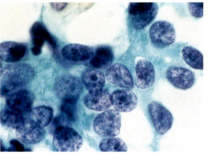

病　　態：前立腺は男性の膀胱頸部に連続し尿道を取り巻くように存在する臓器である．60歳代以上では前立腺肥大（過形成）と前立腺癌が高頻度に認められ，排尿困難，頻尿，膀胱刺激症状や尿道出血の症状を示すことがある．前立腺は主に尿道から離れた辺縁域に好発するので，尿中に癌細胞を認める場合，病期が進行していると推定される．

左　　図：索状ないし管状に配列した細胞（矢印）が結合して軽度の重積性を示すか平面的に多数認められる．核間距離は不整，核の大きさは比較的均一で偏在傾向がある．核クロマチンの濃染は顕著で癌細胞の集塊と考えられる．

右　　図：細胞質は比較的淡明，核は類円形で核小体の肥大が認められる．以上より，腺癌細胞で前立腺癌細胞が推定される．

鑑別診断：自然尿細胞診標本中に腺癌細胞を認める場合，由来は近隣臓器の大腸癌，直腸癌，前立腺癌，子宮頸癌，子宮内膜癌などの頻度が高く，大腸癌や直腸癌の直接浸潤では壊死を伴い，多くは高円柱状の腺癌細胞が認められる．淡明細胞癌（腎細胞癌）は問題24を参照されたい．前立腺癌に由来する細胞は核径9μm以下，小型で，N/C比が大きく，核小体の肥大した細胞像を示す頻度が高い．本症例のように核が大きく核小体の肥大する細胞は，他臓器からの転移性腺癌細胞との鑑別が困難な場合がある．良性尿路上皮細胞や低異型度尿路上皮癌細胞とは核異型の強いことで，高異型度尿路上皮癌細胞とは索状ないし管状の細胞配列や細胞の大小不同や核形不整，多形性がほとんどないことなどで鑑別が可能である．

問31

年齢 83 歳，男性
主訴または臨床症状——血尿
染色法——————Pap. 染色
採取方法——自然尿
倍　率———左 40 倍，右 100 倍

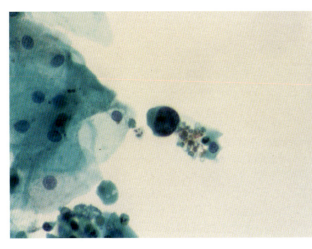
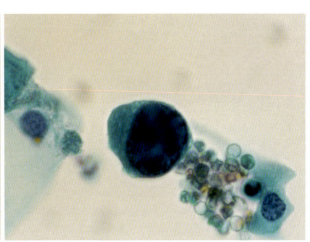

① Decoy 細胞　②低異型度尿路上皮癌　③高異型度尿路上皮癌　④腺癌　⑤扁平上皮癌

問32

年齢 54 歳，男性
主訴または臨床症状——血尿
染色法——————Pap. 染色
採取方法——尿管カテーテル尿
倍　率———左 20 倍，右 40 倍

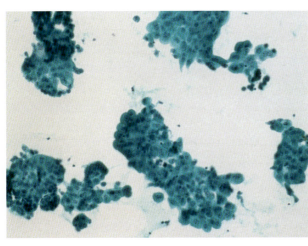
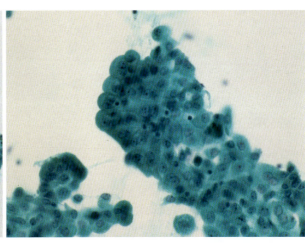

①良性尿路上皮細胞　②尿細管上皮細胞　③低異型度尿路上皮癌　④高異型度尿路上皮癌　⑤扁平上皮癌

問31 解答① Decoy 細胞

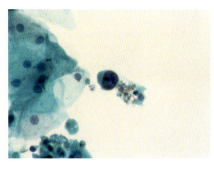 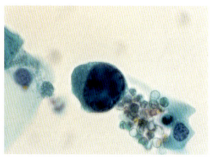

病　　態：Decoy 細胞とは，細胞の腫大，N/C 比の増大，くすんだ無構造を示す核クロマチン，核のほとんどを占める封入体などを示し，ときに癌細胞に間違えられる細胞として Decoy（おとり）細胞と命名されたものである．Decoy 細胞はヒトポリオーマウイルスが尿路上皮細胞へ感染し，その感染細胞が尿中に出現した細胞であることが証明されている．ポリオーマウイルスは DNA 型ウイルスで，ヒトに感染するものは患者のイニシャルから名付けられた BKV（BK-virus）や JCV（JC-virus）があり，これらのウイルスは尿中から慢性的，間歇的に検出され，サルに感染する SV40（simian virus40）と 75％および 69％の類似性がある．ほとんどのヒトは 10 歳くらいまでにポリオーマウイルスに自然感染している．通常，無症状であるが，腎移植，骨髄移植などの免疫抑制下で再活性化され，腎炎や出血性膀胱炎を起こすことがある．

左　　図：中央に位置する細胞は周囲の尿路上皮細胞の核と比較して巨大で，N/C 比が大きく，核が濃染して認められる．剥離細胞数は 1 個と少数である．

右　　図：拡大像では N/C 比は大きく，核は偏在し，不透明で厚みのある細胞質を有している．核クロマチンはすりガラス様変性を示し，核縁を縁取るように認められる．核の腫大した変性細胞であり，Decoy 細胞に相当する．

鑑別診断：Decoy 細胞は核が大型化して濃染し，N/C 比増大など悪性細胞に類似した所見を示しているが，核のすりガラス様変性の存在と核形不整の欠如に注目すれば癌細胞との鑑別は可能である．抗 SV-40T 抗原抗体を用いた免疫染色は BKV や JCV にも陽性を示すので，ポリオーマウイルス感染の確認に有効である．

問32 解答① 良性尿路上皮細胞

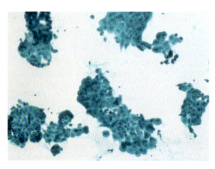 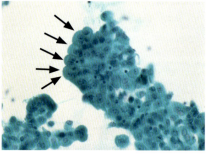

病　　態：膀胱に腫瘍性病変が存在しないのに血尿が認められる場合，腎盂尿管カテーテル尿が採取され細胞診検査が行われる．腎盂尿管カテーテル尿には，カテーテル挿入により尿路上皮細胞が物理的に剥離され，孤在性または集塊として多数出現するため，良悪性の判定に苦慮することがまれならずある．また，生検組織が採取されないことが多く，細胞診断が最終診断となるので，判定にはなおさら慎重にならざるをえない．

左　　図：大型の不整形集塊を形成して多数の細胞が認められる．細胞の結合性が強いが，重積性は強くない．孤在細胞は少ない．背景に炎症や壊死物質は認められない．

右　　図：細胞の核は比較的均一で類円形である．核小体を認めるが，核クロマチンは濃染しない．細胞境界が明瞭で，細胞質の一辺（最外側に位置する部分）には厚みがある（矢印）．以上より，良性尿路上皮細胞の集塊と考えられる．

鑑別診断：尿細管上皮細胞は腎実質に位置するので，腎盂尿管カテーテルにより剥離して認められることはない．もっとも鑑別が必要な細胞は低異型度尿路上皮癌細胞で，この細胞は核クロマチンが軽度であるが濃染し，核形不整，核溝の存在など核異型が認められる点で異なり，特に核形不整の存在が良性尿路上皮細胞と鑑別する所見として重要である．高異型度尿路上皮癌細胞は細胞や核の大小不同や多形性，核クロマチンの濃染，核小体の肥大など，細胞異型が強く認められる点で，また，扁平上皮癌細胞は細胞質に角化所見や層板構造がみられ，核異型を示す点で鑑別できる．

問 33	年齢 47 歳，女性
	主訴または臨床症状——乳腺腫瘤　　採取方法——穿刺吸引
	染色法——————Pap. 染色　　倍　率———左 20 倍，右 40 倍

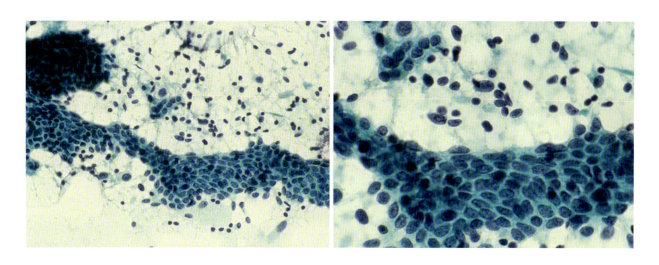

①線維腺腫　②浸潤性乳管癌　③髄様癌　④浸潤性小葉癌　⑤悪性葉状腫瘍

問 34	年齢 49 歳，女性
	主訴または臨床症状——乳腺腫瘤　　採取方法——穿刺吸引
	染色法——————Pap. 染色　　倍　率———左 40 倍，右 100 倍

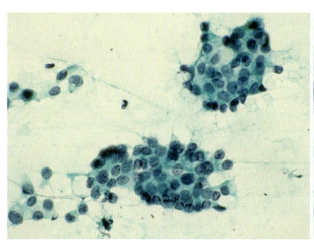 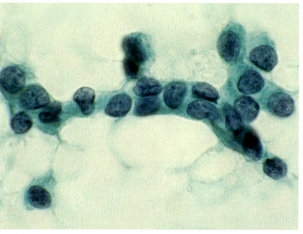

①線維腺腫　②乳管内乳頭腫　③浸潤性乳管癌　④粘液癌　⑤髄様癌

問33　解答①　線維腺腫

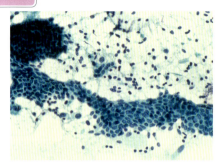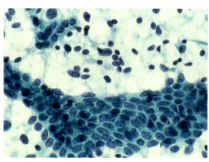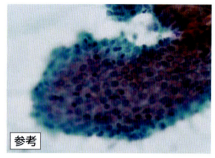

病　　態：乳腺腫瘍からの穿刺吸引細胞診材料では，腫瘍を形成するあらゆる病態が含まれる．乳癌取扱い規約などを参考に，癌の様々な組織型や良性腫瘍および非腫瘍性の良性病変に関して熟知しておく必要がある．線維腺腫は境界明瞭な球状～分葉状の腫瘍で圧排性増殖を示し，組織学的に結合組織性および上皮性混合腫瘍に分類される良性腫瘍である．上皮性成分と線維性成分が様々な割合で増生する．線維腺腫は悪性化することはほとんどない．

左　　図：多数の裸核を背景にシート状の上皮細胞集塊が認められる．裸核状間質細胞および上皮集塊の特徴的出現パターンから，間質および上皮双方の増生所見を示し，線維腺腫が推定される．

中　　図：裸核状細胞は短紡錘形を示し，上皮性集塊の結合性はよく，集塊上には小型濃縮状の筋上皮細胞が観察され二相性を呈する．

鑑別診断：選択肢からは，浸潤性乳管癌，悪性葉状腫瘍などが鑑別診断となる．乳腺の良性病変では，腺上皮細胞と筋上皮細胞の二相性を呈するのが特徴であるが，浸潤性乳管癌では筋上皮が欠如するため二相性を示さない．筋上皮細胞は，一般的に上皮細胞集塊上あるいは集塊辺縁にみられる円形から紡錘形の小型濃縮状核とされる（参考）．また，悪性葉状腫瘍は，上皮成分は良性であるが，間質成分が悪性を示す肉腫の像を示す．

問34　解答③　浸潤性乳管癌

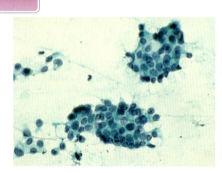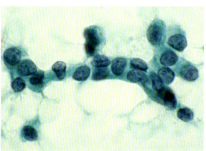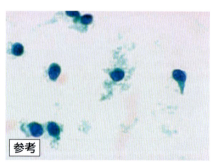

病　　態：乳癌取扱い規約第18版において，浸潤性乳管癌は浸潤癌胞巣の形態に基づいて，腺管形成型，充実型，硬性型，その他の4型に分類される．2種類以上の型が認められる場合には，より広い面積を占める型に分類する．硬性型は，癌細胞が散在性に，あるいは小集塊状にないし索状となって間質に浸潤し，多少なりとも間質結合織の増殖を伴う浸潤性乳管癌である．浸潤癌胞巣は小さく，周辺組織に対してびまん浸潤性に発育する．

左　　図：小集塊状の2つの異型細胞集塊がみられる．また，その集塊からほつれるような数個の細胞群，および緩い結合性あるいは散在性を示す数個の細胞群など，結合性不良を示唆する所見がみられる．

中　　図：索状様配列を示す小集塊がみられる．辺縁部は直線的で，浸潤像が推定される．また，明らかな細胞質を有する孤立性の細胞が観察される．これらの細胞の核クロマチンは増量し，核形不整が認められる．

鑑別診断：細胞のほつれ，索状様配列から浸潤性乳管癌（硬性型）が推定される．他領域の癌に比べ小型細胞で構成され，大小不同や多形性に乏しい場合が多い乳癌は，索状配列などの構造や結合性（ほつれ，孤立性細胞：参考）など詳細な観察が必要である．

問35	年齢49歳，女性	
	主訴または臨床症状——血性乳頭分泌	採取方法——乳頭分泌
	染色法————————Pap. 染色	倍　率——左40倍，右100倍

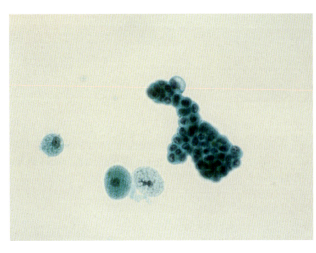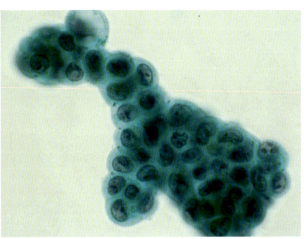

①線維腺腫　②乳管内乳頭腫　③浸潤性乳管癌　④粘液癌　⑤浸潤性小葉癌

問36	年齢44歳，女性	
	主訴または臨床症状——左乳腺腫瘤	採取方法——穿刺吸引
	染色法————————Pap. 染色	倍　率——左20倍，右40倍

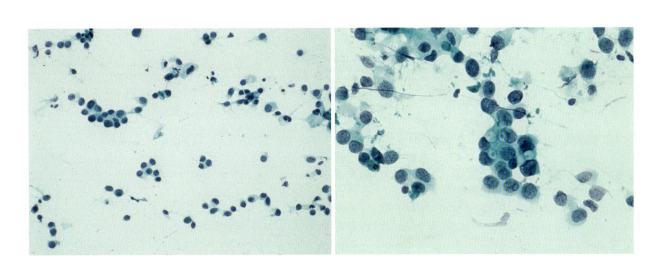

①乳腺症　②線維腺腫　③乳管内乳頭腫　④浸潤性乳管癌　⑤悪性リンパ腫

問35　解答②　乳管内乳頭腫

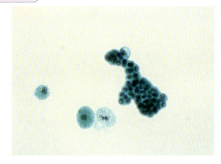 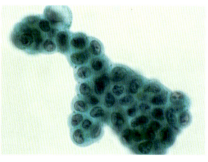 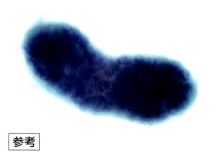
参考

病　　態：乳頭分泌物の細胞診であり，細胞所見は穿刺細胞診とは区別して考える．血性乳頭分泌の臨床所見より，比較的太い乳管病変を推定する．乳管内乳頭腫は，太い乳管に発生する中心型乳頭腫と末梢に発生する末梢型乳頭腫に分けられる．中枢型は癌を合併することはきわめてまれであるが，末梢型ではときにみられる．臨床的に30～50歳代の女性に好発し，中枢に発生するものは乳頭分泌の臨床症状を特徴とする．組織学的に，線維血管性間質を軸に乳管（腺）上皮細胞と筋上皮細胞が二相性を示し，乳頭状に増殖する．乳頭分泌物中には，通常，剥離した上皮細胞のみがみられ，間質を含む乳頭状集塊がみられることはない．

左　　図：細胞質が泡沫状でN/C比が小さい泡沫細胞と小型の乳管（腺）上皮細胞集塊が認められる．集塊の結合性はよく，散在性の上皮細胞は認められない．

中　　図：上皮細胞の細胞質はライトグリーンに強く染色され，一部に変性空胞様の所見が観察される．核形不整がみられるが，クロマチンの増量は乏しい．また，細胞質は比較的広いため，N/C比は小さい．

鑑別診断：乳頭分泌物に出現する良性細胞ではしばしば核形不整を示すので，注意を要する．鑑別診断は，乳管癌，特に非浸潤性乳管癌（ductal carcinoma in situ：DCIS）（参考）であるが，鑑別点としては，クロマチンの他，とくにN/C比が重要である．

問36　解答④　浸潤性乳管癌

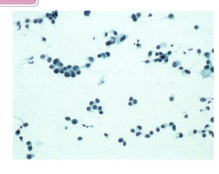 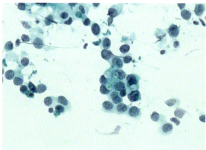 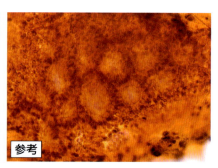
参考

病　　態：穿刺細胞診では，基本的に組織構造を反映するが，組織像が多彩であるため一様ではない．一般的に，浸潤性乳管癌の腺管形成型は，腺腔形成を示す重積性集塊として出現することが多いが，典型的な篩状癌（参考）は，これには含まれない（乳癌取扱い規約第18版）．充実型は結合織に乏しいため，多くの細胞が採取される．細胞は，比較的大型で多辺形を呈し，異型性が強く，孤立性あるいは不規則集塊で出現する．硬性型は，結合織内を癌細胞が孤立性，索状，小集塊状に浸潤するため，それを反映した細胞像を示す．また，細胞質内小腺腔（intracytoplasmic lumina：ICL）の出現率が高い．穿刺細胞診では，ほとんど細胞が採取されない場合もある．

左　　図：淡い細胞質を有する異型細胞が，散在性あるいは緩い結合性を示す数個の小集塊を形成して認められる．一部それらは索状様配列を呈している．

中　　図：核クロマチンは微細，増量を示し，核小体はみられず，核縁の肥厚は認められない．細胞質内には，中心部に分泌物がみられる標的状を示す典型的なICLが観察される．

鑑別診断：明らかなICLがみられる場合，癌の診断は確定的である．浸潤性小葉癌との鑑別が必要であるが，難しい場合も少なくない（問題40参照）．

問37	年齢 32歳，女性
	主訴または臨床症状——乳腺腫瘤　　採取方法——穿刺吸引
	染色法————————Pap. 染色　　倍　率——左20倍，右40倍

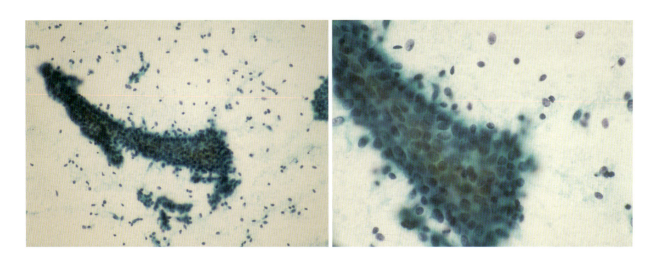

①線維腺腫　②浸潤性乳管癌　③粘液癌　④髄様癌　⑤浸潤性小葉癌

問38	年齢 46歳，女性
	主訴または臨床症状——乳腺腫瘤　　採取方法——穿刺吸引
	染色法————————Pap. 染色　　倍　率——左20倍，右40倍

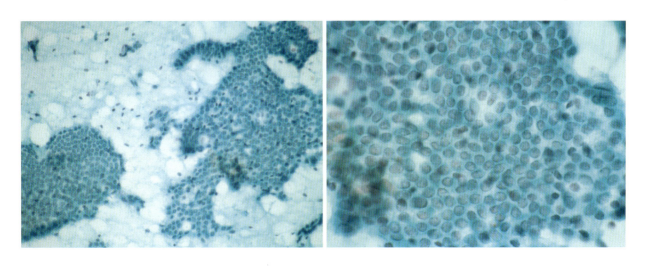

①線維腺腫　②乳頭腺管癌　③粘液癌　④髄様癌　⑤浸潤性小葉癌

問37 解答①　線維腺腫

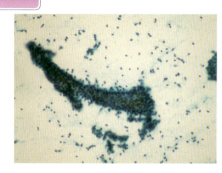 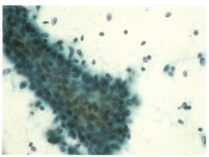 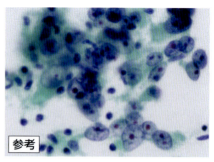

病　　態：線維腺腫は，管内型，管周囲型，類臓器型，乳腺症型の4型に分類される．管内型は，上皮成分の形態が細長い管状のもの，管周囲型は，上皮成分の形態が丸い管状のもの，類臓器型は，上皮成分が小葉構造までの分化を示すもの，乳腺症型は，上皮成分が乳腺症様構造を示すもの，とされている（乳癌取扱い規約第18版）．乳腺症型は，上皮成分が多く，時に篩状構造を示すため，悪性との鑑別を要するが，線維腺腫の中に癌が発生することは極めてまれである．

左　　図：紡錘形～類円形の裸核状細胞を背景に，大型の腺管状上皮細胞集塊および小型上皮細胞集塊が認められる．大型の上皮集塊は一部分岐した腺管状を呈している．

中　　図：上皮性集塊の結合性はよく，集塊上および辺縁部には比較的小型で裸核状の筋上皮細胞が散見され，二相性を示している．

鑑別診断：線維腺腫は，細胞が大量に採取される場合があり，上皮過形成を示し腺管構造が著明な場合など，DCISや乳頭腺管癌に酷似するので注意を要する．背景の裸核状細胞の存在や核所見を考慮した総合的な判定が重要である．浸潤性小葉癌や髄様癌では，腺管形成を示す細胞集塊は認めず，髄様癌（参考）は大型で核小体は腫大し，異型が強い．

問38 解答①　線維腺腫

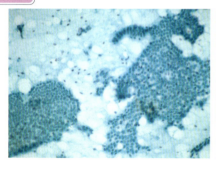 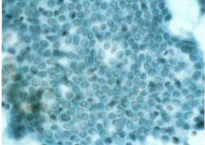 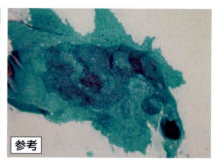

病　　態：線維腺腫は限局性充実性の腫瘤病変で，単発あるいは多発することもあるが，悪性化はきわめてまれである．臨床的には，20～30歳代の女性に多く，大きさは通常3cm以下である．まれに，巨大線維腺腫とよばれ，著しく大きくなる場合もある．

左　　図：シート状の大型上皮細胞集塊が認められ，背景には裸核状細胞が散見される．

中　　図：細胞の結合性は保たれており，集塊内部には筋上皮細胞が認められる．また，明瞭ではないが，集塊内部には腺腔様構造が複数みられ，篩状構造類似の所見を呈している．

鑑別困難：線維腺腫はもっとも多く遭遇する良性腫瘍であるが，細胞が多量に採取されることが多く，over diagnosisされることも多い．シート状の大型細胞集塊は，DCISや乳頭腺管癌との鑑別を要する．特に低乳頭型のDCIS（参考）では，シート状の大型細胞集塊からの乳頭状突出や腺腔形成を示し，線維腺腫でみられる上皮細胞集塊と類似する．さらに，DCISでは数は少ないものの，筋上皮細胞が残存する場合があるため，シート状細胞集塊の構造の詳細な観察や，背景の裸核状細胞や粘液腫様間質などの出現パターンを含めた総合的な判断が必要である．

問39	年齢 32歳，女性	
	主訴または臨床症状――左乳腺腫瘤	採取方法――穿刺吸引
	染色法――――――――Pap. 染色	倍　率―――左 20 倍，右 40 倍

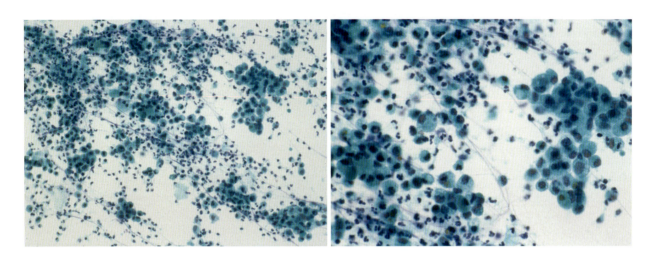

①乳腺炎　②線維腺腫　③浸潤性乳管癌　④髄様癌　⑤悪性リンパ腫

問40	年齢 53歳，女性	
	主訴または臨床症状――乳腺腫瘤	採取方法――穿刺吸引
	染色法――――――――Pap. 染色	倍　率―――左 40 倍，右 40 倍

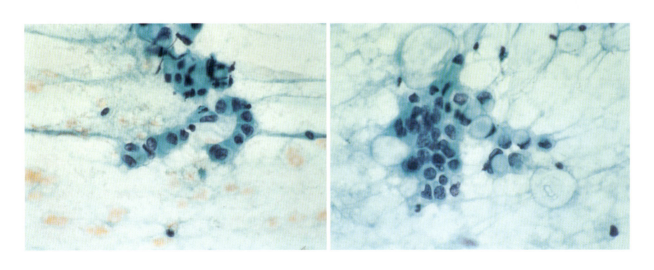

①乳腺症　②管内乳頭腫　③乳頭腺管癌　④粘液癌　⑤浸潤性小葉癌

問39　解答①　乳腺炎

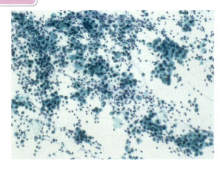 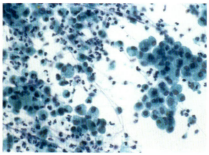 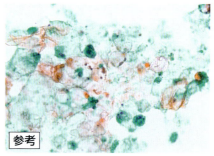

- 病　　態：乳腺炎は，急性乳腺炎と慢性乳腺炎に分けられる．急性乳腺炎は，授乳中の若い女性に多くみられ，臨床的に乳房の腫脹，発赤，疼痛，熱感を伴う．授乳中以外にも，乳頭部の小さな傷などからの細菌感染により急性乳腺炎を起こす場合がある．組織学的には細胞が浸潤し，膿瘍を形成する．慢性乳腺炎は40歳前後に多く，様々な原因があるが，乳管の破綻（乳管拡張症など），脂肪壊死，パラフィン（豊胸術後）に対して起こる．組織学的には，原疾患の所見を呈し，乳管拡張症では，拡張した乳管とその周囲の炎症，脂肪壊死（参考）では壊死した脂肪と異物肉芽反応などである．
- 左　　図：好中球を中心とした多量の炎症性細胞が観察される．
- 中　　図：好中球とともに，比較的広いライトグリーン好染の泡沫状細胞質を有する核偏在性細胞が集塊状に出現している．それらは上皮細胞様にもみえるが，細胞の結合性は明瞭ではなく，細胞質内に赤血球を貪食していることから，組織球と推定される．
- 鑑別診断：臨床的に炎症性乳癌との鑑別が重要である．炎症性乳癌は臨床診断名で，乳房の浮腫状の腫脹と皮膚の発赤をきたす炎症症状様を呈する特殊な型の癌である．病理組織学的には，皮膚あるいは皮下のリンパ管への著しい侵襲を特徴とする．

問40　解答⑤　浸潤性小葉癌

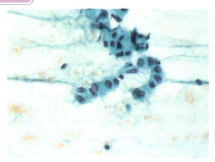 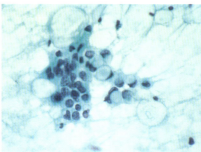 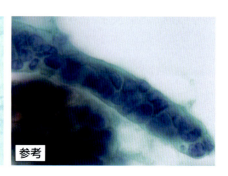

- 病　　態：浸潤性小葉癌は乳癌特殊型に分類され，多中心性，両側性発生などの臨床病理学的な点からも乳管癌とは区別され，乳房温存術式の選択にあたっては十分な留意が必要である．浸潤性小葉癌は，小型細胞で構成されることが多い乳癌のなかでその代表格といえる．細胞採取量も少ない場合が多く，誤陰性となりやすい組織型である．
- 左　　図：採取細胞量は少なく，少数の小型異型細胞が索状配列を示し出現している．核クロマチンは繊細で軟らかく，細胞質はライトグリーンに淡く染色されている．細胞は小型であるが，細胞質は比較的広く，N/C比は小さい．
- 中　　図：左図と同様の小型異型細胞が小集塊〜索状に認められる．明瞭な核形不整を示す細胞や，核が偏在し印環型を示す細胞が認められ，細胞質内には，大型のICLが認められる．
- 鑑別診断：類似の浸潤性配列や細胞所見を呈する浸潤性乳管癌（硬性型）との鑑別が問題となる．小葉癌は，硬性型に比べ核クロマチンがより繊細で軟らかく，細胞質も淡い．小葉癌ではしばしば核が細胞質から飛び出しているような所見が観察される．また，硬性型（参考）では鋳型状といわれる核同士の圧排像を示すが，小葉癌でみられることは少ない．浸潤性小葉癌も硬性型も1列縦隊の浸潤性配列が特徴とされるが，特に浸潤性小葉癌では，円形細胞が連なり"数珠状"とよばれている．

問41	年齢45歳，女性
	主訴または臨床症状──乳腺腫瘤　　　採取方法──穿刺吸引
	染色法──────────Pap. 染色　　　倍　率───左40倍，右40倍

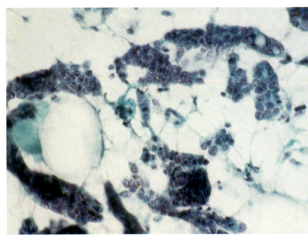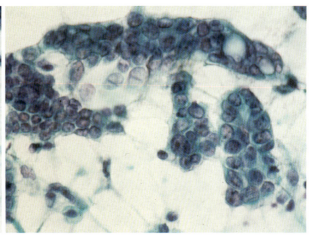

①線維腺腫　②管内乳頭腫　③浸潤性乳管癌　④粘液癌　⑤浸潤性小葉癌

問42	年齢29歳，女性
	主訴または臨床症状──乳腺腫瘤　　　採取方法──穿刺吸引
	染色法──────────Pap. 染色　　　倍　率───左10倍，右40倍

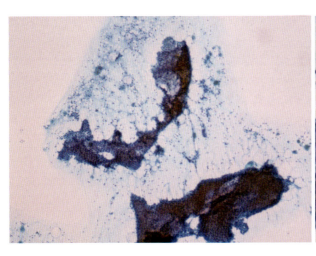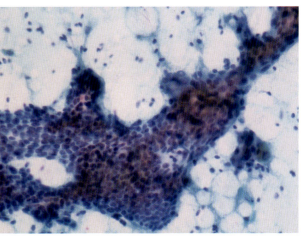

①乳腺炎　②線維腺腫　③浸潤性乳管癌　④粘液癌　⑤浸潤性小葉癌

問41 解答③ 浸潤性乳管癌

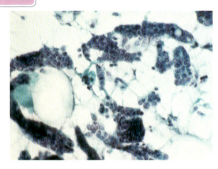 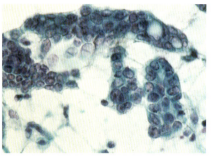 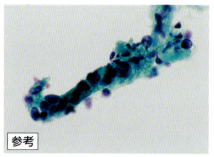

病　　態：浸潤性乳管癌（硬性型）は，その成り立ちから狭義と広義の2種類に分けられる．前者は真の硬癌とよばれるもので，病巣部分が乳管内には極めて少なく，間質浸潤の高度なもので，ほとんどが間質へびまん性に浸潤しているものである．後者は，腺管形成型あるいは充実型の形態を示していた病巣が，間質への硬性浸潤をきたし，その部分が面積的に優位を占めるようになったものである．

左　　図：1列索状あるいは2～数層の索状細胞集塊が多数観察される．集塊の長軸方向辺縁部は直線的で間質に挟まれ，浸潤性配列を示している．

中　　図：浸潤性配列を呈する細胞集塊内の核密度は高く，核同士が押しつぶし合い鋳型状を示している．また，集塊内部には，空胞状のICL様構造がみられる．異型性は比較的強く，核クロマチンは増量し，核形不整や核の大小不同が認められる．

鑑別診断：乳腺症の部分像である硬化性腺症や浸潤性小葉癌との鑑別が必要となる場合がある．硬化性腺症（参考）は良性病変であり，筋上皮細胞が混在するため（二相性），集塊を構成する細胞に単調性がない．本症例は，細胞集塊が比較的大型で，細胞量も多いことから，広義の硬性型が疑われる細胞像である．

問42 解答② 線維腺腫

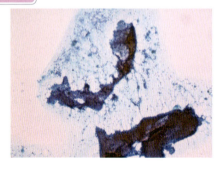 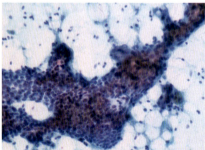 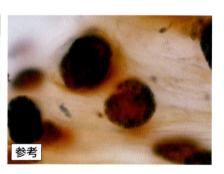

病　　態：線維腺腫は，触診では境界明瞭，可動性良好な腫瘤として触知される．画像診断においては，マンモグラフィーで限局性，境界明瞭な類円形あるいは分葉状で均一な腫瘍陰影として認められることが多い．また，粗石灰化を伴う場合が多く，比較的高齢者で陳旧化した症例ではしばしば粗大な石灰化を認める．超音波検査では，境界明瞭で辺縁整，内部エコー均一な低エコーを示す腫瘍として検出され，縦横比は小さく楕円形を呈することが多い．画像所見で限局性腫瘤を呈する浸潤性乳管癌（充実型），粘液癌，髄様癌などとの鑑別が必要である．

左　　図：背景に多数の裸核を伴い，大型のシート状上皮細胞集塊が認められる．

中　　図：大型上皮細胞集塊内においては集塊を構成する細胞に単調性はなく，二相性を呈している．多数の背景の裸核状間質および上皮の増生所見より，線維腺腫が推定される．

鑑別診断：画像診断と針生検や細胞診では鑑別すべき疾患が異なる．粘液癌は，画像診断では鑑別が必要であろうと考えられるが，本症例の細胞像では粘液癌（参考）との鑑別は容易である．選択肢からは，浸潤性乳管癌，特に腺管形成型が鑑別診断となる．また，その他には，葉状腫瘍があげられる．悪性葉状腫瘍との鑑別は可能であるが，良性葉状腫瘍と線維腺腫の鑑別は原則的に困難である．

問43

年齢 70 歳，男性
主訴または臨床症状——胸水貯留　　　　採取方法——胸水穿刺吸引
染色法——————左 Pap. 染色，右 Giemsa 染色　倍　率——左40倍，右40倍

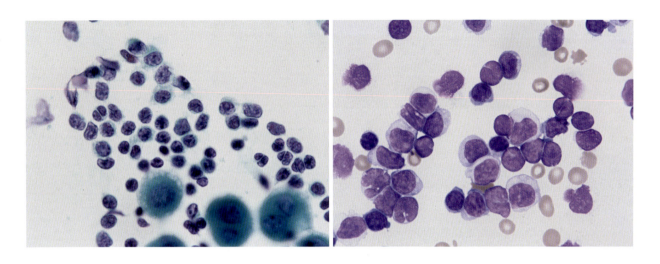

①反応性リンパ球増生　②肺小細胞癌　③神経芽細胞腫　④慢性リンパ性白血病　⑤形質細胞腫

問44

年齢 54 歳，女性
主訴または臨床症状——胸水貯留　　　　採取方法——胸水穿刺吸引
染色法——————Pap. 染色　　　　　倍　率——左40倍，右100倍

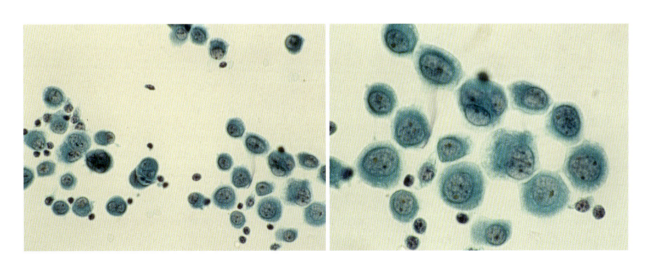

①反応性中皮細胞　②悪性中皮腫　③低分化腺癌　④扁平上皮癌　⑤悪性リンパ腫

問43　解答④　慢性リンパ性白血病

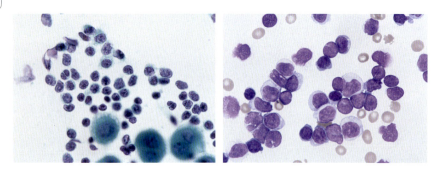

病　　態：慢性リンパ性白血病は小リンパ球性リンパ腫と同じB細胞の腫瘍で，末梢血や骨髄に所見が出る．西洋人の白血病では最頻度であるが，東洋人にはまれとされる．

左　　図：図右下にはN/C比約50％，単核〜軸対称性2核，クロマチン増量乏しく，細胞質はライトグリーン好性で，核周囲は厚く，細胞質周辺ほど徐々に網状化，淡明化を示す反応性中皮細胞がみられる．図全体にはリンパ球様の小型でN/C比の大きい細胞が孤立散在性に多数出現している．核所見から3種類に分類すると，①核濃染する小型核，②2核様切れ込みをもつ中型核，③やや大きい類円形中型核をもつ細胞である．全体として核のくびれ，切れ込み，2核様など核形不整の強い中型細胞の割合が多い．核小体はいずれにも1〜数個みられる．

右　　図：Giemsa染色像では，上記の3分類がより明確である．Giemsa染色では，核網状変化や，細胞質の好塩基性変化，アズール顆粒，メタクロマジーの所見の有無に注目する．小型濃縮核細胞は，大きさは赤血球と同程度で，クロマチンは粗顆粒状で密であり，正常のリンパ球を考える．核切れ込みや分葉様の不整形核をもつN/C比の大きい細胞は，粗網状のインク様に流れるようなクロマチンをもつ．好塩基性細胞質をもつ核偏在性の類円形核細胞は，細網状クロマチン不均等な分布を示している．これらは赤血球の2倍はあり，異常リンパ球様細胞が孤立散在性に出現していると考える．

鑑別診断：大型の芽球様リンパ球混在などの多彩性はなく，反応性リンパ球増生は否定したい．細胞の出現パターンが孤立散在性であることや，細胞質の所見より肺小細胞癌，神経芽細胞腫，形質細胞腫は考えにくい．以上より，慢性リンパ性白血病を考える．

問44　解答①　反応性中皮細胞

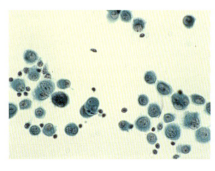 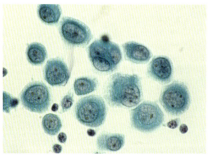

病　　態：体腔液では，検体が貯留液なのか，術中洗浄液なのかを確認してから鏡検を始める．貯留液の場合は，自由空間が与えられたことによる孤立円形化や円形集簇化が起こりやすい．術中洗浄液の場合は，開腹や臓器移動による中皮細胞の物理的剥離や，洗浄液噴射や採取時による物理的剥離などがあり，出現様式や細胞の新鮮さが異なることを念頭におく．

左　　図：背景には異型のない小型のリンパ球が少数みられるのみで，比較的きれいである．図には単調に核中心性の円形細胞が孤立散在性，または2〜3核の対細胞として出現する細胞がみられる．図中心の対細胞の細胞間には隙間（window）があり，炎症細胞が侵入している．中皮細胞を考える．

右　　図：16個の細胞は一見して同じ核所見である．核の軽度大小不同，円形〜類円形，単核，3核，核中心性，やや核偏在性など微妙に所見は異なるが，核縁整，細クロマチンの均等分布，クロマチン増量はなく，1〜3個の小型核小体を有している．各々の細胞の核所見が類似している点は，反応性の中皮細胞とする重要な所見である．細胞質は問題43の反応性中皮細胞と同様で，中皮細胞の特徴がよく出ている．

鑑別診断：悪性中皮腫は，常に鑑別診断として残すべきであるが，出現様式が異なり，核異型度は弱く否定できる．扁平上皮癌や低分化腺癌とは，細胞質にそれぞれの分化が伺えない点で否定できる．悪性リンパ腫とするにはリンパ球系異型細胞増生がなく，容易に除外できる．

問45	年齢59歳，男性
	主訴または臨床症状——腹水貯留　　採取方法——腹水穿刺吸引
	染色法————————Pap. 染色　　倍　率———左40倍，右100倍

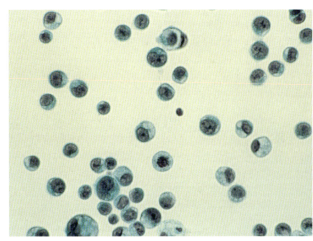 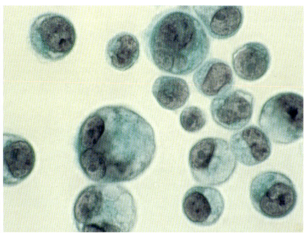

①組織球　②反応性中皮細胞　③腺癌　④扁平上皮癌　⑤悪性リンパ腫

問46	年齢57歳，男性
	主訴または臨床症状——胸水貯留　　採取方法——胸水穿刺吸引
	染色法————————Pap. 染色　　倍　率———左10倍，右40倍

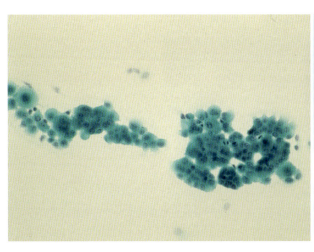 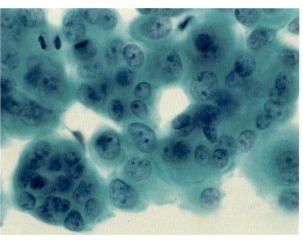

①反応性中皮細胞　②悪性中皮腫　③甲状腺癌（髄様癌）　④膀胱癌（尿路上皮癌）　⑤肺癌（大細胞癌）

| 問45 | 解答③　腺癌 |

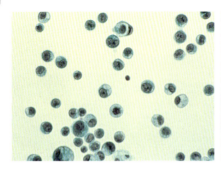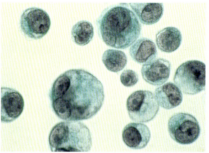

病　　態：患者は男性なので，卵巣癌は除外され，乳癌の可能性も低い．結合性が弱く，胃癌を第一に疑う．
左　　図：核偏在性の小型から中型細胞が，孤立散在性，対細胞を形成して多数出現している．図中央に小型，濃縮核をもつリンパ球があり，その周囲の小型異型細胞は，小リンパ球に比べるとやや大きい．一般に細胞の大きさの基準として，常にリンパ球や赤血球を念頭におく．図上部には対細胞がみられる．問題44の左図の対細胞では，細胞と細胞間の隙間（window）があるが，この対細胞ではライトグリーンに淡染する粘液様物がみられる．図中央下には核分裂像がみられる．図の10時方向には細胞質内小腺腔（intracytoplasmic lumina：ICL）を形成する細胞がみられ，腺細胞由来が強く疑われる．
右　　図：核偏在性の異型細胞と，N/C比が大きくても核偏在性を示す異型細胞が孤立散在性にみられる．核は類円形で，細クロマチンの不均等増量，明瞭な核小体が1個，核縁に不整肥厚，切れ込みがみられ異型が強い．細胞質内はライトグリーンに網状，泡沫状淡染して粘液が強く疑われる．以上より，印環細胞癌や低分化腺癌が強く疑われる細胞である．
鑑別診断：反応性中皮細胞としては，核の偏在性，細胞質の所見が異なり，組織球としては核腫大，N/C比，細胞質内粘液の所見が異なる．粘液産生を示す異型細胞がみられる時は，悪性なら胃癌（印環細胞癌），膵癌（腺癌，粘液産生性），乳癌（小葉癌，粘液癌），大腸癌（腺癌，印環細胞癌），卵巣癌（粘液性癌）などが鑑別にあげられる．細胞質内の粘液の存在から，扁平上皮癌，悪性リンパ腫は除外する．参考問題48．
※卵巣癌（粘液産生腺癌）は，「卵巣腫瘍・卵管癌・腹膜癌取扱い規約病理編第1版」（2016年）では，卵巣癌（粘液性癌）に変更になっている．

| 問46 | 解答②　悪性中皮腫 |

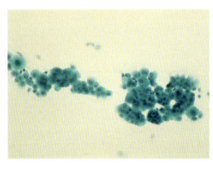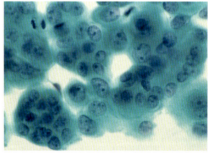

病　　態：悪性中皮腫は近年増加している疾患である．上皮型，肉腫型，二相型に分類され，本例は上皮型と考えられる．診断確定には免疫染色が必要となる．
左　　図：図左側の集塊内に小型のリンパ球がみられ，細胞の大きさを比べると，集塊を形成している細胞は3～7倍でかなり大きい．集塊の出現様式を図の左側から右側へ目を移すと，孤立散在性に大型円形，核中心性細胞，平面的，一部重積集塊，乳頭状，腺管状となり，同一集塊での移行像がみてとれる．
右　　図：左下は小乳頭状，中央は集塊内腺管状配列，右には結合性の乏しい大型円形細胞で軸対称性2核細胞が同一集塊にみられる．いずれも同様な核所見を示す．核は円形～類円形，核縁の不整肥厚は目立たずシャープ，核クロマチンは細顆粒，粗顆粒が不均等に混在し，核内蛋白が増量しライトグリーン好性基調のうえにクロマチンが増量している．核内に明るいところ，暗いところ，網状のところ，顆粒状のところが混在している．核小体は単個で腫大する細胞，大小不同を複数有する核が混在している．細胞質はライトグリーン好性で明らかな粘液産生，柵状配列胞体はない．細胞質の肥厚性は全体に核中心性に厚くなり，細胞質辺縁にいくにしたがい淡染化，網状化している．以上の所見から，悪性中皮腫が第一に疑われる．
鑑別診断：鑑別診断に非粘液産生性の腺癌があげられるが，細胞質の所見が一致しない．甲状腺癌（髄様癌）は核異型の弱い例が多く，異型の強い場合は結合性も消失する．肺癌（大細胞癌）では大型で強い核異型を示す．膀胱癌（尿路上皮癌）は頻度的には低く，集塊辺縁に存在する細胞が反応性中皮細胞様の肥厚性細胞質をもつ点がみてとれれば鑑別できる．

問47 年齢45歳，女性
主訴または臨床症状──腹水貯留　　　採取方法──腹水穿刺吸引
染色法──────Pap. 染色　　　　倍　率───左20倍，右40倍

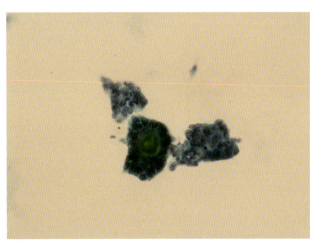
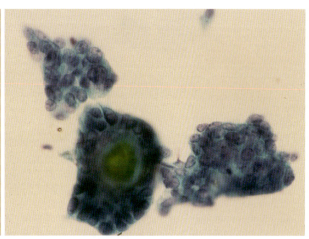

①反応性中皮細胞　②漿液性癌（卵巣癌）　③高分化腺癌（大腸癌）　④印環細胞癌（胃癌）
⑤扁平上皮癌（食道癌）

問48 年齢55歳，女性
主訴または臨床症状──腹水貯留　　　採取方法──腹水穿刺吸引
染色法──────Pap. 染色　　　　倍　率───左20倍，右40倍

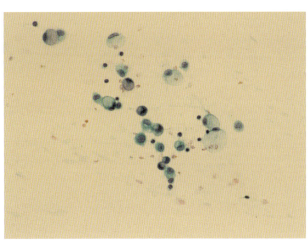
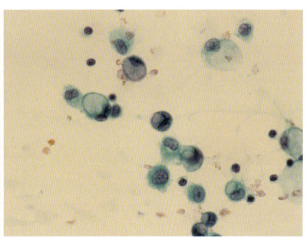

①反応性中皮細胞　②扁平上皮癌（子宮頸癌）　③腺癌（胃癌）　④腺癌（子宮体癌）　⑤腺癌（大腸癌）

問47　解答②　漿液性癌（卵巣癌）

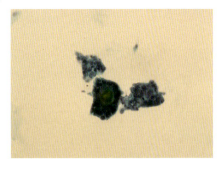 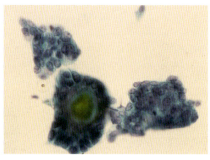

病　　態：45歳と比較的若い女性の腹水貯留は，肝硬変，低蛋白血症，結核性腹膜炎，メーグス症候群などとともに，卵巣癌や胃癌，膵・胆道系，大腸癌などの播種によるものが想定される．また，腹水の肉眼的色調，性状（漿液性，粘液性，粘稠性，滲出性，濾出性）も重要な所見となる．

左　　図：きれいな背景のなか，結合性の強い集塊がみられる．乳頭状から腺管状の不整の重積性を示す集塊であり，まずは腺癌を疑う．しかし女性の場合，腹水中に卵管上皮由来の線毛円柱上皮の集塊がみられることがあるので，強拡大による線毛の有無など詳細な観察が必要である．

右　　図：集塊内に黄色から褐色に染色される球層状の無機的物質がみられ，膠原線維に囲まれた砂粒小体が疑われる．異型細胞の多彩性は軽度で比較的均一，N/C比が大きく，円形，類円形核が重層，密在している．クロマチンは微細顆粒状で密に増量している．核縁は不整がみられる．1～数個の核小体を有している．細胞質は狭小でライトグリーン好性で淡染，泡沫状であるが粘液空胞や細胞質内小腺腔（intracytoplasmic lumina：ICL）は認めない．腺癌が考えられる．

鑑別診断：出現様式，核異型から，反応性中皮細胞および組織球は除外する．腺癌としての選択肢からは大腸由来の高分化腺癌があげられるが，核は円形が主体で，細胞形が立方状腺細胞である点より否定したい．細胞の結合性が強く，細胞質がライトグリーン好性であり，印環細胞癌（胃癌）は否定できる．扁平上皮癌（食道癌）は集塊の形状が異なる．残る選択肢は漿液性癌（卵巣癌）となる．砂粒体が出現しやすい腺癌として，子宮体部の漿液性癌や甲状腺の乳頭癌がある．しかし，甲状腺癌が体腔液にみられることはまれである．

※漿液性腺癌（卵巣癌）は，「卵巣腫瘍・卵管・腹膜癌取扱い規約病理編第1版」（2016年）では漿液性癌（卵巣癌）に，子宮体部の漿液性腺癌は，取扱い規約第4版（2017年）では漿液性癌に，変更になっている．

問48　解答③　腺癌（胃癌）

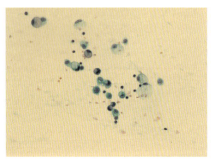 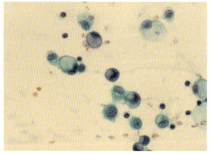

病　　態：問題45と類似するが，本例の方が細胞質内に粘液が多く，核が辺縁に圧排され，印環細胞癌としてよい．

左　　図：対物レンズ20倍の細胞像である．スクリーニング中（対物10倍）には見逃されやすい細胞像である．背景には赤血球，核異型のない小リンパ球，中皮細胞，組織球がみられる．しかし，空胞をもつ細胞が単に空胞変性した組織球でよいか気になれば，強拡大へと進み，右図のように40倍像での重要な所見がみえてくる．

右　　図：空胞状細胞は，その空胞の染色性に注目すると2種類がある．ライトグリーン淡染性の泡沫状の空胞と，エオジン好性でややピンク，赤みの濃い空胞である．前者は図の12，1，4，9時方向にみられる細胞であり，空胞変性した組織球・中皮細胞が疑われる．後者は図中心とその左上の細胞であり，胞体内粘液を有する腺癌，特に印環細胞癌，低分化腺癌を考える．印環細胞癌は孤立散在性で，一部は結合性（図の6時方向）を示す．核は類円形から腎形を呈し，クロマチンが著しく増量し，核縁不整，核小体の腫大を呈する．

鑑別診断：鑑別診断に組織球があげられるので，粘液の同定，核異型，N/C比に注目するが，選択肢にはない．反応性中皮細胞は，核中心性で肥厚性胞体を示し，扁平上皮癌は細胞質の角化や層状肥厚を示すので当てはまらない．子宮体部腺癌は不整な集塊を形成することが多い．大腸腺癌細胞が体腔液に出現する時は，粘液産生を示す長円柱状異型細胞集塊を示すことが多い．大腸原発の印環細胞癌もまれにあるが，胃原発の頻度がはるかに高い．

問49	年齢 30 歳，女性
	主訴または臨床症状——腹水貯留　　　　採取方法——腹水穿刺吸引
	染色法——————————Pap. 染色　　　　倍　率———左 20 倍，右 40 倍

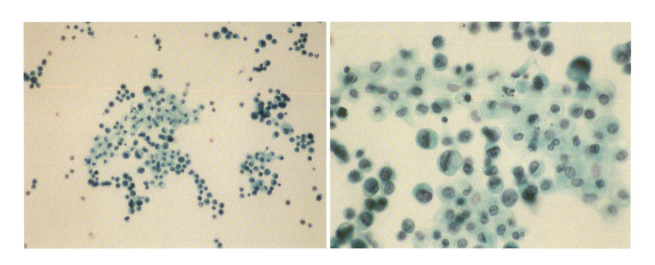

①組織球　②中皮細胞　③腺癌　④悪性リンパ腫　⑤ユーイング（Ewing）肉腫

問50	年齢 73 歳，男性
	主訴または臨床症状——胸水貯留　　　　採取方法——胸水穿刺吸引
	染色法——————————Pap. 染色　　　　倍　率———左 40 倍，右 100 倍

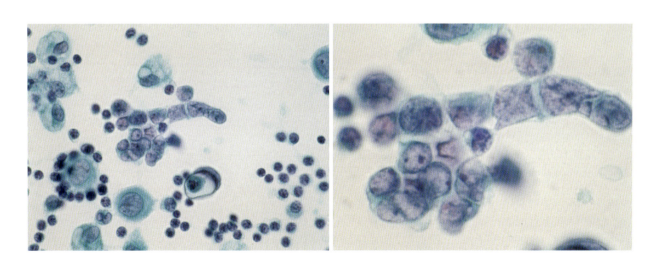

①悪性中皮腫　②腺癌　③神経芽腫　④小細胞癌　⑤悪性リンパ腫

問49 解答③　腺癌

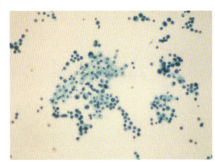
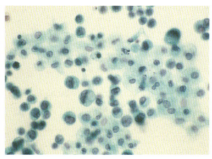

病　　態：若い女性の腹水細胞診では，メーグス病，卵巣癌などの婦人科系疾患とともに，炎症性疾患，クルッケンベルグ腫瘍などを念頭におく．

左　　図：全体に細胞量が多い．強い出血，壊死性変化はみられないが，小型細胞の多くは結合性に乏しくバラバラに存在し，一部小集塊を形成している．

右　　図：背景には，腎形核，淡明な胞体をもつ組織球と核断片化した壊死細胞と，小型で核濃染する小リンパ球や淡明な細胞質をもつ中皮細胞がみられる．図中心部左の2つの細胞は，中皮細胞に比較してやや大きく，核は偏在して，核が濃い．この細胞は細クロマチンの増量，核縁不整肥厚，核小体腫大が強く，細胞質はライトグリーン淡染ないし空胞化を呈し核を圧迫している．問題45, 48の小型異型細胞とよく類似している．低分化腺癌，印環細胞癌が強く疑われる細胞である．原発は不明であるが，若い女性の胃癌，特に硬癌，印環細胞癌の腹膜播種，クルッケンベルグ腫瘍由来などの場合が多い．本型の腫瘍には，粘液産生性の確認のため，PAS反応やアルシアン青染色が有用である．また，Giemsa染色による胞体の多彩な好塩基性変化，顆粒，マゼンタ小体（粘液のメタクロマジー）の確認も有用である．

鑑別診断：小型の腺癌細胞を，空胞変性した中皮細胞や組織球と間違わないことが重要である．また，悪性リンパ腫は孤立散在性の単調な増生を呈すること，ユーイング肉腫では小型でN/C比の大きい細胞が上皮様配列，ロゼット配列を示すことが鑑別点である．

問50 解答④　小細胞癌

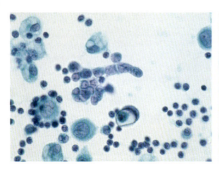
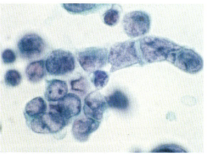

病　　態：肺小細胞癌は高悪性度神経内分泌癌の一つで，喫煙がリスクファクターの一つである．自覚症状が乏しく，発見時に転移があることも多い．しばしば胸水に腫瘍細胞が出現する．

左　　図：中央部に小型でN/C比の大きい細胞が，木目込み細工状に強い結合性を示している．注意する点は「小型で」という時の基準である．背景には，さらに小さい小型円形核で核濃染するN/C比の大きい細胞が孤立散在性に出現している．成熟リンパ球である．この成熟リンパ球に比べると，先の結合性の強い小型細胞は小型とは言いにくく，「成熟リンパ球核の2～3倍ある」と具体的に表現することが望ましい．他には，細胞質が肥厚し核中心性の反応性中皮細胞と，細胞質が淡く淡明～空胞変性を示す組織球が認められる．

右　　図：上中央部に成熟リンパ球がみられる．成熟リンパ球の核クロマチンは粗顆粒状で均等に分布している．色は青紫で濃い．それに比べ結合性の強い細胞の核クロマチンの色は青緑で淡い．核は濃くないが，クロマチンの分布は均一ではない．淡く網状，顆粒状の染色性が核内で濃い所，淡い所が不均等にある．また，核形は不整が強い．核の切れ込み，しわ，核圧迫によるつぶれが強い．小型の核小体をもつ核と，目立たない核が混在している．以上の所見より，小円形腫瘍細胞が強く疑われる．男性の胸水であるので，まずは肺小細胞癌を考える．

鑑別診断：好酸性の核小体が目立つ核もあり腺癌に類似するが，小細胞癌でも核小体が目立つ時もある．細胞質の狭小さや，ICL（intracytoplasmic lumina）など腺癌の特徴がないかぎり，小細胞癌を選ぶ．神経芽細胞腫では一般的に小児の固形腫瘍として副腎髄質や交感神経系に好発する．悪性リンパ腫は結合性がない．

問 51	年齢38歳，男性
	主訴または臨床症状――前縦隔腫瘍，胸水貯留　　採取方法――胸水穿刺吸引
	染色法――――――Pap. 染色　　　　　　　　倍　率――左40倍，右100倍

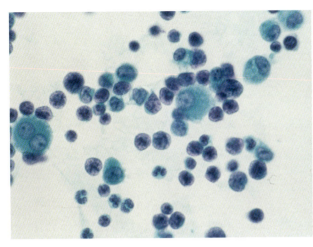 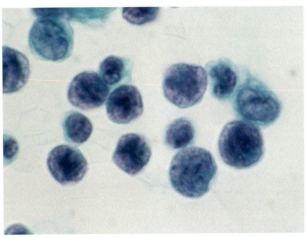

①結核性胸膜炎　②悪性リンパ腫　③小細胞癌　④胚細胞腫瘍　⑤低分化型腺癌

問 52	年齢48歳，男性
	主訴または臨床症状――胸水貯留　　　　　　採取方法――胸水穿刺吸引
	染色法――――――Pap. 染色　　　　　　　　倍　率――左20倍，右40倍

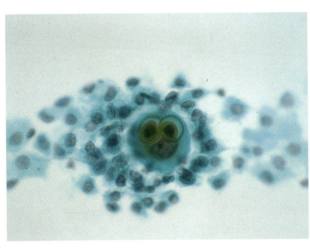 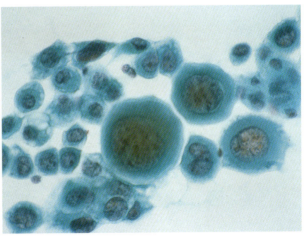

①組織球　②反応性中皮細胞　③腺癌　④扁平上皮癌　⑤悪性中皮腫

問 51　解答②　悪性リンパ腫

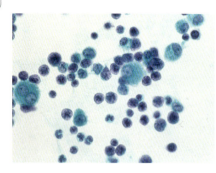 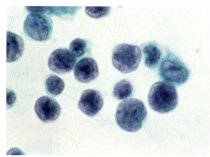

病　　態：前縦隔腫瘍，胸水貯留のある患者の胸水である．縦隔腫瘍としては胸腺腫，胸腺癌，胚細胞性腫瘍，悪性リンパ腫，奇形腫，神経性腫瘍，甲状腺腫などがあげられる．

左　　図：背景に好中球と小リンパ球が少数みられる．その小リンパ球の2～3倍程度の核をもつ中型核（一般には小型核とするが），N/C比の大きい細胞が孤立散在性に多数みられる．その他に広い好酸性肥厚胞体，2核の反応性中皮細胞と，核が偏在し淡い多空胞化する胞体をもつ組織球が混在している．

右　　図：核は類円形，核縁切れ込み，落ち込み，くぼみ，でこぼこな感じもあり，不整形を示す．ごく一部に狭小の細胞質がみられるが，裸核状に近いN/C比の大きさである．クロマチン顆粒の大きさが不揃いで，また核内の不均等な分布が目立つ．なにより核が好中球の核より濃いくらいクロマチンが増量している．これらの細胞に結合性がまったくみられず，非ホジキンリンパ腫を第一に考える．

鑑別診断：悪性リンパ腫の発生由来としてリンパ節の他，節外性臓器に付属するリンパ組織がある．前縦隔の塊状腫瘤形成が主体の場合，特に縦隔（胸腺）大細胞リンパ腫が重要である．一般には発症年齢は20～30歳代に多く，男女比はおおよそ2：3で女性に優位に発症する．発症年齢，性，組織所見が類似することがあり，ホジキンリンパ腫（結節硬化型）との鑑別を有することがあるが，図の細胞所見からは否定できる．胚細胞腫瘍は明瞭な核小体，淡明細胞質をもつ．低分化腺癌も小型でN/C比が大きい細胞を示すことが多いが，核小体腫大がなく，細胞相互の結合性もないので除外できる．

問 52　解答④　扁平上皮癌

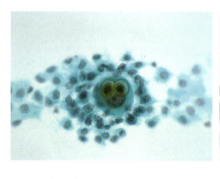 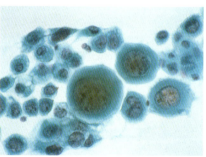

病　　態：扁平上皮癌が体腔液に出現する頻度は低く，出現する細胞も角化型の腫瘍細胞は少数のことが多い．本症例の右図は非角化型の腫瘍細胞である．胸水では肺癌や食道癌のことが多い．

左　　図：中心部には，背景の細胞に比べ4～5倍と極端に大きな円形の細胞が孤立性にみられる．細胞質内には2個のオレンジG好性胞体をもつ異型細胞が，周辺に淡明な空間を維持しながら相互封入（cannibalism）している．この大型細胞は核中心性で，細胞質はライトグリーン緻密で無構造に肥厚している．細胞質周辺は明瞭で足突起，blebはない．

右　　図：背景の反応性中皮細胞に比べ4倍くらい大きい異常な円形細胞が孤立散在性に出現している．核は大型で，N/C比は2/3以上ある．核縁不整肥厚，切れ込みがあり，右の大型細胞は核圧迫性の2核化がみられる．クロマチンが粗剛状で大小不同，不規則分布，増量がみられる．核小体あるいはカリオゾームが多数みられる．細胞質は厚くライトグリーン好性，核周囲に層状肥厚がみられる．扁平上皮癌がもっとも考えられる．

鑑別診断：鑑別診断として悪性中皮腫があげられる．背景には異型の乏しい反応性中皮細胞が多数ある．大型細胞の細胞質の層状肥厚化はトノフィラメントの異常増量によるものであると推測されれば，扁平上皮癌を推定できる．胸水に扁平上皮癌細胞が出現することはまれであるが，原発としては食道癌，肺癌，胃癌，乳腺の化生癌，子宮頸癌などがある．非角化癌の場合は，淡明な細胞質や核小体も腫大してくることがあり腺癌との鑑別を有するが，粗顆粒状クロマチンを呈することが多い．腺癌との鑑別は，結合性のない点やレース状の細胞質などがあげられる．

問53　年齢63歳，男性
主訴または臨床症状――胸水貯留
染色法――――――――Pap. 染色
採取方法――胸水穿刺吸引
倍　率――左20倍，右40倍

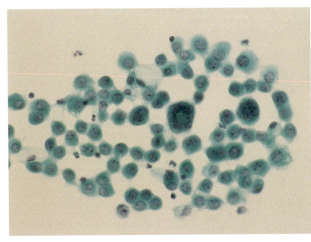
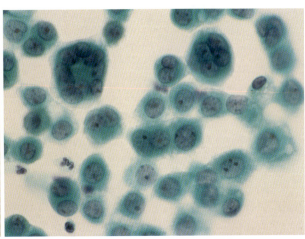

①組織球　②反応性中皮細胞　③扁平上皮癌　④腺癌　⑤小細胞癌

問54　年齢61歳，女性
主訴または臨床症状――腹部膨満
染色法――――――――Pap. 染色
採取方法――腹水穿刺吸引
倍　率――左20倍，右40倍

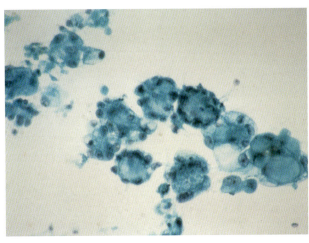
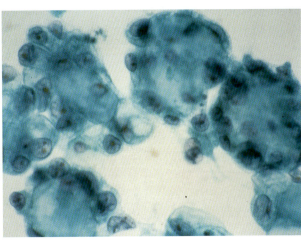

①組織球　②反応性中皮細胞　③胃高分化型腺癌　④膵高分化型腺癌　⑤卵巣明細胞癌

問53　解答②　反応性中皮細胞

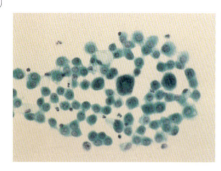
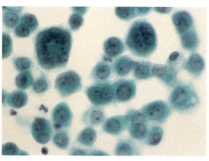

病　　態：貯留した胸水から出現しうる細胞を常に意識することが大事である．穿刺吸引の時は，肺胞上皮，線毛円柱上皮，扁平上皮，ときに肝細胞の混入もある．炎症性の時は，リンパ球，好中球，好塩基球，組織球（マクロファージ），類上皮細胞，間葉系（線維芽細胞，横紋筋細胞，平滑筋細胞）も混在する．また，巨核球，骨髄芽球系細胞，赤芽球系細胞など髄外性造血の可能性も考慮する．異物（炭粉，ヘモジデリン，アスベスト小体，タルク，メラニン，食物残渣，細菌，真菌など）の混入も考慮する．

左　　図：背景に少数の好中球，リンパ球を認めるが，好酸球ははっきりしない．孤立散在性，または数個の平面的な結合をしている．2〜数核細胞も混在している．20倍においてこれらの核の濃さ，核形はよく揃っている．細胞形が多稜から円形である．

右　　図：核中心性1核細胞，軸対称性から核中心性の2核細胞，4〜数核の多核細胞が混在しているが，核所見はとても似ている．クロマチン増量や核内の不均等増量はない．細胞質は核周囲が特に好酸性に肥厚しており，細胞質辺縁ほど淡明化，網状化している．以上の所見から反応性中皮細胞を考える．

鑑別診断：組織球として右図の右上に小型核濃縮，核偏在性，細胞質は淡明空胞状で，内部に黒褐色の異物がみられる細胞である．核異型の所見乏しく，核間圧迫なく，細胞質に粘液産生等の所見もなく，腺癌は否定できる．

問54　解答⑤　卵巣明細胞癌※

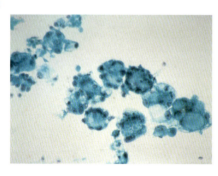
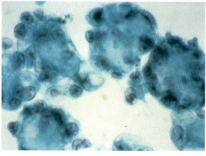

病　　態：腹部膨満のある女性の腹水である．腹部膨満の原因は，ガスの充満，腹水の充満，腹部脂肪付着，腹部腫瘤の腫脹などを考える．腹水貯留では波動がある．

左　　図：炎症細胞増加，粘液背景ははっきりしない．左上にライトグリーン好性の無構造，無定形の物質（壊死物質？）がある．全体には，核が辺縁に位置する円形〜乳頭状集塊がみられる．集塊の辺縁での核突出はホブネイルパターン様と考える．また，大型不整形核からなる不整な小集塊と，結合性の弱化した大型異型細胞が遊離している．出現様式が多彩である．悪性所見と考える．

右　　図：核が集塊辺縁に位置し，集塊内部はライトグリーンに無構造である円形集塊が右にみられる．左の集塊も同様の傾向であるが，配列の乱れが強く，細胞質の淡明化，空胞化も著しい．スライド中心部には，結合性弱化し集塊辺縁に付着する細胞があり核小体腫大が著しい．いずれの細胞も核縁の不整が強く，細クロマチンの不均等増量，核小体腫大が強く，卵巣明細胞癌を考える所見である．

鑑別診断：選択肢からは腺癌が鑑別診断として考えられる．出現している細胞の出現様式が多彩であり，ホブネイルパターン，乳頭状，腺管状，ミラーボール状，極性乱れた不整小集塊，そして結合性弱化した大型異型細胞の混在がある．胃・膵の高分化腺癌よりは多彩性である．また，細胞質の淡明化，空胞化は境界不明瞭であり，グリコーゲンを考える．この選択肢からは卵巣明細胞癌が解答として残る．

※卵巣明細胞腺癌は，「卵巣腫瘍・卵管癌・腹膜癌取扱い規約病理編第1版」（2016年）では，卵巣明細胞癌に変更になっている．

問 55

年齢 55 歳，男性
主訴または臨床症状──胸水貯留
染色法──────────Pap. 染色
採取方法──胸水穿刺吸引
倍　率──左 20 倍，右 40 倍

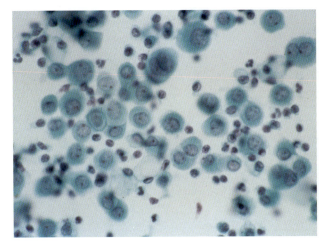 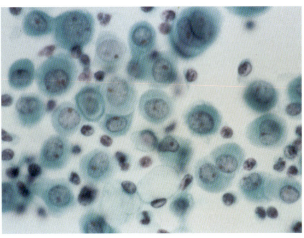

①中皮細胞　②悪性中皮腫　③腺癌　④扁平上皮癌　⑤尿路上皮癌

問 56

年齢 57 歳，男性
主訴または臨床症状──腹部膨満
染色法──────────Pap. 染色
採取方法──腹水穿刺吸引
倍　率──左 10 倍，右 40 倍

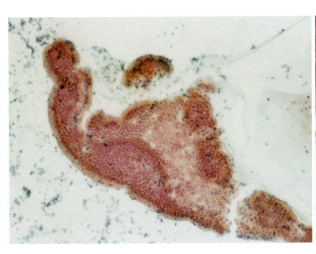 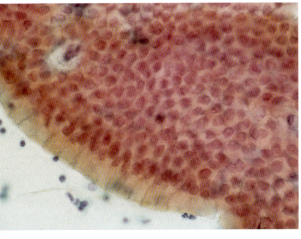

①反応性中皮細胞　②腹膜偽粘液腫　③高分化型腺癌　④低分化型腺癌　⑤未分化癌

問55　解答①　中皮細胞

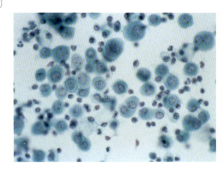
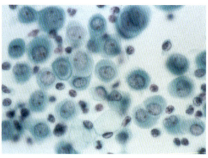

- **病　　態**：問題44，53の解説を参照．
- **左　　図**：この細胞像からは，反応性中皮細胞は背景細胞とも目的細胞とも読むことができる．小型リンパ球は，成熟リンパ球か異型小型リンパ球かによって主役が代わる．スメア背景を読み間違えないように考慮する習慣をつけたい．本症例の目的細胞は，中皮細胞と反応性中皮細胞と対細胞形成する細胞と読めればよい．背景には多彩な炎症細胞が出現している．リンパ球，形質細胞（図上中央），好中球，好酸球（左中央のサングラス様核），空胞変性組織球（中央左下）などが混在し出現している．何らかの急性から慢性炎症がある．
- **右　　図**：孤立散在性（単核，軸対称性2核），平面的な2細胞結合として全体にある細胞を反応性中皮細胞と判断する．正常の中皮細胞は組織学的には単層扁平上皮に分類される．貯留液中に遊離してきた中皮細胞は，何らかの活動性状態（反応性）と考えられる．図上右の対細胞は，2核または3核にみえる．核圧迫性にもみえるが，断定はできない．細胞間にライトグリーン染色性の淡い三日月状の空間があり，粘液というより細胞間隙，windowと称する窓状の広がりととれる．この細胞の核所見が重要である．周りの反応性中皮細胞との類似性として，核縁の整，クロマチンの細顆粒状均等分布，小型核小体の存在，以上の所見から反応性中皮細胞と考える．
- **鑑別診断**：悪性中皮腫との鑑別が問題であるが，核小体が小型であり，核の多彩性が乏しい．腺癌とするには核の偏在性が認められない．扁平上皮癌とするには核型の不整やクロマチンの粗さがない．尿路上皮癌が転移するのは高異型度の場合で，核小体や核所見が本例では不足する．

問56　解答②　腹膜偽粘液腫

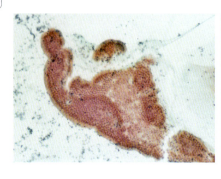
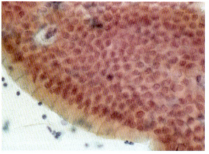

- **病　　態**：腹部膨満のある男性の腹水である．腹部膨満については問題54の解説を参照．生理的な腹水はごく少量の細胞外液で，無色透明である．腹膜から分泌され，再度腹腔に吸収され絶えず入れ替わる．腹水貯留は生理的バランスが崩れた病的状態である．腹水の性状に応じて濾出性，滲出性，血性，乳び性，粘液性に大別される．
- **左　　図**：背景に淡紫色から淡緑色に染まった粘液様物があり，炎症細胞が混じている．中心部に核間整で密な配列をする細胞のシート状の大型集塊がみられ，集塊辺縁は柵状配列がある．
- **右　　図**：柵状配列部の核間は整・密であり，強い圧迫像や，核位置の飛び出しのない偽重層配列を示す．細胞質は淡桃色から淡黄色に染まる粘液がみられる．核は円形〜類円形で全体に核形は揃っている．若干の核縁の不整，切れ込み，へこみなどの核形不整がみられる．小型の核小体がみられる．集塊内部は蜂窩状構造を示している．以上の所見より，粘液産生性腫瘍の播種が疑われる．
- **鑑別診断**：腹膜偽粘液腫とは，骨盤腔や腹膜腔にゼリー状に粘液が蓄積した状態である．虫垂ないし卵巣の境界悪性（低悪性）粘液性腫瘍または粘液性嚢胞腺癌が腹膜に播種されて，長期にわたって増殖を続け，腹腔内にきわめて粘稠，ゼリー状の粘液が貯留してくる．最近では，卵巣由来よりも虫垂由来の腫瘍が多い．症例は男性なので，虫垂由来の粘液嚢胞腫瘍の播種による腹膜偽粘液腫をもっとも考える．大腸の高分化腺癌は核異型がほとんどみられず否定的である．
  ※卵巣の粘液性腺癌は，「卵巣腫瘍・卵管癌・腹膜癌取扱い規約病理編第1版」（2016年）では，卵巣癌（粘液性癌）に変更になっている．

問 57	年齢 65 歳，女性	
	主訴または臨床症状——胸水貯留	採取方法——胸水穿刺吸引
	染色法————————Pap. 染色	倍　率——左 20 倍，右 40 倍

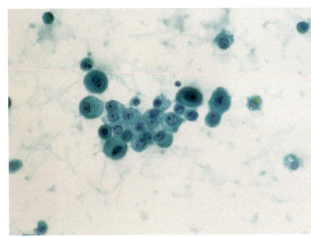 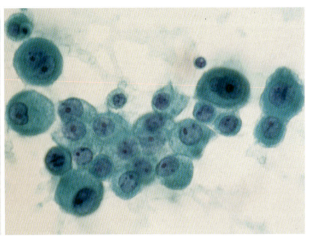

①組織球　②反応性中皮細胞　③低分化型腺癌　④扁平上皮癌　⑤悪性中皮腫

問 58	年齢 57 歳，女性	
	主訴または臨床症状——甲状腺腫瘤	採取方法——穿刺吸引
	染色法————————Pap. 染色	倍　率——左 40 倍，右 100 倍

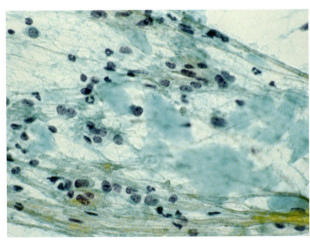 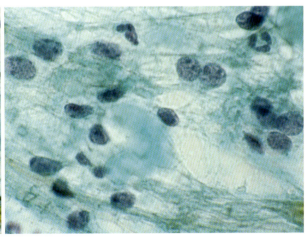

①亜急性甲状腺炎　②慢性甲状腺炎　③濾胞性腫瘍　④乳頭癌　⑤髄様癌

問57　解答③　低分化型腺癌

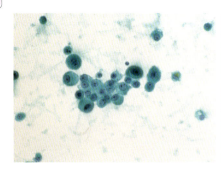
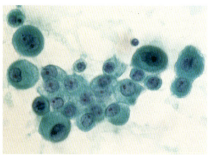

病　　態：女性の胸水である．胸水貯留の場合は両側なのか，片側なのか，片側なら左右のどちらであるのかの情報も大切である．さらに肺病変の有無や，肺病変が多発しているのか，単発なのかの情報も参考になる．

左　　図：比較的きれいな背景である．中心部には円形細胞が結合している部分と，遊離散在性に大型の円形細胞を認める．前者は核偏在性で，淡明泡沫状の細胞質をもち，核クロマチンは淡明で明瞭な核小体が目立つ．後者が前者と異なる点は，細胞の大きさ，細胞質の厚さ，クロマチンの濃さである．

右　　図：平面的に結合している細胞の核は偏在傾向が強い．対側の広い細胞質内は核周囲の一部が明るく，細胞質全体は多数の小空胞化，泡沫淡明である．細胞質膜がはっきりし，細胞境界が明瞭である．核縁は円滑で強いクロマチン凝集はない．クロマチンは淡明でインク状，核内不均等があり，核形全体に緊満感がみてとれる．核小体は好酸性で目立つ．以上の所見から腺細胞の機能が伺われ，核異型からは腺癌を考える．周囲にある大型細胞の細胞質は，ライトグリーン肥厚性で辺縁の淡明化像がある．反応性中皮か，低分化腺癌細胞かの鑑別が難しい細胞もある．

鑑別診断：細胞質の淡明性，核の偏在から中皮細胞や扁平上皮癌は否定的である．中皮細胞や扁平上皮癌では核が中心性で，細胞質は淡明でないことが多い．組織球は核が偏在し，細胞質が淡明な場合があるが，核異型は乏しく，核小体は本例のように腫大しない．

問58　解答⑤　髄様癌

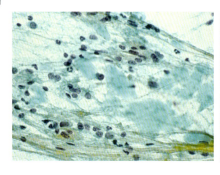
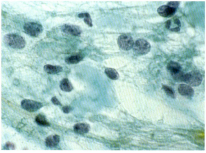

病　　態：C細胞への分化（カルシトニン分泌）を特徴とする上皮性悪性腫瘍である．甲状腺悪性腫瘍の1〜3％を占め，遺伝性と散発性がある．髄様癌の20〜30％は遺伝的背景（常染色体優性）があり，*RET*遺伝子変異がみられる．生化学的には，血中カルシトニンおよびCEAが高値を示す．

左　　図：背景にはライトグリーン好性の無構造物質（アミロイド）が出現している．出現細胞は比較的小型で，結合性に乏しく，特別な配列は観察されない．

右　　図：中央にアミロイドがみられる．異型細胞は裸核状で，核は類円形，軽度の大小不同を呈している．核クロマチンは顆粒状で，神経内分泌腫瘍に共通するクロマチンパターンに相当する．すりガラス状核，核溝，核内細胞質封入体などはみられない．

鑑別診断：アミロイドとコロイドはしばしば鑑別が難しい．アミロイドは辺縁が角張っており，内部にはステンドグラス様の濃淡がみられる．コロイドの辺縁は丸い．亜急性甲状腺炎では背景に類上皮細胞や多核組織球が，慢性甲状腺炎（橋本病）では，背景にリンパ球がみられ，濾胞上皮は好酸性である．濾胞性腫瘍では小濾胞状配列がみられる．乳頭癌では結合性のある配列がみられ，核にはすりガラス状核，核溝，核内細胞質封入体などが観察される．

問59

年齢44歳，女性
主訴または臨床症状――甲状腺腫瘤
染色法――――――――Pap. 染色
採取方法――穿刺吸引
倍　率――左20倍，右40倍

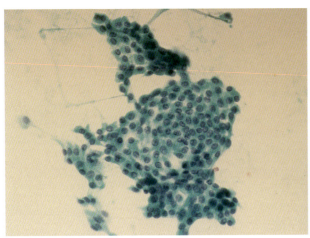 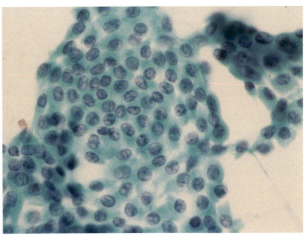

①慢性甲状腺炎　②腺腫様甲状腺腫　③濾胞性腫瘍　④乳頭癌　⑤髄様癌

問60

年齢51歳，女性
主訴または臨床症状――甲状腺腫瘤
染色法――――――――Pap. 染色
採取方法――穿刺吸引
倍　率――左10倍，右40倍

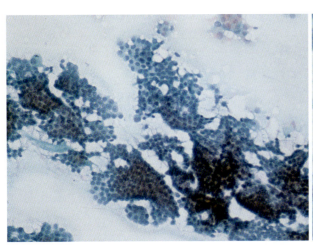 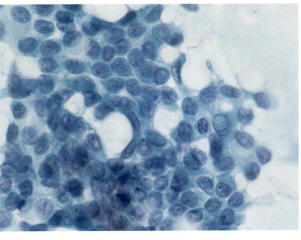

①橋本病　②腺腫様甲状腺腫　③濾胞性腫瘍　④乳頭癌　⑤髄様癌

問59 解答④ 乳頭癌

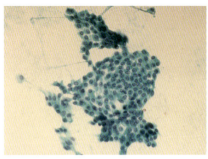
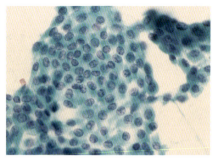

- 病　　態：甲状腺乳頭癌は甲状腺悪性腫瘍のなかでもっとも頻度が高く，その80％以上を占める．また，多くの組織亜型が報告されている．乳頭癌は10〜70歳代の幅広い年齢層に認められるが，40〜60歳代の女性に好発する．進行は遅く，予後は良好であり，術後10年生存率は90％を超えている．乳頭癌はしばしば所属リンパ節に転移する．
- 左　　図：炎症細胞や壊死はなく，きれいな背景を示している．腫瘍細胞は結合性がよく，シート状，平面的に配列している．左下の集塊では腫瘍細胞が円柱状であることがわかる．
- 右　　図：やや疎な結合性を示すも，腫瘍細胞はシート状に配列している．核は腫大し，核間距離は短い．乳頭癌に特徴的な核形不整，核溝，核内細胞質封入体などがみられる．核クロマチンは微細である．
- 鑑別診断：核所見から乳頭癌の診断は容易である．慢性甲状腺炎は背景にリンパ球がみられる．腺腫様甲状腺腫では背景にコロイドや泡沫細胞がみられやすく，核形不整や核内細胞質封入体は出現しない．濾胞癌では小濾胞状配列がみられる．髄様癌では結合性のあるシート状配列がみられることはなく，核クロマチンは粗顆粒状である．

問60 解答④ 乳頭癌

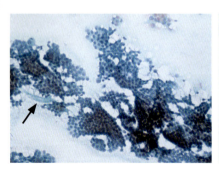
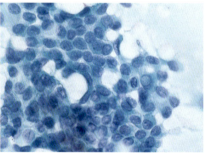

- 病　　態：乳頭癌は基本構築として乳頭状構造を示すが，これは診断基準には必要ない．乳頭癌の診断はすりガラス状核，核溝，核内細胞質封入体，重畳核などの核所見の存在でなされる．腫瘍細胞は立方〜円柱形で，細胞質はライトグリーンによく染まる．間質にはしばしば砂粒体やリンパ球浸潤がみられる．
- 左　　図：採取細胞量が多い．背景には炎症性細胞がほとんどなく，引き伸ばされたコロイド（ロービーコロイド）が左中央部（矢印）に出現している．腫瘍細胞は平面的なシート状配列で塗抹されている．シートの一部は折れ曲がっており，この所見は乳頭状増殖部からの塗抹を意味する．
- 右　　図：核は腫大し，密在している．2つの核が密着し，密着部の核縁が厚くなっている所見がみられる．この所見は組織でみられる重畳核に相当する．核クロマチンは細かく，乳頭癌に特有の核溝，核形不整，核内細胞質封入体などがみられる．
- 鑑別診断：核所見から乳頭癌の診断は容易である．腺腫様甲状腺腫でも乳頭状配列がみられることがあるが，通常は結合性がより強く，乳頭癌に特有の核所見がみられない．橋本病では背景にリンパ球がみられる．濾胞上皮は好酸性で，小濾胞状，索状に出現し，乳頭状構造は示さない．濾胞性腫瘍は小濾胞状配列を示し，核クロマチンは顆粒状である．髄様癌ではシート状配列はみられない．

問61

年齢 50 歳，女性
主訴または臨床症状──甲状腺腫瘤
染色法──────────Pap. 染色
採取方法──穿刺吸引
倍　率──左 40 倍，右 40 倍

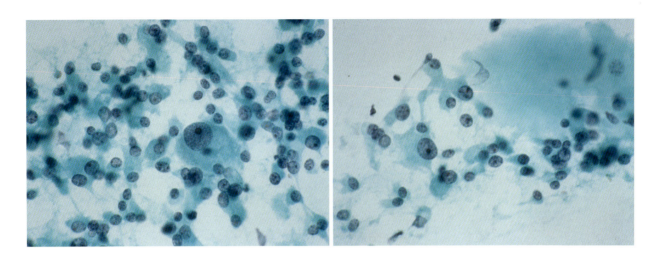

①橋本病　②腺腫様甲状腺腫　③濾胞性腫瘍　④乳頭癌　⑤髄様癌

問62

年齢 69 歳，女性
主訴または臨床症状──甲状腺腫瘤
染色法──────────Pap. 染色
採取方法──穿刺吸引
倍　率──左 40 倍，右 40 倍

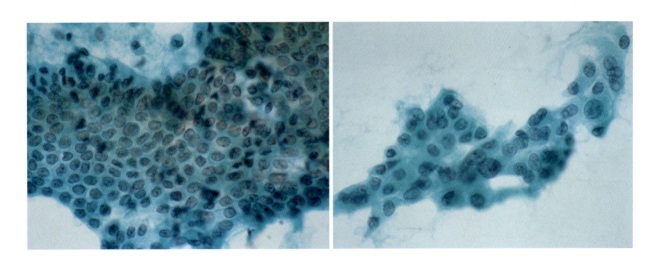

①橋本病　②腺腫様甲状腺腫　③濾胞性腫瘍　④乳頭癌　⑤髄様癌

問61　解答⑤　髄様癌

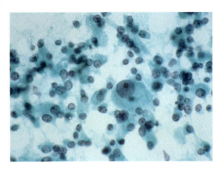 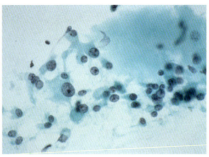

病　　態：髄様癌は遺伝性では多発，散発性では単発する傾向がある．遺伝性髄様癌には，副腎褐色細胞腫や副甲状腺機能亢進症を伴う多発性内分泌腫瘍症（multiple endocrine neoplasia：MEN）2A 型，副腎褐色細胞腫，粘膜神経腫，巨大結腸症，マルファン様体型を伴う MEN 2B 型，合併症のない家族性がある．一般的には遺伝性の予後は非遺伝性より良好であるが，MEN 2B 型は悪性度が高く，予後不良とされている．

左　　図：腫瘍細胞はかなり大小不同があるが，個々の細胞所見は類似している．結合性は疎で，明らかな構造は確認できない．中央の大型の異型細胞では大型核小体が目立つ．細胞質は広く，細胞辺縁は不明瞭である．

右　　図：右上段の背景に，アミロイドと思われる無構造物質が出現している．核の偏在性が目立ち，核の一部が細胞質から突出しているようにみえるのが特徴的である．

鑑別診断：橋本病は背景にリンパ球がみられないことから否定的である．腫瘍細胞は一見橋本病にみられる好酸性細胞に類似しているが，細胞境界が不明瞭である点が異なる．腺腫様甲状腺腫にみられる濾胞上皮は結合性がよい．濾胞腺腫は小濾胞状配列を示す．乳頭癌細胞の細胞辺縁はより明瞭で，核は細胞質内に存在する．

問62　解答④　乳頭癌

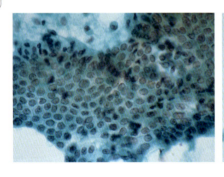 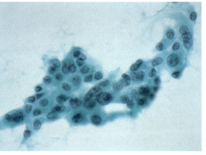

病　　態：乳頭癌は甲状腺にみられる悪性腫瘍の約 80％を占める．免疫組織化学染色では，サイログロブリン，TTF-1，ビメンチン，サイトケラチン 19 などが陽性を示し，CEA は陰性である．通常 40～60 歳代の女性に好発するが，充実型，びまん性硬化型，篩状・モルラ型はより若年者に発生する．

左　　図：異型細胞の結合性はよく，平面的に配列している．このような大型シート状配列は乳頭状増殖部に由来する．核には不整が目立ち，分葉状のものも認められる．

右　　図：核の大小不同が強く，核形不整が目立つ．特に，B 細胞リンパ腫を思わせる分葉核は乳頭癌に特有である．細胞質はライトグリーンによく染まり，シート状配列を示している．

鑑別診断：核所見から乳頭癌の診断は容易である．橋本病は背景にリンパ球がみられないことから除外する．また，出現細胞は好酸性ではないし，細胞集塊が大きすぎる．腺腫様甲状腺腫の核は類円形で，このような不整形はみられない．大きなシート状配列は濾胞腺腫ではみられない．シート状配列やライトグリーンに濃染性の細胞質は髄様癌ではみられない．

問63	年齢60歳，女性
	主訴または臨床症状——甲状腺腫瘤　　採取方法——穿刺吸引
	染色法————————Pap. 染色　　倍　率——左40倍，右40倍

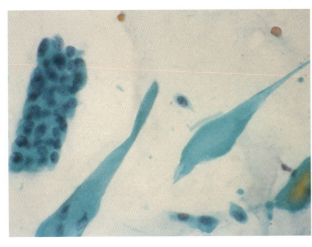 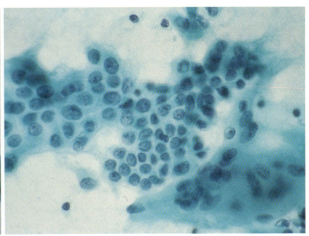

①亜急性甲状腺炎　②橋本病　③腺腫様甲状腺腫　④乳頭癌　⑤髄様癌

問64	年齢38歳，女性
	主訴または臨床症状——甲状腺右葉腫瘤　　採取方法——穿刺吸引
	染色法————————Pap. 染色　　倍　率——左20倍，右100倍

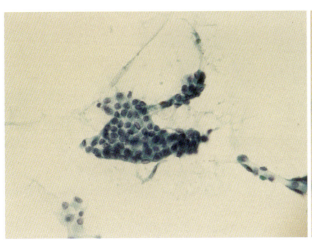 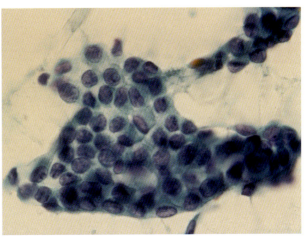

①腺腫様甲状腺腫　②濾胞性腫瘍　③乳頭癌　④髄様癌　⑤未分化癌

307

問63 解答④　乳頭癌

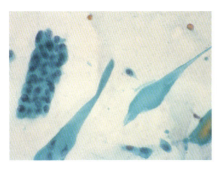 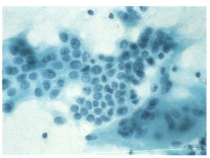

病　　態：細胞診における乳頭癌の正診率は高い．それは，乳頭癌を示唆する多くの細胞所見があるからである．
左　　図：長く引き伸ばされたライトグリーン好性の大型無構造物質（ロービーコロイド）が出現している．ロービーコロイドは乳頭状に増殖する乳頭癌の背景にみられるもので，乳頭癌に特有のコロイドである．左側には核が密集した乳頭癌細胞集塊がみられる．
右　　図：シート状配列を示す細胞集塊がみられる．構成細胞には核の大小不同，核形不整，核内細胞質封入体などがみられる．右下には多核巨細胞がみられる．多核巨細胞は乳頭癌の約50%に観察される．
鑑別診断：核所見から乳頭癌の診断は容易である．亜急性甲状腺炎でも多核組織球が出現するが，亜急性甲状腺炎は肉芽腫性炎であることから，類上皮細胞やリンパ球がともに出現する．橋本病では出現細胞は好酸性で，背景にはリンパ球がみられる．まれに多核組織球が出現するが，乳頭癌や亜急性甲状腺炎よりも小型である．腺腫様甲状腺腫に多核組織球が出現する場合，通常，背景に泡沫細胞を伴う．髄様癌は結合性が乏しく，シート状集塊では出現しない．

問64 解答③　乳頭癌

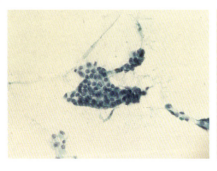 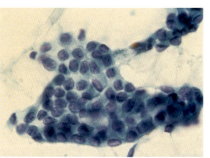

病　　態：乳頭癌は予後良好な濾胞上皮由来の悪性腫瘍であるが，高細胞型や円柱細胞型（取扱い規約では円柱細胞癌として別に分類されている）のように悪性度の高いものもある．その他の予後不良因子としては，①55歳以上，②男性，③腫瘍径＞4cm，④術前から明らかなリンパ節転移，⑤遠隔転移，⑥隣接臓器への進展（Ex2），⑦転移リンパ節の節外進展，⑧MIB-1標識率が10%以上，などがある．
左　　図：背景はクリーンで，結合性のよい，シート状細胞集塊がみられる．細胞集塊がシート状で，その辺縁の一側に核が一列に配列する像（集塊の下側）は乳頭状構造を意味する．核密度は高い．
右　　図：N/C比の大きい異型細胞からなる細胞集塊で，核の配列は乱れている．一部に核内細胞質封入体や核溝を伴っている．核クロマチンは微細で粉末状である．
鑑別診断：腺腫様甲状腺腫は乳頭状増殖を示すことがあるため，このような集塊パターンを示すことがあるが，核はより小さく，円形で核形不整や核内細胞質封入体はみられない．濾胞腺腫は濾胞状集塊として出現する．髄様癌では結合性が乏しく，シート状集塊はみられない．また，クロマチンは粗顆粒状である．未分化癌はより細胞異型が強く，結合性は乏しい．核分裂像が目立ち，しばしば背景に好中球が出現する．

問65

年齢 27 歳，女性
主訴または臨床症状――甲状腺腫瘤
染色法――――――――Pap. 染色
採取方法――手術材料捺印塗抹
倍　率――左 20 倍，右 40 倍

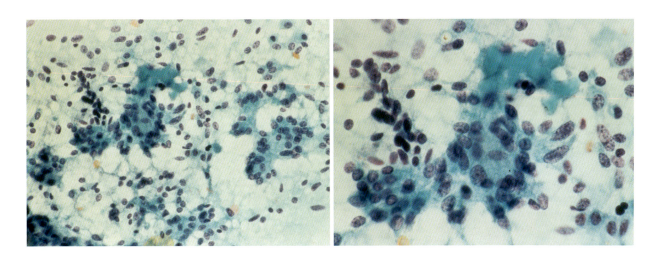

①亜急性甲状腺炎　②慢性甲状腺炎　③腺腫様甲状腺腫　④乳頭癌　⑤髄様癌

問66

年齢 45 歳，女性
主訴または臨床症状――甲状腺右葉腫瘤
染色法――――――――Pap. 染色
採取方法――手術材料捺印塗抹
倍　率――左 20 倍，右 100 倍

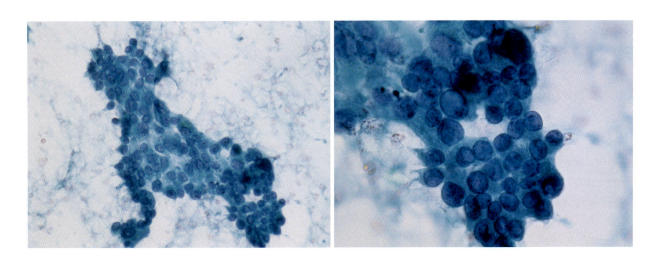

①亜急性甲状腺炎　②慢性甲状腺炎　③腺腫様甲状腺腫　④乳頭癌　⑤髄様癌

問65 解答⑤ 髄様癌

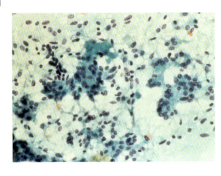 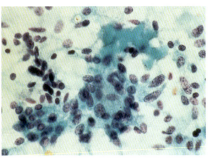

病　　態：髄様癌には遺伝性のものと散発性のものがある．遺伝性のものはMEN2A型，MEN2B型，家族性に分けられる．遺伝性は*RET*遺伝子が関与しており，多発するため単発性であっても全摘し，リンパ節郭清を行う．一方，散発性は必ずしも全摘を行う必要はなく，病変の拡がりに応じた甲状腺切除でよい．

左　　図：背景には炎症性細胞はみられない．類円形から短紡錘形の核を有する異型細胞が多数みられる．結合性は乏しく，孤立散在性に出現する裸核状細胞が目立つ．濾胞様の配列パターンがみられるが，核の方向性がバラバラであり，真の濾胞状配列ではない．

右　　図：核は類円形から短紡錘形まで様々で，大小不同もみられる．クロマチンパターンは粗大顆粒状で，神経内分泌細胞のクロマチンに一致する．濃縮したクロマチンを有する細胞もみられる．集塊の上側には，ライトグリーンに好染したアミロイドがみられる．

鑑別診断：短紡錘形核を有する細胞が類上皮細胞にみえるかもしれないが，類上皮細胞のクロマチンは微細である．さらに，多核組織球やリンパ球がないことから，亜急性甲状腺炎は否定される．裸核状細胞はリンパ球ではなく腫瘍細胞であるので，慢性甲状腺炎は考えられない．腺腫様甲状腺腫にみられる濾胞上皮は，結合性のよい平面的シート状集塊として出現する．この症例のクロマチンは粗大顆粒状で，乳頭癌のすりガラス状クロマチンと異なる．

問66 解答④ 乳頭癌

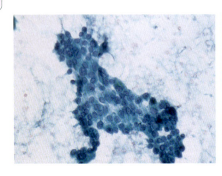 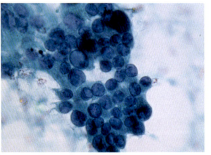

病　　態：乳頭癌は超音波や細胞診で特徴的な所見を示すことから，正確に術前診断されることが多い．また，多くの乳頭癌は進行が非常に緩徐である．そのため，直径が1cm以下の微小癌に対しては，リンパ節転移や遠隔転移が画像上明らかでなく，気管や反回神経に近い部位に癌が存在していないなら，すぐに切除を行わず，半年ごとに超音波で経過観察することが多い．

左　　図：結合性のよい異型細胞がシート状に出現している．集塊の辺縁では細胞に重なりがみられ，核が一列に配列している部分が観察されることから，乳頭状増殖部から採取されていると考えられる．

右　　図：核は密在し，配列の極性が乱れている．核には核内細胞質封入体，すりガラス状クロマチン，核形不整，核溝などがみられる．

鑑別診断：亜急性甲状腺炎にみられる多核巨細胞や類上皮細胞はみられない．出現細胞は好酸性ではなく，背景にリンパ球がみられないことから慢性甲状腺炎は考えられない．腺腫様甲状腺腫でも乳頭状構造がみられることがあるが，核はより小型で，規則正しい配列を示す．髄様癌は結合性が乏しく，シート状配列はみられない．また，クロマチンが粗大顆粒状である．

問67　年齢53歳，女性
主訴または臨床症状——甲状腺腫脹
染色法——————Pap. 染色
採取方法——穿刺吸引
倍　率———左10倍，右20倍

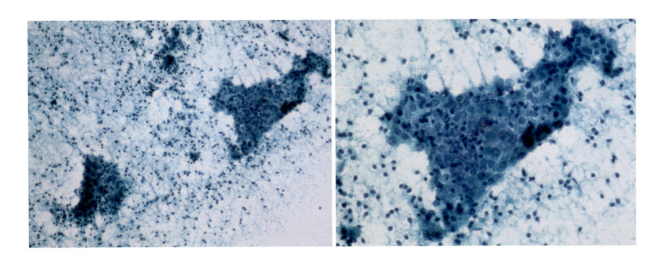

①橋本病　②腺腫様甲状腺腫　③濾胞性腫瘍　④乳頭癌　⑤髄様癌

問68　年齢48歳，女性
主訴または臨床症状——甲状腺腫瘤
染色法——————Pap. 染色
採取方法——穿刺吸引
倍　率———左10倍，右40倍

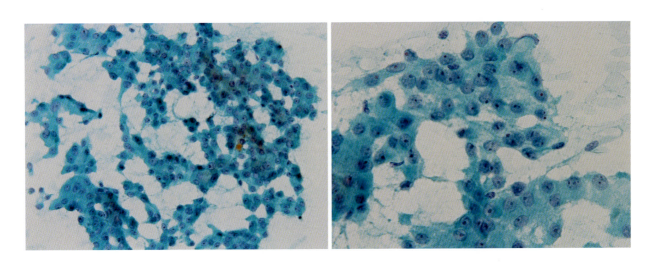

①橋本病　②腺腫様甲状腺腫　③濾胞性腫瘍，好酸性細胞型　④乳頭癌　⑤髄様癌

問67　解答①　橋本病

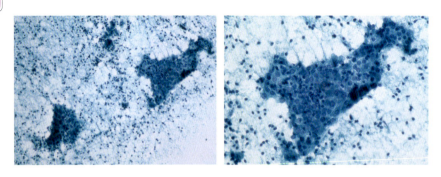

- 病　　態：橋本病は臓器特異的自己免疫疾患で，血中に抗サイログロブリン抗体や抗甲状腺マイクロゾーム抗体が認められる．好発年齢は 20 〜 50 歳で，男女比は 1：10 と女性に多い．甲状腺はびまん性に腫大するが，結節形成を伴うことがあり，橋本病に合併することがある乳頭癌や悪性リンパ腫と鑑別する目的で細胞診が行われる．
- 左　　図：背景に多数のリンパ球がみられる．濾胞上皮細胞はシート状で，その集塊は大型である．
- 右　　図：背景のリンパ球の多くは小型である．濾胞上皮細胞は結合性がよく，細胞質は染色性が濃く，好酸性細胞である．細胞集塊内にもリンパ球が存在する．乳頭癌を示唆する核所見は確認できない．
- 鑑別診断：背景に多くのリンパ球がみられる疾患は，この選択肢のなかでは橋本病と乳頭癌である．いずれも細胞質は好酸性でありうることから，乳頭癌の核所見があるかないかで鑑別する．提示された図の拡大では判断が難しいが，臨床所見で甲状腺腫脹とされているのがヒントになるかもしれない．また，出現細胞は結合性がよく，背景に孤立散在性の細胞がみられないことと細胞集塊内にリンパ球が混在することは橋本病を示唆する．なお，橋本病では比較的小型の細胞集塊が出現しやすく，この症例のように大型シート状配列はむしろ乳頭癌にみられやすい．

問68　解答③　濾胞性腫瘍，好酸性細胞型

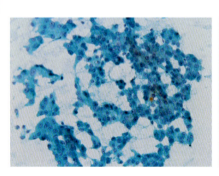 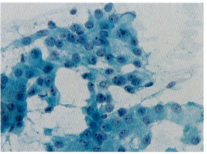

- 病　　態：好酸性細胞が腫瘍の 75％以上を占める良性腫瘍を好酸性細胞型濾胞腺腫，悪性腫瘍を好酸性細胞型濾胞癌という．両者は細胞診では区別できないことから，濾胞性腫瘍，好酸性細胞型と診断する．
- 左　　図：腫瘍細胞は小濾胞状，索状に出現している．
- 右　　図：腫瘍細胞の細胞質はライトグリーン好性で，広く，顆粒状である．核小体が目立つ．
- 鑑別診断：好酸性細胞は橋本病，腺腫様甲状腺腫，乳頭癌，髄様癌，いずれでもみられる．橋本病では背景にリンパ球がみられる．腺腫様甲状腺腫では出現細胞は多彩で，その一部が好酸性細胞であるかもしれない．乳頭癌では，乳頭癌に定型的な核所見（すりガラス状核，核の溝，核内細胞質封入体など）がみられる．髄様癌は孤立散在性に出現する．

索引

和文索引

あ

アスベスト小体…………133, 134
アスペルギルス…………167, 168
アスペルギルス症…117, 118, 133, 187
アルタネリア…………………149
亜急性壊死性リンパ節炎………249
亜急性甲状腺炎………301, 307, 309
悪性リンパ腫……21, 29, 33, 35, 36, 49, 57, 63, 73, 83, 93, 97, 123, 125, 139, 151, 163, 189, 191, 193, 201, 209, 227, 233, 234, 237, 239, 241, 247, 251, 255, 261, 279, 283, 287, 289, 293, 295, 296
悪性黒色腫……11, 33, 215, 221, 245, 246, 261
悪性細胞の放射線変化……5, 7, 27, 37
悪性中皮腫……287, 289, 290, 293, 295, 299, 301
悪性葉状腫瘍…………………277

い

胃癌…………………291, 292
胃癌の転移…………………249
胃高分化型腺癌…………………297
異型腺腫様過形成………………109
異所性胃粘膜細胞…………179, 180
異物型多核巨細胞………………181
萎縮性腟炎……7, 8, 19, 21, 22, 29, 53, 79, 80, 93
萎縮像…………………………27
印環細胞癌…………………181, 291

う

ウイルス感染……17, 27, 109, 110, 119, 121, 127, 149, 159, 160, 161, 165
ウイルス感染細胞………………137

え

壊死性リンパ節炎……251, 252, 253
円柱上皮の放射線による変化
…………………………167, 168

円柱上皮過形成…………119, 123
円柱上皮細胞…………………125
炎症性ポリープ…………………255
炎症性変化…………………………61

お

オンコサイトーマ………………237
黄体期後期…………………………61
横紋筋肉腫……71, 77, 191, 219, 225, 255, 256, 257, 261, 263

か

カルチノイド腫瘍……33, 57, 109, 111, 115, 116, 119, 123, 125, 126, 129, 131, 135, 136, 137, 143, 144, 145, 147, 151, 163, 169, 183, 189, 191, 192, 211, 233, 239, 240
カンジダ…………………………167
カンジダ感染…5, 7, 13, 21, 25, 81, 82
カンジダ症…117, 133, 187, 188
ガードネレラ感染………63, 64, 81
化膿性骨髄炎…………255, 257
化膿性髄膜炎…………………245
化膿性胆管炎…………191, 205
花粉…………………139, 149
過形成性膵管上皮………217, 229
過形成性胆管上皮………215, 216
過形成性胆管上皮細胞…………177
顆粒細胞腫……257, 261, 262
顆粒膜細胞腫……35, 36, 37, 39, 40, 47, 49, 85
潰瘍性大腸炎由来の細胞………183
角化型扁平上皮癌……19, 20, 31, 32, 41, 53, 54, 69, 71, 72, 77, 78, 141, 142, 145, 229
滑膜肉腫…………………………259
肝外胆管癌…………………178
肝硬変症…175, 189, 191, 195, 203, 205, 219, 237
肝硬変由来の細胞………211, 212
肝細胞癌…175, 176, 177, 181, 189, 190, 191, 195, 201, 203, 211, 215, 219, 220, 227, 237, 238
肝細胞腺腫……175, 189, 195, 219, 227

肝内胆管癌……177, 178, 211, 215, 227, 228
管状腺腫………183, 184, 201, 231
管内乳頭腫…………………283, 285
癌肉腫……31, 45, 47, 51, 91, 101, 103, 104, 169

き

気管支上皮細胞増生……117, 129, 133, 135, 137, 149, 150
気管支腺細胞…………………151
基底細胞増生…123, 125, 143, 145, 151, 215
急性リンパ性白血病………245
胸膜悪性中皮腫…………………145
莢膜細胞腫…………………………39

く

クラミジア感染………5, 37, 71, 91
クリプトコッカス…………………167
クリプトコッカス感染…………81
クリプトコッカス症……117, 161, 162, 187

け

形質細胞腫…………………115, 287
軽度異形成…13, 15, 19, 20, 23, 25, 37, 43, 55, 79, 91, 93
軽度異型扁平上皮細胞…113, 121, 137, 141, 142, 155, 161
憩室炎…………………211, 212
血管腫…………………249, 259
血管肉腫…………………261
結核………43, 49, 73, 74, 87, 263
結核症…………………211, 233
結核性リンパ節炎………251, 253
結核性胸膜炎…………………295
結節性筋膜炎…………………263
腱鞘巨細胞腫…………263, 264
原発性硬化性胆管炎……………178

こ

コイロサイトーシス………5, 6, 81
口腔内の正常扁平上皮細胞……141
甲状腺癌…………………………289
甲状腺癌の転移…………249, 250

313

好酸性細胞型 ……………… 311, 312
好中球の変性 ………………… 193
高異型度漿液性癌 ………………… 33
高異型度尿路上皮癌 …… 273, 275
高度異形成…… 7, 9, 13, 15, 16, 17,
　19, 21, 23, 24, 29, 31, 43, 44, 53,
　55, 56, 65, 67, 69, 75, 76, 77, 79,
　83, 91, 93
高度異型扁平上皮細胞… 109, 111,
　119, 127, 141, 155, 157
高分化型腺癌 …… 57, 175, 213, 227,
　231, 299
高分化型扁平上皮癌 …………199
高分化管状腺癌 ……………… 181
高分化腺癌 ………… 145, 239, 291
高分化扁平上皮癌 ………………239
硬化性肺胞上皮腫… 109, 111, 113,
　115, 123, 124, 125, 131, 135, 137,
　145, 147, 148, 153, 155
膠芽腫 ………… 245, 247, 248, 249
骨芽細胞腫 ………………………255
骨巨細胞腫… 255, 257, 258, 259,
　261
骨好酸性肉芽腫 ……………………257
骨肉腫………… 255, 256, 257

さ

サイトメガロウイルス感染…… 13,
　139, 140
再生上皮細胞… 181, 185, 189, 197,
　201, 209, 217, 223, 229, 230, 231,
　235
再生扁平上皮 ……………………215
杯細胞増生… 113, 133, 135, 137,
　151, 153, 163, 171
錯角化細胞………………………… 71

し

ジンチチウム型トロホブラスト
　……………………………………… 43
子宮頸癌 …………………………291
子宮体癌 …………………………291
子宮内膜異型増殖症 …… 11, 41, 83,
　84, 89, 97, 103
子宮内膜間質肉腫 …… 87, 97, 101
子宮内膜細胞 ……………………… 79
子宮内膜増殖症… 31, 59, 89, 95, 97
子宮肉腫 ………… 9, 15, 17, 19, 27
脂肪腫 ………………………………147
脂肪滴 ………………………………219
脂肪肉腫… 145, 175, 259, 260, 263

修復細胞… 7, 17, 18, 19, 23, 24, 25,
　39, 41, 43, 45, 47, 49, 51, 52, 61,
　62, 63, 79, 85, 89, 91, 95, 96, 99,
　103, 111, 113, 127, 131, 137, 143,
　157, 158, 159, 161, 165, 166, 167,
　207
充実性偽乳頭状腫瘍 …… 217, 218,
　221, 233, 234
絨毛癌 ………………………………… 51
小細胞癌 …… 9, 17, 35, 75, 83, 121,
　123, 124, 125, 129, 130, 131, 135,
　139, 140, 143, 151, 152, 163, 164,
　293, 294, 295, 297
小細胞神経内分泌癌… 93, 94, 97
漿液性癌…… 35, 37, 45, 47, 48, 57,
　85, 101, 291, 292
漿液性囊胞腺腫 ……… 57, 199, 213
上衣腫………………………………247
上皮内癌……5, 7, 9, 10, 13, 15, 17,
　21, 23, 25, 26, 27, 29, 41, 53, 55,
　56, 57, 65, 67, 69, 71, 73, 75, 76,
　77, 85, 89, 91, 92, 93
上皮内腺癌… 39, 45, 46, 79, 80, 89,
　99, 100
上皮内扁平上皮癌… 121, 141, 161,
　162
食道癌 ………………………………291
食物細胞 ……………………………133
食物残渣 ……………… 149, 159
植物細胞 ……………………………149
神経芽細胞腫 ……………………287
神経芽腫 …… 129, 139, 255, 293
神経鞘腫… 225, 257, 258, 259, 261
神経内分泌腫瘍 …… 177, 179, 187,
　193, 194, 199, 207, 208, 213, 215,
　217, 221, 225, 233, 235, 241, 242
浸潤性小葉癌… 277, 279, 281, 283,
　284, 285
浸潤性膵管癌… 179, 180, 193, 213,
　214, 225, 226, 233, 235
浸潤性乳管癌… 277, 278, 279, 280,
　281, 283, 285, 286
浸潤性粘液性腺癌…… 137, 138, 149,
　163, 164, 171
浸潤性扁平上皮癌 …… 43, 141
進行扁平上皮癌 ……………………161
尋常性天疱瘡……… 11, 25, 207, 208
腎結核 ………………………………267
腎好酸性腺腫 ……………………267
腎細胞癌… 172, 265, 267, 268, 269

す

膵管癌 ……………… 217, 241
膵管内乳頭粘液性腺癌… 199, 200,
　229, 230
膵管内乳頭粘液性腺腫… 221, 229
膵癌 …………………………………207
膵高分化型腺癌 ……………………297
髄芽腫 ………………………………245
髄芽腫の転移 ……………………255
髄膜腫… 245, 247, 248, 249, 250
髄様癌… 277, 281, 283, 289, 301,
　302, 303, 305, 306, 307, 309, 310,
　311

せ

正常円柱上皮細胞 ………………209
正常気管支上皮細胞 …… 153, 155,
　157, 159
正常頸管腺細胞…… 5, 13, 39, 40, 45
正常細胞の放射線変化……… 5, 7
正常膵管上皮細胞… 179, 193, 217,
　233
正常膵由来の細胞 ……………207
正常胆管上皮細胞… 185, 197, 203,
　235
正常軟骨細胞 ……………………261
正常尿路上皮細胞… 265, 267, 271,
　273
正常粘膜上皮細胞 ……… 217, 231
成熟リンパ球 ……………………163
成熟奇形腫…………………………… 49
星細胞腫 ……… 245, 246, 247, 249
精嚢上皮細胞… 265, 267, 269, 271,
　273
赤痢アメーバ… 181, 182, 193, 219,
　220
脊索腫………………… 259, 261, 262
尖圭コンジローマウイルス感染
　……………………………………… 63
腺癌…… 11, 103, 109, 110, 111, 112,
　113, 114, 115, 117, 119, 120, 121,
　123, 125, 127, 129, 130, 131, 132,
　133, 134, 135, 137, 138, 139, 143,
　144, 147, 149, 151, 152, 153, 155,
　156, 157, 159, 163, 164, 165, 166,
　169, 170, 171, 179, 180, 183, 185,
　187, 199, 201, 202, 207, 209, 210,
　211, 213, 214, 215, 216, 217, 221,
　223, 224, 225, 226, 229, 231, 232,
　235, 236, 239, 241, 242, 265, 266,
　269, 273, 274, 275, 289, 290, 291,
　292, 293, 294, 295, 297, 299

腺癌の放射線による変化⋯⋯⋯167
腺癌細胞⋯⋯⋯⋯⋯⋯⋯⋯⋯219
腺腫⋯185, 186, 197, 205, 209, 217,
　　218, 223, 225, 231, 235, 239, 241
腺腫様甲状腺腫⋯⋯⋯303, 305, 307,
　　　　　　　　　　　309, 311
腺上皮細胞の変性⋯⋯⋯⋯⋯⋯193
腺上皮増生⋯⋯109, 111, 112, 115,
　　131, 135, 153, 155
腺扁平上皮癌⋯53, 67, 69, 79, 113,
　　203, 205, 223, 225, 227, 229, 235,
　　239, 240, 241
腺房細胞⋯⋯⋯⋯⋯⋯⋯⋯187, 188
腺房細胞癌⋯⋯⋯179, 183, 229, 235
腺様囊胞癌⋯⋯⋯103, 104, 113, 115,
　　125, 126, 129, 145, 146, 149, 151,
　　153, 154, 155, 163, 175, 176, 183,
　　195, 203, 213, 227, 228
線維腫⋯⋯⋯⋯⋯⋯⋯⋯⋯147, 225
線維腺腫⋯277, 278, 279, 281, 282,
　　　　　　　283, 285, 286
線維肉腫⋯⋯⋯⋯⋯⋯⋯⋯⋯⋯257
線毛円柱上皮細胞⋯⋯151, 153, 157

そ

組織球⋯⋯⋯⋯21, 143, 219, 241, 289,
　　　　　　293, 295, 297, 301
増殖期子宮内膜細胞⋯⋯⋯9, 11, 31,
　　41, 59, 73, 81, 82, 83, 87, 89, 95,
　　　　　　　　　　　　　　　97

た

多形腺腫⋯175, 183, 184, 195, 196,
　　　　　　203, 213, 227, 237
退形成癌⋯⋯⋯⋯⋯⋯⋯⋯⋯⋯241
胎児性癌⋯⋯⋯⋯⋯⋯⋯⋯⋯⋯101
大細胞癌⋯127, 128, 145, 146, 165,
　　　　　　169, 170, 289
大細胞癌の放射線による変化
　　　　　　⋯⋯⋯⋯⋯⋯⋯⋯167
大腸癌⋯⋯⋯⋯⋯⋯⋯⋯⋯⋯⋯291
脱落膜細胞⋯⋯⋯⋯⋯⋯⋯⋯⋯23
胆管細胞癌⋯⋯⋯⋯177, 178, 211
胆道内乳頭状腫瘍⋯185, 186, 197,
　　　　　　　205, 223, 235
胆囊結石⋯⋯⋯⋯⋯⋯⋯⋯⋯⋯186
胆囊結石症⋯⋯⋯⋯⋯⋯198, 206
淡明細胞癌⋯⋯⋯⋯⋯⋯⋯⋯273

ち

中等度異形成⋯⋯23, 43, 55, 65, 69,
　　　　　　70, 77, 95

中等度異型扁平上皮細胞⋯⋯⋯109,
　　111, 113, 121, 122, 127, 133, 137,
　　138, 141, 155, 161, 165, 169, 171
中皮細胞⋯⋯⋯⋯⋯293, 299, 300
虫卵⋯⋯⋯⋯⋯⋯⋯⋯⋯⋯⋯⋯209
腸上皮化生細胞⋯⋯181, 182, 209,
　　　　　　　217, 223

つ

通常型内頸部腺癌⋯13, 14, 15, 17,
　　21, 23, 25, 27, 29, 30, 41, 45, 47,
　　51, 59, 67, 85, 86, 91, 93, 99, 100

て

デーデルライン桿菌の集簇⋯⋯63
低異型度尿路上皮癌⋯⋯273, 275
低分化型腺癌⋯189, 190, 191, 233,
　　　　　　295, 299, 301, 302
低分化型扁平上皮癌⋯⋯199, 200,
　　　　　　　　　　211
低分化腺癌⋯⋯⋯⋯⋯⋯211, 287
低分化通常型内頸部腺癌⋯⋯⋯75
転移性悪性黒色腫⋯⋯⋯⋯⋯235
転移性顆粒膜細胞腫⋯⋯⋯⋯101
転移性肝癌⋯⋯181, 189, 211, 237
転移性癌⋯⋯⋯⋯⋯⋯237, 259
転移性小細胞癌⋯⋯⋯⋯251, 253
転移性腺癌⋯⋯59, 83, 84, 99, 101,
　　102, 195, 196, 219, 247, 251, 252
転移性脳腫瘍⋯⋯⋯⋯⋯⋯⋯249
転移性肺腫瘍⋯111, 113, 115, 116,
　　117, 119, 120, 123, 127, 131, 132,
　　133, 135, 149, 163, 165, 171, 172
転移性扁平上皮癌⋯⋯⋯⋯⋯251
転移性未分化癌⋯⋯⋯⋯⋯⋯253

と

トリコモナス⋯⋯⋯⋯⋯193, 219
トリコモナス感染⋯13, 14, 19, 29,
　　　　　　31, 71, 81, 93

な

内頸部腺上皮細胞⋯65, 67, 68, 79,
　　　　　　　85, 89, 90, 99
内軟骨腫⋯⋯⋯⋯⋯⋯259, 263
内膜ポリープ⋯⋯⋯⋯⋯⋯7, 9
内膜増殖症⋯⋯⋯⋯⋯⋯⋯⋯73
軟骨肉腫⋯⋯⋯⋯255, 259, 260

に

ニューモシスチス肺炎⋯117, 161
肉芽腫⋯⋯⋯⋯⋯⋯⋯⋯⋯⋯145

肉芽腫性リンパ節炎⋯⋯⋯⋯249
乳管内乳頭腫⋯⋯⋯277, 279, 280
乳腺炎⋯⋯⋯⋯⋯⋯283, 284, 285
乳腺症⋯⋯⋯⋯⋯⋯⋯⋯279, 283
乳頭癌⋯⋯⋯301, 303, 304, 305, 306,
　　307, 308, 309, 310, 311
乳頭腫⋯⋯⋯⋯⋯143, 227, 269
乳頭腺管癌⋯⋯⋯⋯⋯⋯281, 283
乳頭腺癌⋯⋯⋯197, 198, 205, 206
尿細管上皮細胞⋯⋯⋯⋯271, 275
尿膜管癌⋯⋯⋯⋯⋯265, 266, 269
尿路上皮過形成⋯⋯⋯⋯267, 273
尿路上皮癌⋯⋯265, 266, 267, 268,
　　269, 270, 271, 273, 274, 289, 299
尿路上皮乳頭腫⋯⋯⋯⋯265, 267
妊娠⋯⋯⋯⋯⋯⋯⋯⋯⋯⋯⋯⋯61

ね

粘液癌⋯⋯⋯181, 277, 279, 281, 283,
　　　　　　　　　　　　285
粘液産生性腺癌⋯⋯⋯⋯153, 154
粘液性癌⋯5, 17, 35, 39, 47, 49, 65,
　　66, 85, 91, 95, 101
粘液性囊胞腺癌⋯⋯⋯⋯221, 222
粘液性囊胞腺腫⋯35, 37, 199, 213
粘液囊胞腺癌⋯⋯⋯175, 203, 204
粘液非産生性腺癌⋯⋯⋯⋯⋯153
粘表皮癌⋯103, 115, 123, 127, 163,
　　165, 175, 183, 195, 203, 213, 214,
　　　　　　　　　　　　227

の

ノカルジア症⋯⋯⋯⋯⋯117, 187

は

バルトリン腺囊胞⋯⋯⋯⋯⋯103
バレット食道癌⋯⋯⋯⋯215, 216
パジェット病⋯⋯⋯⋯⋯⋯25, 103
肺アスペルギルス症⋯⋯⋯⋯159
肺クリプトコッカス症⋯⋯⋯159
肺過誤腫⋯⋯⋯⋯⋯125, 147, 148
肺癌⋯⋯⋯⋯⋯⋯⋯⋯⋯⋯⋯289
肺癌の転移⋯⋯⋯⋯⋯⋯⋯⋯249
肺吸虫卵⋯⋯⋯⋯⋯⋯⋯149, 150
肺結核⋯⋯⋯117, 119, 121, 147, 161,
　　　　　　　　　　　　169
肺結核症⋯⋯⋯⋯⋯⋯⋯159, 160
肺小細胞癌⋯⋯⋯⋯⋯⋯⋯⋯287
肺真菌症⋯⋯⋯⋯⋯⋯⋯⋯⋯147
胚細胞腫瘍⋯⋯⋯⋯⋯⋯⋯⋯295
橋本病⋯⋯⋯303, 305, 307, 311, 312
白血病⋯⋯⋯⋯⋯⋯⋯⋯⋯⋯161

反応性リンパ球……… 211, 212, 233
反応性リンパ球増生 ………… 287
反応性リンパ節炎……… 251, 253
反応性過形成上皮… 193, 199, 213,
　　　　221, 233, 235, 236
反応性過形成上皮細胞………… 179
反応性組織球 ……………………… 79
反応性中皮細胞……… 287, 288, 289,
　　　291, 295, 297, 298, 299, 301

ひ

ヒストプラズマ ………………… 167
ヒストプラズマ症 ……………… 187
ヒトパピローマウイルス感染
　……………… 13, 31, 33, 71, 72
非ホジキンリンパ腫 ……… 251, 253,
　　　　　　　　　　　254
非角化型 …………………………… 171
非角化型扁平上皮癌 ……13, 19, 41,
　42, 53, 54, 55, 57, 58, 63, 65, 69,
　70, 71, 73, 74, 75, 77, 79, 85, 95,
　　　　　　　　99, 141, 229
微小浸潤扁平上皮癌 ……5, 6, 9, 15,
　23, 43, 53, 65, 67, 68, 69, 71, 75,
　　　　　　　　　　77, 78

ふ

ブラストミセス ………………… 167
ブルンネル腺腺腫 ……………… 191
ブレンナー腫瘍 ……………… 39, 85
腹膜偽粘液腫 …………… 299, 300
分泌期子宮内膜細胞 …… 41, 59, 67,
　　　73, 81, 83, 87, 95, 96, 97

へ

ヘモジデリン貪食組織球 ……… 245
ヘルペスウイルス感染 ……… 11, 15,
　16, 25, 26, 31, 33, 49, 50, 71, 139
ヘルペス感染 ……… 207, 221, 222
ベーチェット病 ………………… 25
ヘモジデローシス ……………… 133
平滑筋腫 ………………………… 231
平滑筋肉腫……… 7, 8, 11, 45, 46, 87,
　　88, 179, 195, 229, 257, 263
変性尿細管円柱上皮細胞 ……… 267
変性尿路上皮細胞 ……………… 265
扁平上皮への分化を伴う浸潤性尿
　路上皮癌 …………… 271, 272
扁平上皮への分化を伴う類内膜癌
　………………………… 47, 48
扁平上皮化生細胞… 15, 17, 19, 37,
　53, 55, 61, 65, 66, 91, 271

扁平上皮癌……… 5, 11, 12, 15, 17, 18,
　21, 22, 23, 25, 27, 28, 33, 34, 45,
　47, 49, 51, 55, 61, 87, 93, 94, 109,
　111, 113, 114, 117, 118, 119, 121,
　122, 127, 128, 129, 131, 135, 136,
　137, 139, 149, 155, 156, 157, 158,
　159, 165, 169, 171, 177, 179, 183,
　185, 187, 191, 192, 195, 197, 201,
　203, 207, 209, 211, 213, 215, 221,
　223, 231, 265, 267, 269, 275, 287,
　289, 291, 295, 296, 297, 299, 301
扁平上皮癌の放射線による変化
　………………………………… 167
扁平上皮細胞 …………………… 179
扁平上皮細胞への分化を伴う類内
　膜癌 …………………………… 87
扁平上皮内腫瘍 ………………… 199

ほ

ホジキンリンパ腫… 169, 251, 253
放射線照射による良性細胞の変化
　………………………………… 199
放線菌感染 ……………………… 63
胞状奇胎 …………………… 51, 52
膀胱癌 …………………………… 289

ま

マクロファージ ………………… 83
マラコプラキア ………… 271, 272
慢性リンパ性白血病 ……… 287, 288
慢性炎症細胞 …………………… 189
慢性甲状腺炎 ……… 301, 303, 309
慢性膵炎 ………………………… 225
慢性膵炎由来の細胞 …………… 207
慢性胆道炎 ……………………… 223
慢性胆嚢炎 ……………………… 239

み

未分化癌… 201, 221, 239, 299, 307
未分化胚細胞腫… 35, 37, 47, 49,
　　　　　50, 57, 58
脈絡叢乳頭腫 …………………… 245

め

明細胞癌……… 11, 33, 37, 38, 39, 47,
　49, 51, 85, 86, 89, 95, 101, 102
明細胞肉腫 …………… 263, 264

も

毛巣嚢 …………………………… 261

ゆ

ユーイング肉腫……… 163, 257, 259,
　　　　　　　　　293

よ

予備細胞増生 …………………… 9
葉酸欠乏症 ……………………… 27

ら

ランブル鞭毛虫 ………… 193, 194
ラ氏島細胞……………………… 187
卵黄嚢腫瘍 ……………………… 57
卵巣癌 …………………… 291, 292
卵巣明細胞癌 …………… 297, 298
卵胞期後期 ……………… 61, 62
卵胞期初期 ……………………… 61

り

リンパ球…… 125, 129, 139, 143, 151
リンパ球性（濾胞性）頸管炎
　……21, 29, 30, 61, 63, 64, 67, 73,
　　　　　　　　　81, 93
リンパ球の集簇 ………………… 57
良性異型細胞 ……… 201, 202, 241
良性異型上皮細胞 …………… 209
良性細胞の放射線変化……… 27, 28,
　　　　　37, 38, 91, 92
良性膵上皮細胞 ………………… 225
良性線維組織球腫 ……………… 263
良性尿路上皮細胞… 269, 270, 273,
　　　　　275, 276
淋菌感染 ………………………… 63

る

類上皮肉腫 ……………………… 263
類内膜癌……… 11, 12, 33, 43, 45, 51,
　55, 61, 65, 67, 87, 88, 95, 97, 98,
　　　　　　　　　　101
類内膜癌（G1）…… 9, 10, 29, 31, 32,
　39, 59, 60, 73, 81, 89, 97, 99, 103
類内膜癌（G2）………………… 83
類内膜癌（G3）……7, 9, 29, 31, 39,
　41, 42, 45, 59, 60, 63, 73, 81, 83,
　　　87, 89, 90, 97, 98, 103

ろ

濾胞性腫瘍… 301, 303, 305, 307,
　　　　　311, 312

わ

ワルチン腫瘍… 175, 183, 195, 203,
　　　　　204, 237, 238

欧文索引

A

AAH···················109

Adenocarcinoma······ 5, 13, 14, 15,
17, 21, 23, 25, 27, 29, 30, 39, 41,
45, 49, 51, 55, 57, 61, 63, 65, 66,
67, 73, 75, 85, 86, 89, 91, 93, 95,
99, 100

AIS···39, 45, 46, 79, 80, 89, 99, 100

D

Decoy 細胞 ·············· 275, 276

E

Ewing 肉腫 ·············· 257, 293

G

Gastrointestinal stromal tumor
·············· 191, 225, 226, 231, 232

GIST········· 191, 225, 226, 231, 232

H

HSIL ······· 5, 7, 9, 10, 13, 15, 16, 17,
19, 21, 23, 24, 25, 26, 27, 29, 31,
41, 43, 44, 53, 55, 56, 57, 65, 67,
69, 70, 71, 73, 75, 76, 77, 79, 83,
85, 89, 91, 92, 93, 95

I

IUD 装着·····················43, 44

K

Krukenberg 腫瘍·············· 33, 34

L

LSIL······ 5, 6, 13, 15, 19, 20, 23, 25,
31, 37, 43, 55, 71, 72, 79, 81, 91,
93

N

NILM···5, 7, 8, 9, 13, 14, 15, 16, 17,
18, 19, 21, 22, 23, 24, 25, 27, 28,
29, 30, 31, 37, 38, 39, 40, 41, 45,
49, 50, 51, 52, 53, 55, 57, 61, 62,
63, 64, 65, 66, 67, 68, 71, 73, 79,
80, 81, 82, 83, 85, 89, 90, 91, 92,
93, 95, 96, 99

O

Other malig. ······· 9, 15, 17, 19, 21,
27, 29, 53, 57, 63, 67, 69, 71, 73,
75, 77, 79, 83, 84, 91, 93, 94, 99

P

PTCD 法················ 177, 185, 197

S

SCC····5, 6, 9, 13, 15, 17, 18, 19, 20,
21, 22, 23, 25, 27, 28, 31, 32, 37,
41, 42, 43, 49, 51, 53, 54, 55, 57,
58, 61, 63, 65, 67, 68, 69, 70, 71,
72, 73, 74, 75, 77, 78, 79, 85, 93,
94, 95, 99

SPN············217, 218, 221, 233, 234

細胞検査士細胞像試験問題集第2版	ISBN978-4-263-22683-4

2014年 4 月25日　第1版第1刷発行
2015年10月15日　第1版第2刷発行
2019年 4 月25日　第2版第1刷発行
2022年 7 月20日　第2版第2刷発行

編　集　公益社団法人
　　　　日本臨床細胞学会

発行者　白　石　泰　夫

発行所　医歯薬出版株式会社
〒113-8612　東京都文京区本駒込 1-7-10
TEL.（03）5395-7620（編集）・7616（販売）
FAX.（03）5395-7603（編集）・8563（販売）
https://www.ishiyaku.co.jp/
郵便振替番号 00190-5-13816

乱丁，落丁の際はお取り替えいたします　　印刷・木元省美堂／製本・皆川製本所
© Ishiyaku Publishers, Inc., 2014, 2019. Printed in Japan

本書の複製権・翻訳権・翻案権・上映権・譲渡権・貸与権・公衆送信権（送信可能化権を含む）・口述権は，医歯薬出版㈱が保有します．
本書を無断で複製する行為（コピー，スキャン，デジタルデータ化など）は，「私的使用のための複製」などの著作権法上の限られた例外を除き禁じられています．また私的使用に該当する場合であっても，請負業者等の第三者に依頼し上記の行為を行うことは違法となります．

JCOPY ＜出版者著作権管理機構 委託出版物＞
本書をコピーやスキャン等により複製される場合は，そのつど事前に出版者著作権管理機構（電話 03-5244-5088，FAX 03-5244-5089，e-mail：info@jcopy.or.jp）の許諾を得てください．